経食道心エコー ハンドブック －2D TEE－
【改訂第2版】

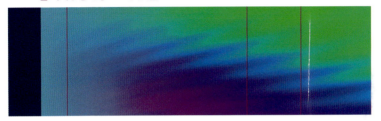

著 Annette Vegas
監訳 溝部俊樹

**Perioperative
Two-Dimensional
Transesophageal
Echocardiography**
A Practical Handbook
Second Edition

克誠堂出版

Annette Vegas
Professor of Anesthesiology
Former Director of Perioperative TEE
Department of Anesthesia
Toronto General Hospital
University of Toronto
Toronto, Ontario, Canada

First published in English under the title
Perioperative Two-Dimensional Transesophageal Echocardiography;
A Practical Handbook
by Annette Vegas, edition: 2
Copyright© Springer International Publishing AG, 2018

Springer Nature Switzerland AG takes no responsibility and shall not be
made liable for the accuracy of the translation.

This edition has been translated and published under licence from Springer
Nature Switzerland AG through Japan UNI Agency, Inc., Tokyo

Translated into Japanese by Toshiki Mizobe, MD, PhD, and published
by Kokuseido Publishing Co., Ltd., Hongo, Tokyo, 113-0033 Japan,
2019

Printed and bound in Japan

監訳者の詞

　白衣のポケットに入るサイズにもかかわらず，このハンドブックには経食道心エコー（TEE）に関する全てが記載されていることに気付き，初版を翻訳して早6年．このわずか6年の間のTEEの普及とそのtechnologyの進歩，そして若き麻酔科医達のTEEに関する知識の深層化には目を見張るものがあります．そんな時，Annetteからの，2版ができたよ，とのメール．翻訳しない訳はありません．

　著者の前書きにもあるように，初版と比べると2版ではページ数も図表も1.5倍となりましたが，白衣のポケットに入るコンパクトサイズである点は変わっていません．にもかかわらず情報量は一般のテキストブックをはるかに凌駕し，一目でポイントが分かるよう記載されており，まさしくハンドブックであることに相違ありません．

　初版と同様に，日々のTEE診断でexcitingな体験を皆様がこの第2版と共にされることを祈って．

　いつもの賀茂川散歩で，百人一首，風そよぐならの小川の夕暮れはみそぎぞ夏のしるしなりける，の，ならの小川が奈良ではなく上賀茂神社の境内を流れていたことに驚いた時にはもう還暦を過ぎていた私．

監訳者　溝部俊樹　拝
2019年8月

献　詞

私を愛し支えてくれる両親，Patrick と Lena，そして弟の Derek に捧げる

心エコーの深い理解を私に教えてくれる同僚に捧げる

私を優秀な臨床医，心エコー診断医，教育者へと指導してくれる Montreal Heart Institute の Andre Denault 医師に捧げる

私を優れた教育者へと導いてくれる現在と過去の同僚，レジデント，学生に捧げる

序　文

　経食道心エコー（TEE）は，心臓手術や ICU で用いられる優れた診断機器としてその役割は益々大きくなっている．自分の持ち場での診療に新たな技術を導入すべく，麻酔科医，循環器内科医，救急医など様々な分野の医師達が，TEE のトレーニングをしている．手術室という特に時間の制約がある環境では，心エコー検査を熟練することは困難であるかもしれない．心エコー検査の技術と専門的な知識は，患者管理やアウトカムに影響する情報を正確にそしてタイムリーに教えてくれる．

　このハンドブックの初版は，心臓外科手術患者の一般的な心臓病のイラスト概略としてのニーズを満たすために作った．周術期の循環病態の理解にTEE が使えるようコンパクトで持ち運び可能な参考書として企画した．日々の診療で，新しい技術やアップデートされたガイドラインに対応できるよう心エコー診断医のチャレンジは続いている．第 2 版はこのニーズに合うよう，心エコー検査所見を確認するための最新の資料が手に入るよう作成した．臨床現場で新しい概念を分かりやすく説明できるよう，また最新の TEE 使用法の実例を示すため，完全に書き直してこの版を執筆した．第 2 版は，325 頁にまで増え，4 つの新しい章と 200 を超える新しい図を加えたが，コンパクトで持ち運べる点は変えていない．初心者・熟練者を問わず，麻酔科医，心臓外科医，循環器内科医にとって魅力あふれた内容であると信じている．

　このハンドブックは，トロント総合病院（TGH：Toronto, ON, Canada）の周術期 TEE での検査結果や画像を編集したものである．記載された書物である以上，ライブや録画された心臓の動きを正しく示している訳ではない．トロント総合病院での 周術期教育グループ（PIE）が作成した TEE website（http://pie.med.utoronto.ca/TEE/）は，無料の オンラインソースであり，是非活用して頂きたい．

　心エコー図を学び診療することは生涯の仕事である．ガリレオ・ガリレイの詞にあるように，人に教えることはできない；人が自分で学ぶのを手伝うだけである．このハンドブックがあなたの心エコーの旅のお役に立てることを希望する．

トロント，カナダにて

Dr. Annette Vegas, MD, FRCPC, FASE

感謝の詞

　現在 TEE 教育を行っているトロント総合病院（TGH）周術期心エコーグループのメンバーへ，全員が優秀な麻酔科医であり，且つ熟達した心エコー診断医である．

　Gordon Tait 先生が指導している TGH の周術期教育（PIE）グループの現在と過去のメンバーへ，特に，Willa Bradshaw, Michael Corrin, Jodi Crossingham へ．無料の教育ツールを作って世界中で活用してもらいたいという熱い思いに私が熱中することを許してくれる優秀で想像力に富んだメンバーと働くことができるのは，私にとってとても幸運なことである．彼らの素晴らしい仕事ぶりはこの本を通して分かるだろう．

　TGH の心臓麻酔科医が最高の患者ケアを目指してチャレンジできるように，様々な手術を行っている心臓外科の professional 達へ．

　我々と情報を共有してくれる現在の責任者の Anna Wo 先生，前責任者の Sam Siu 先生と Harry Rakowski 先生たちに指導されているトロント総合病院循環器内科心エコー研究室のメンバーへ．

　このハンドブックのためにイラストを描いてくれた非凡なる芸術的才能をもつ，かっての夏季研修生で，医学生で，今は耳鼻科医となった Gian-Marco Busato 医師へ．

　最後に，全ての図を詳細にかつ正確にまとめてくれた医学イラストレーター，Willa Bradshaw B. Sc., M. Sc. B. M. C へ．

目　次

1. TEE 標準断面像 ·· 1
2. ドプラと血行動態 ·· 41
3. 左室 ··· 63
4. 右室 ··· 85
5. 冠動脈疾患 ·· 99
6. 拡張能学 ·· 115
7. 自己弁 ·· 129
8. 人工弁，経カテーテル人工弁留置，弁形成術····· 173
9. 大動脈 ·· 199
10. 先天性心疾患 ·· 219
11. 変異体，人工物，アーチファクト，腫瘤，
　　心内膜炎 ·· 259
12. 機械的循環補助，心臓移植 ···································· 287
13. 心筋症 ·· 303
14. 心膜 ·· 315

参考文献 ··· 329
索引 ·· 333

翻訳者一覧

監 訳

溝部　俊樹　京都府立医科大学大学院・医学研究科・麻酔科学

翻 訳

1. TEE 標準断面像

　安本　寛章　Department of Neuroscience, University of Texas at Austin

2. ドプラと血行動態

　小川　覚　京都府立医科大学大学院・医学研究科・麻酔科学

3. 左室

　向井　信弘　Department of Molecular, Cellular & Biomedical Sciences, City College of New York

4. 右室

　山北　俊介　京都府立医科大学大学院・医学研究科・麻酔科学

5. 冠動脈疾患

　木下　真央　京都府立医科大学大学院・医学研究科・麻酔科学

6. 拡張能学

　秋山　浩一　淀川キリスト教病院・麻酔科

7. 自己弁

　竹下　淳　大阪母子医療センター・麻酔科

8. 人工弁，経カテーテル人工弁留置，弁形成術

　前田　祥子　京都府立医科大学大学院・医学研究科・麻酔科学

9. 大動脈

　中嶋　康文　関西医科大学・麻酔科学

10. 先天性心疾患

　中山　力恒　Department of Molecular, Cellular & Biomedical Sciences, City College of New York

11. 変異体，人工物，アーチファクト，腫瘤，心内膜炎

　清水　優　京都府立医科大学大学院・医学研究科・麻酔科学

12. 機械的循環補助，心臓移植

　加藤　秀哉　宇治徳洲会病院・麻酔科

13. 心筋症

　秋山　浩一　淀川キリスト教病院・麻酔科

14. 心膜

　溝部　俊樹　京都府立医科大学大学院・医学研究科・麻酔科学

訳者略語集

A'、a'：組織ドプラ僧帽弁輪拡張後期波
ACC：American College of Cardiology
ACHD：成人先天性心疾患
AHA：American Heart Association
Ap：肺静脈血流心房収縮逆流波（A 波）
ASD：心房中隔欠損
AT（acceleration time）：加速時間
At：組織ドプラ三尖弁輪拡張後期波
ARVC：不整脈原性右室心筋症
ARVD：不整脈原性右室異形成
ASE：American Society of Echocardiography
AVA：大動脈弁口面積
AVSD：房室中隔欠損
A 波（Am）：僧帽弁流入血流拡張後期波
BiVAD：両心室補助装置
BSA：体表面積
CHD：先天性心疾患
CS（coronary sinus）：冠静脈洞
CTEPH：慢性血栓塞栓性肺高血圧症
DCM：拡張型心筋症
DORV：両大血管右室起始
dP/dt：最大圧立ち上がり速度
DT（deceleration time）：減衰時間
E'、e'、Em、Ea：組織ドプラ僧帽弁輪拡張早期波
EACVI：European Association of Cardiovascular Imaging
EAE：European Association of Echocardiography
ECLS：体外生命維持装置
EDA：拡張末期面積
EDD：拡張末期径
EDV：拡張末期容積
EF：駆出分画率
E I：Eccentricity Index
EOA：有効弁口面積
EOAI：有効弁口面積指数
EROA：有効逆流弁口面積
ESA：収縮末期面積
ESD：収縮末期径

ESV：収縮末期容積

ET：駆出時間

Et：組織ドプラ三尖弁輪拡張早期波

E波：僧帽弁流入血流拡張早期波

FAC：面積変化率

FS：短縮率

GLPSS：Global Longitudinal Peak Systolic Strain（長軸方向収縮期最大グロー
　　　　バルストレイン値）

GUHD：成人期を迎えた先天性心疾患

HCM：肥大型心筋症

HOCM：閉塞性肥大型心筋症

IABP：大動脈内バルーンパンピング

ICT（IVCT）：等容性収縮時間

IRT（IVRT）：等容性弛緩時間

LA：左房

LIMP：Left Index of Myocardial Performance

LV：左室

LVAD：左室補助装置

LVEF：左室駆出分画率

LVET：左室駆出時間

LVOT：左室流出路

MAPSE：僧帽弁輪収縮期移動距離

MPI：Myocardial Performance Index

MPR：多断面再構成像

MV：僧帽弁

MVA：僧帽弁口面積

PAC：肺動脈カテーテル

PAPVD：部分肺静脈還流異常

PDA：動脈管開存

PFO：卵円孔開存

PICC：末梢挿入中心静脈カテーテル

PISA：近位部等流速表面

PHT（pressure half time）：圧半減時間

PIE：Perioperative Interactive Education

PLSVC：左上大静脈遺残

PRF：パルス繰り返し周波数

PSS：Peak Systolic Strain（収縮期最大ストレイン値）

PTE：肺血栓内膜摘除術

pVAD：経皮的定常流型心室補助装置

PVR：肺血管抵抗

RA：右房

RCM：拘束型心筋症
RegF：逆流率
RegV：逆流量
RIMP：Right Index of Myocardial Performance
RV：右室
RVAD：右室補助装置
RVEF：右室駆出分画率
RVOT：右室流出路
RVSP：右室収縮期圧
SAM：僧帽弁前尖収縮期前方運動
SCA：Society of Cardiovascular Anesthesiologists
STJ：STジャンクション
SVR：体血管抵抗
TAD：三尖弁輪径
TAFS：三尖弁輪短縮率
TAH：完全置換型人工心臓
TAPSE：三尖弁輪収縮期移動距離
TAPVD：総肺静脈還流異常
TAVI：経カテーテル大動脈弁留置術
TEE：経食道心エコー
TTE：経胸壁心エコー
TV：三尖弁
TVA：三尖弁口面積
TVI：三尖弁流入血流
VAD：心室補助装置
Vcf：心筋円周短縮速度
Vp：伝搬速度
VIRTUAL TEE：Visual Interactive Resource for Teaching, Understanding And
Learning Transesophageal Echocardiography
VSD：心室中隔欠損
VTI：時間速度積分値
VR（velocity ratio）：速度比

1
TEE 標準断面像

TEE 標準 28 断面像の概要	2, 3
TEE 走査面と画面表示	4
TEE 標準断面像ガイド	5
中部食道五腔断面像 (ME 5C)	6
中部食道四腔断面像 (ME 4C)	7
中部食道僧帽弁交連部像 (ME MC)	8
中部食道二腔断面像 (ME 2C)	9
中部食道長軸像 (ME LAX)	10
中部食道大動脈弁長軸像 (ME AV LAX)	11
中部食道上行大動脈長軸像 (ME Asc Aortic LAX)	12
中部食道上行大動脈短軸像 (ME Asc Aortic SAX)	13
中部食道右肺静脈像 (ME Rt Pulmonary Vein)	14
中部食道大動脈弁短軸像 (ME AV SAX)	15
中部食道右室流入流出路像 (ME RV Inflow-Outflow)	16
中部食道修正上下大静脈三尖弁像 (ME Mod Bicaval TV)	17
中部食道上下大静脈像 (ME Bicaval)	18
上部食道右肺静脈像 (UE Rt Pulmonary Vein)	19
上部食道左肺静脈像 (UE Lt Pulmonary Vein)	20
中部食道左心耳像 (ME LAA)	21
経胃心基部短軸像 (TG Basal SAX)	22
経胃中部短軸像 (TG Mid SAX)	23
経胃心尖部短軸像 (TG Apical SAX)	24
経胃右室心基部像 (TG RV Basal)	25
経胃右室流入流出路像 (TG RV Inflow-Outflow)	26
深部経胃五腔断面像 (Deep TG 5C)	27
経胃二腔断面像 (TG 2C)	28
経胃右室流入路像 (TG RV Inflow)	29
経胃長軸像 (TG LAX)	30
経胃下大静脈長軸像 (TG IVC LAX)	31
下行大動脈短軸像 (Dec Aortic SAX)	32
下行大動脈長軸像 (Dec Aortic LAX)	33
上部食道大動脈弓長軸像 (UE Aortic Arch LAX)	34
上部食道大動脈弓短軸像 (UE Aortic Arch SAX)	35
追加の TEE 画像	36, 37
オンライン TEE モジュール	38
TEE シミュレータ	39

TEE 標準 28 断面像の概要

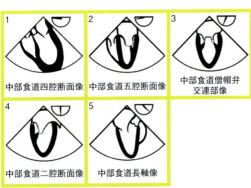

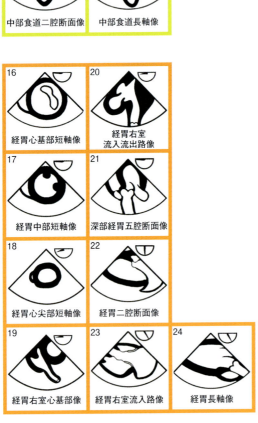

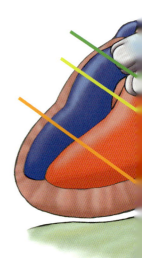

TEE 標準 28 断面像について
- 包括的 TEE 検査に記載された基本 20 断面像（1999 年 ASE/SCA ガイドライン）には，その後の改訂により 8 断面像が追加されている．
- 便宜上，これらの 28 断面像は，食道におけるプローブ位置，構造物ごとに分類できる．
  - 黄色：左室，僧帽弁の観察に適した中部食道像
  - 緑色：大動脈弁，右室流出路，上下大静脈，肺静脈の観察に適した中部食道像
  - 青色：大動脈の様々な部位の観察に適した，中部食道像，及び上部食道（UE）像
  - 橙色：左室，右室，大動脈弁のスペクトルドプラ，組織ドプラ評価に適した経胃像

TEE 標準 28 断面像の概要

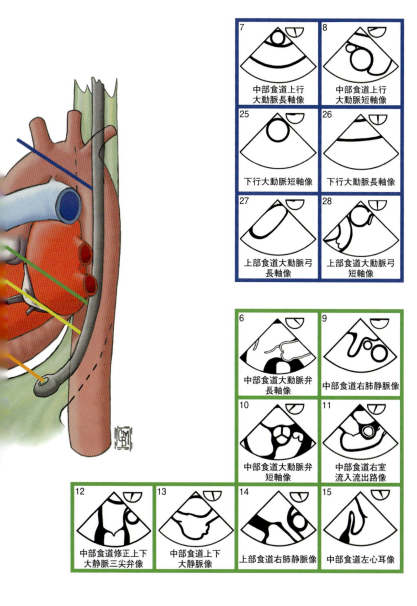

出典
- Hahn R, Abraham T, Adams MS, et al. Guidelines for Performing a Comprehensive Transesophageal Echocardiographic Examination : Recommendations from the ASE and the SCA. J Am Soc Echocardiogr 2013 ; 26 : 921-64.
- Shanewise JS, Cheung AT, Aronson S, et al. ASE/SCA Guidelines for performing a comprehensive intraoperative multiplane transesophageal echocardiography examination. Anesth Analg 1999 ; 89 : 870-84.
- Flachskampf FA, Decoodt P, Fraser AG, et al. Guideline from the Working Group : Recommendations for Performing Transesophageal Echocardiography. Eur J Echocardiograph 2001 ; 2 : 8-21.

TEE 走査面と画面表示

TEE プローブ操作
プローブの操作(シャフト全体の動き)
  1. 前進(advance) or 後退(withdraw)
  2. 時計回転 or 反時計回転
ノブの操作(プローブ先端の動き)
  3. 右方屈曲 or 左方屈曲
  4. 前屈(anteflex) or 後屈(retroflex)
トランスデューサの走査角操作(シャフトは動かさない)
  5. 走査角増加(0°→180°)
  6. 走査角減少(180°→0°)

TEE 走査面の基本
  - 横断面(0°)
  - 長軸面,前後方向(90°)
  - マルチプレーン(0-180°)

画面表示の基本
  - パイ状の扇型
  - 右(R)⇔左(L)の表示
  - 近距離音場(画面上)⇔遠距離音場(画面下)の表示

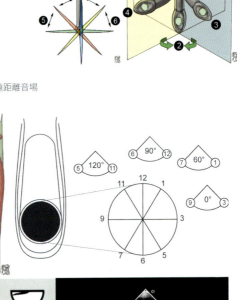

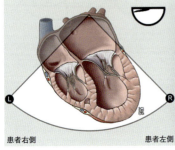

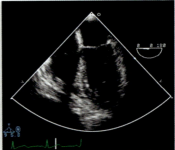

- TEE プローブ操作,走査面,画面表示について,標準的な用語を示した.2D プローブではパイ状の扇型が表示され,扇型の先端である画面の頂点がプローブに近い近距離音場である.遠距離音場には,プローブから最も離れた(しばしば,最も腹側の)構造物が存在する.装置の設定により,画像の上下あるいは左右を逆転(走査角を 180°とした場合のように)させることが可能である.
- プローブをそのままの位置として,トランスデューサの走査角を 180°まで回転することが可能である.描出されている平面を実際の心臓の 3D 構造と結びつけることは複雑で難しい.扇型の平面を時計の文字盤に関連づけることは,画面上に表示される構造を理解するのに有用である.走査角 0°では,画面右は患者左側,画面左は患者右側に位置し,走査角 90°では,頭側の構造物は画面右,尾側の構造物は画面左に位置する.

TEE 標準断面像ガイド

TEE 検査を実施するにあたり，複数のアプローチがある．
- 断面像を基準としたアプローチ（View-based approach）は用いられる頻度が高く，ほとんどの標準断面像を体系的に描出していく．
- 構造物を基準としたアプローチ（Structure-based approach）は，関心のある構造を複数の断面像で詳細に観察する方法である．このフォーカスを絞った検査法は，時間が限られる状況でも有用である．
- 系統的セグメンタルアプローチ（区分分析法）は，先天性心疾患における心房位，心室位，大血管の配置・位置異常を観察する（p.223 参照）．
- 以下の VIRTUAL TEE ウェブサイトから引用した図は，トロント大学の PIE グループにより作成されたもので，ASE/SCA による基本 20 画像の構造的，論理的な関係性についての解説を踏まえ，最適な TEE 画像を描出するためのツールとして提供されている．

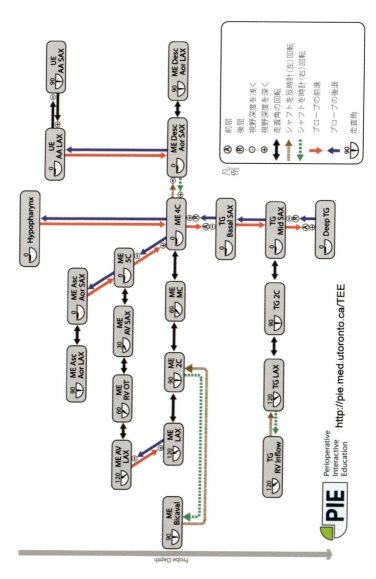

中部食道五腔断面像（ME 5C）

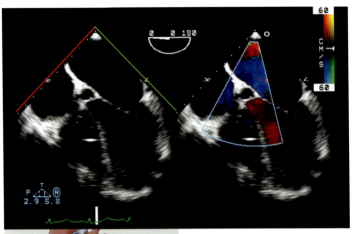

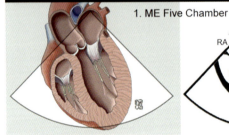

1. ME Five Chamber

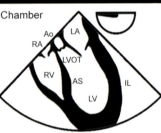

中部食道五腔断面像は，中部食道四腔断面像（0°）から大動脈弁，大動脈基部が描出されるまでプローブを後退させることにより描出される．中部食道四腔断面像と似た構造が見られるが，画面中央の5番目の腔は左室流出路（LVOT）と大動脈弁である．カラードプラ（ナイキスト限界50-70 cm/s）のボックスを左室流出路，大動脈弁に合わせ，血流を評価することができる．収縮期の乱流血流は左室流出路病変，拡張期の乱流血流は大動脈弁逆流が疑われる．

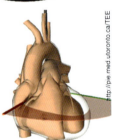

観察される構造物
左房（LA）
左室（LV）
前壁中隔（AS），下側壁（IL）
右房（RA）
右室（RV）
僧帽弁（MV）：
A2/P2 あるいは A1/P1
ドプラ：カラードプラ，パルスドプラ
三尖弁（TV）：
前尖＋中隔尖
左室流出路（LVOT）
大動脈弁（AV）：
無/右冠尖
カラードプラ
心室中隔（IVS）：カラー
心房中隔（IAS）：カラー

診断項目
中部食道四腔断面像と同様
閉塞性肥大型心筋症（HOCM）
中隔の計測（拡張末期）
心室中隔欠損（VSD）
膜様部 VSD
筋性部 VSD
左室流出路の乱流血流
大動脈弁逆流（拡張期）
中隔肥大（収縮期）

中部食道四腔断面像（ME 4C）

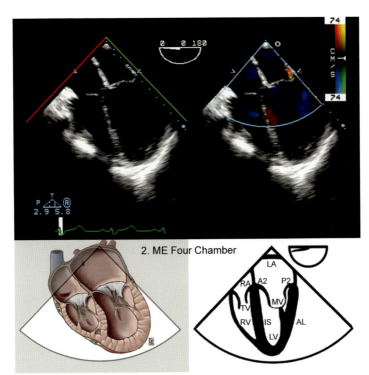

2. ME Four Chamber

中部食道四腔断面像（0-20°）は，中部食道で左房後方にプローブを位置させることで描出される．この走査面は左房，僧帽弁及び左室心尖部の中心を通過する．(a) 三尖弁径が最大となるように走査角を調整する．(b) 視野深度は心尖部が描出されるように調整する．(c) プローブを後屈して心尖部の短縮化（フォアショートニング）を避ける．以上の条件で調節すると，4つの心腔（左房・右房・左室・右室），2つの弁（僧帽弁・三尖弁），2つの中隔（心房中隔・心室中隔）の全てを観察することができる．カラードプラ（ナイキスト限界 60-70 cm/s）のボックスを僧帽弁と三尖弁に合わせると，順行性の拡張期層流血流（青色）が表示される．逆行性の収縮期乱流血流（赤色，モザイク状）は弁逆流を表している（上図はごく軽度の僧帽弁逆流である）．

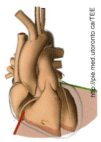

観察される構造物	診断項目
左房（LA）	心腔の拡大及び機能
左室（LV）：	左室収縮能
下壁中隔（IS），前側壁（AL）	僧帽弁病変
前外側（AL）乳頭筋	三尖弁病変
僧帽弁（MV）：A2/P2 セグメント	最大弁輪径（28mm±5）
ドプラ：カラードプラ，パルスドプラ	心房中隔欠損（ASD）
三尖弁（TV）：	一次孔型 ASD
前尖/後尖＋中隔尖	心室中隔欠損（VSD）
カラードプラ	筋性部 VSD
右房（RA）	流入部 VSD
右室（RV）	心嚢液貯留
心房中隔（IAS）：カラー	
心室中隔（IVS）：カラー	

中部食道僧帽弁交連部像（ME MC）

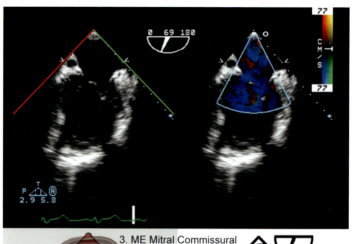

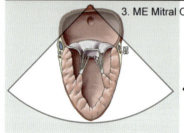

3. ME Mitral Commissural

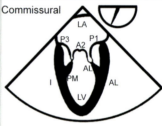

中部食道僧帽弁交連部像は，走査角50-70°で描出され，左房，僧帽弁の中央，左室心尖部が描出される．この断面像の正確性は，走査角の調節ではなく，正しい解剖の同定によるところが大きい．すなわち（a）僧帽弁の3つのセグメント，（b）2つの弁尖接合部，（c）両側乳頭筋，（d）フォアショートニングのない左室心尖部，を描出する慎重なプローブ操作が求められる．P3（左），P1（右），A2（中央）の3つのscallopまたはsegmentが，跳ね上げ戸（trap door）を間欠的に形成する様子が観察される．カラードプラ（ナイキスト限界60-70 cm/s）では，僧帽弁を通過する拡張期の順行性層流血流（青色）が表示される．収縮期に見られる逆行性乱流血流（赤色，モザイク状）は僧帽弁逆流であり，ジェットは複数，時に交連部に認められることがある．上図のようにナイキスト限界を77 cm/sと高く設定した場合，逆流の重症度は過小評価される．経僧帽弁流入血流は，弁尖接合部でスペクトルドプラを測定することにより評価できる．

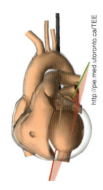

観察される構造物	診断項目
左室（LV）： 　下壁（I）＋前側壁（AL） 　乳頭筋：後内側（PM），前外側（AL） 僧帽弁（MV）： 　P3/A2/P1 セグメント 　ドプラ：カラードプラ，パルスドプラ 左房（LA） 冠静脈洞 左冠動脈回旋枝	左房：腫瘤，血栓 左室収縮能 左室病変 僧帽弁病変 冠静脈洞の血流 心嚢液貯留

中部食道二腔断面像（ME 2C） 9

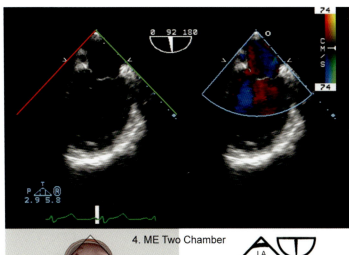

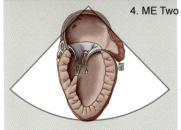

4. ME Two Chamber

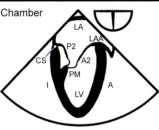

中部食道二腔断面像は，中部食道四腔断面像（0°）あるいは中部食道僧帽弁交連部像（50-70°）から走査角を80-100°まで回転させることにより描出される．右房と右室は画面に描出されない．この断面像は中部食道四腔断面像と直交しているため，画面右は患者の頭側（左室前壁），画面左は患者の尾側（左室下壁）となる．左室のフォアショートニングを防ぐために，プローブの後屈が必要となる場合がある．左心耳が観察できることが多い．僧帽弁は，長い前尖（A3-A1）が画面右に，短い後尖（P3あるいはP2）が画面左にあり，接合部が一ヶ所確認できる．カラードプラ（ナイキスト限界60-70 cm/s，上図はやや速く設定されている）では，僧帽弁を通過する順行性の拡張期層流血流（青色）が観察される．後尖側の弁輪の上部に冠静脈洞が短軸で見られ，内部に層流血流（青色）が観察される．

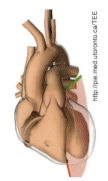

観察される構造物	診断項目
左室（LV）： 　下壁（I）＋前壁（A）＋心尖部 　後内側（PM）乳頭筋 僧帽弁（MV）： 　P2/A2 A1 セグメント 　ドプラ：カラードプラ，パルスドプラ 左房（LA）： 　左心耳（LAA） 　ドプラ：カラードプラ，パルスドプラ 冠静脈洞（CS）	左心耳 　腫瘤，血栓 　左心耳内の血流速度 左房病変，サイズ 左室収縮能 左室心尖部病変 僧帽弁病変 冠静脈洞の血流

中部食道長軸像（ME LAX）

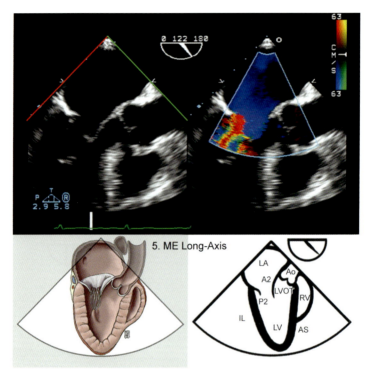

5. ME Long-Axis

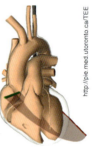

　中部食道長軸像は，中部食道四腔断面像（0°），中部食道僧帽弁交連部像（45–70°），あるいは中部食道二腔断面像（90°）から走査角を120–140°まで回転させることにより描出される．左室流出路，大動脈弁，近位上行大動脈などの頭側の構造物は画面右側に表示される．視野深度を調節し，左室全体が描出される像が適切である（上図は深度が少し浅い）．A2，P2セグメントの接合部が，この像で確実に観察できる．カラードプラ（ナイキスト限界 50–70 cm/s）により，僧帽弁を通過する拡張期の順行性層流血流（青色），左室流出路と大動脈弁を通過する収縮期の順行性層流血流（赤色）が観察される．拡張期に開放した僧帽弁を通過する血流加速が表示されている．経僧帽弁流入血流は，弁尖接合部でスペクトルドプラを測定することにより評価できる．この断面像では超音波ビームと血流の角度が平行にならないので，左室流出路，大動脈弁の通過血流の評価には適さない．

観察される構造物	診断項目
左房（LA）	僧帽弁病変
僧帽弁（MV）：P2/A2 セグメント	左室収縮能
ドプラ：カラードプラ，パルスドプラ	心室中隔欠損（VSD）
左室（LV）：	膜様部 VSD
下側壁（IL）＋前壁中隔（AS）	左室流出路病変
心室中隔（IVS）	大動脈弁病変
カラードプラ	大動脈基部病変
左室流出路（LVOT）	左房病変
右室流出路（RVOT）	
大動脈弁（AV）：	
カラードプラ	
大動脈基部と上行大動脈（Ao）	

中部食道大動脈弁長軸像 (ME AV LAX)

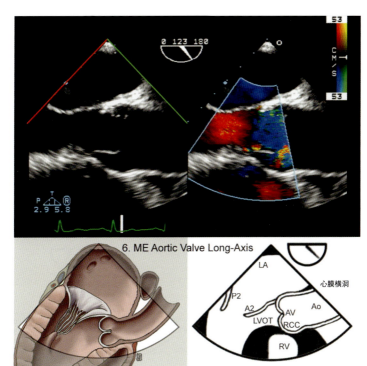

6. ME Aortic Valve Long-Axis

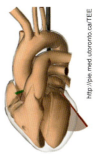

　中部食道大動脈弁長軸像は，中部食道長軸像（120°）から視野深度を浅くしたうえで120-140°で描出される．画面右側に左室流出路，大動脈弁，近位上行大動脈が並び，僧帽弁と左室の大部分が描出されなくなる．プローブを後退させると大動脈弁と大動脈基部がより観察でき，プローブを前進させると僧帽弁輪後部，僧帽弁の形態について良好な像が得られる．前方に描出される弁尖は常に右冠尖であり，後方に描出される弁尖は無冠尖，左冠尖のいずれかである．カラードプラ（ナイキスト限界 50-70 cm/s）では，収縮期に大動脈弁を通過する一方向性の順行性層流血流が認められる．プローブとの位置関係から，左室流出路通過時には赤色，大動脈弁と上行大動脈通過時には青色で表示される．

観察される構造物	診断項目
左房（LA）	大動脈弁病変
左室流出路（LVOT）	心室中隔欠損（VSD）
右室流出路（RVOT）	膜様部 VSD
大動脈弁（AV）：	左室流出路病変
右冠尖（RCC）	僧帽弁病変
左冠尖もしくは無冠尖	大動脈基部病変
カラードプラ	左房病変
僧帽弁（MV）：P2/A2 セグメント	
ドプラ：カラードプラ，パルスドプラ	
心室中隔（IVS）：カラー	
大動脈基部と上行大動脈（Ao）	
計測	
右冠動脈	
心膜横洞	

中部食道上行大動脈長軸像（ME Asc Aortic LAX）

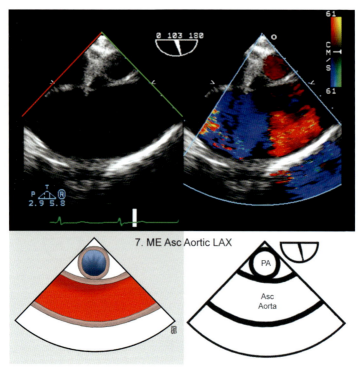

7. ME Asc Aortic LAX

中部食道上行大動脈長軸像は，中部食道大動脈弁長軸像（120°）からプローブを後退させ，走査角をやや減少させる（100–110°）ことで描出される．組織との接触が乏しいために描出不良であることがある．上行大動脈の前壁と後壁が画面上に平行になるようにすると，右肺動脈の短軸像が画面の中心に描出される．カラードプラ（ナイキスト限界 50–70 cm/s）により，大動脈と右肺動脈に収縮期に順行性層流血流が描出される．血流は連続性で一方向性であるが，プローブと血流方向の関係から，近位部通過血流は赤色，遠位部通過血流は青色で示される．収縮末期から拡張早期にかけて血流方向は逆転し，大動脈弁の閉鎖が促される．黒色は超音波ビームが血流に垂直であることを示す．収縮期における乱流血流は大動脈弁狭窄を疑い，収縮期及び拡張期にかけて連続性血流を認めた場合は，大動脈弁逆流を疑う．

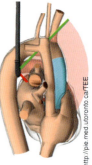

観察される構造物	診断項目
上行（Asc）大動脈 　カラードプラ 右肺動脈（RPA） 心膜横洞	大動脈病変 　粥状硬化症 　解離性病変 　動脈瘤 大動脈弁逆流 大動脈弁狭窄 肺動脈カテーテル（右肺動脈） 肺塞栓症 心嚢液貯留

中部食道上行大動脈短軸像（ME Asc Aortic SAX）

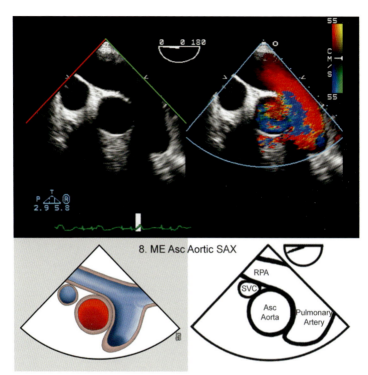

8. ME Asc Aortic SAX

中部食道上行大動脈短軸像（0-10°）は，中部食道大動脈弁短軸像（30°）からプローブを後退させ，走査角を0°まで戻すと描出される．この像は，中部食道上行大動脈長軸像（110°）から，走査角を0-10°まで回転させて上大静脈と上行大動脈の短軸像，右肺動脈の長軸像を表示させることにより描出される．カラードプラ（ナイキスト限界 50-70 cm/s）では，肺動脈と大動脈に収縮期順行性層流血流が描出される．上大静脈の血流の観察には，30 cm/s 程度の低めのナイキスト限界が適切である．上図では，収縮期において，主肺動脈の加速血流と上行大動脈内の乱流血流が描出されている．

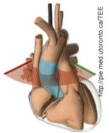

観察される構造物	診断項目
上行（Asc）大動脈 　カラードプラ 主肺動脈（PA） 　サイズの計測 　ドプラ：カラードプラ，パルスドプラ 右肺動脈（RPA） 上大静脈（SVC）	大動脈病変： 　粥状硬化症 　解離性病変 　動脈瘤 大動脈弁逆流 大動脈弁狭窄 肺塞栓症 肺動脈カテーテル先端位置 上大静脈内のカテーテル 肺動脈の心拍出量

14　中部食道右肺静脈像（ME Rt Pulmonary Vein）

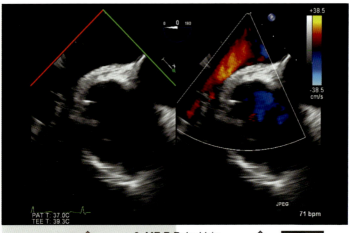

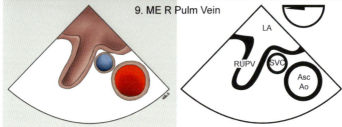

9. ME R Pulm Vein

　中部食道右肺静脈像は，中部食道上行大動脈短軸像（0-10°）から，シャフトを時計回転させることにより描出される．カラードプラ（ナイキスト限界40 cm/s）により，右上肺静脈が上大静脈に隣接して左房に流入する様子が観察できる．右下肺静脈は，右上肺静脈に直角の進入角度で左房に流入し，血流が超音波ビームに垂直となるため，カラードプラによる識別が困難である．カラードプラ解析下に走査角を30°まで増加させると，上下の右肺静脈の両方を捉えやすくなる（p.53参照）．右上肺静脈はドプラ解析に適した位置に描出されるが，右下肺静脈はその限りではない．上大静脈と上行大動脈の短軸像が描出される．

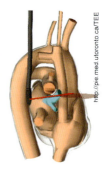

観察される構造物	診断項目
右上肺静脈（RUPV） 　ドプラ：カラードプラ，パルスドプラ 右下肺静脈（RLPV） 上大静脈（SVC） 　ドプラ：カラー 上行大動脈（Asc Ao） 左房（LA）	肺静脈血流 肺静脈還流異常 上大静脈内のカテーテル

中部食道大動脈弁短軸像（ME AV SAX）

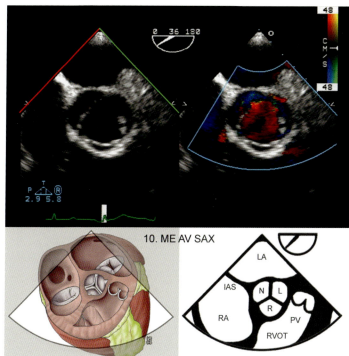

10. ME AV SAX

　中部食道四腔断面像から，大動脈弁が画面中央に表示されるまでプローブを後退する．その後，走査角を 30–45°まで回転させ，大動脈弁輪と走査面が平行となるように少しプローブを前屈させると，大動脈弁の3つの弁尖が対称的に表れ，中部食道大動脈弁短軸像が描出される．さらにプローブを後退させると，左冠動脈主幹部と右冠動脈の入口部が描出される．カラードプラ（ナイキスト限界 50–70 cm/s）では，収縮期に大動脈弁を通過する順行性層流血流（赤色）が表示される．収縮期及び拡張期を通して観察される連続性血流は，大動脈弁逆流を示唆する．肺動脈弁や右室流出路はドプラ解析に適した位置に表示される．心房中隔にカラードプラボックスを置くと，低いナイキスト限界（30 cm/s）で心房中隔欠損を認める場合がある．

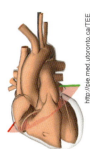

観察される構造物	診断項目
大動脈弁（AV）：	大動脈弁の形態
三弁尖：無冠尖（N），右冠尖（R），左冠尖（L）	大動脈弁病変
交連部，接合部	大動脈弁口面積のプラニメトリ
カラードプラ	大動脈弁逆流の部位
冠動脈（プローブを後退）：	心房中隔病変
左冠動脈（LCA）	二次孔型心房中隔欠損（ASD）
右冠動脈（RCA）	卵円孔開存（PFO）
心房中隔（IAS）：	左房のサイズ（前後径）
カラードプラ（低速で観察）	
左房（LA）：サイズの計測	
右房（RA）	
右室流出路（RVOT）	
肺動脈弁（PV）	

16 中部食道右室流入流出路像 (ME RV Inflow-Outflow)

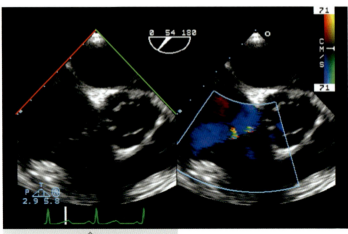

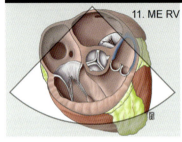

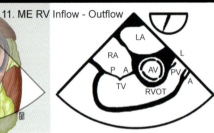

11. ME RV Inflow - Outflow

その名前の通り，中部食道右室流入流出路像では，三尖弁（画面左）を起点とする右室流入路が左側に，それを通過して肺動脈弁（画面右）に至る右室流出路が右側に，一つの画面で描出される．この像は，中部食道大動脈弁短軸像（30°）から走査角を 50-75°まで回転させることにより描出される．三尖が非対称な大動脈弁短軸像が，画面中心に位置する．カラードプラ（ナイキスト限界 50-70 cm/s）では，拡張期に三尖弁を通過する順行性血流（青色），収縮期に肺動脈弁を通過する血流（赤色）が描出される．サンプルボリュームを三尖弁，肺動脈弁において，パルスドプラ解析を行う．

観察される構造物
三尖弁 (TV):
後尖＋前尖/中隔尖
ドプラ：カラードプラ，パルス/連続波ドプラ
肺動脈弁 (PV):
弁輪径 2.0±0.3cm
前尖＋左尖
カラードプラ
右室流出路 (RVOT)
肺動脈弁より 1cm 近位：1.7±0.2cm
肺動脈 (PA):
肺動脈弁より 1cm 遠位の主肺動脈：1.8±0.3cm
心房中隔 (IAS)
右房 (RA)
左房 (LA)
心膜横洞

診断項目
肺動脈弁病変
肺動脈病変
右室流出路病変
三尖弁病変
三尖弁ドプラ
パルスドプラ：順行性血流
連続波ドプラ：逆行性血流 (TR)
心房中隔欠損（二次孔型 ASD）
心室中隔欠損（VSD）

中部食道修正上下大静脈三尖弁像（ME Mod Bicaval TV） 17

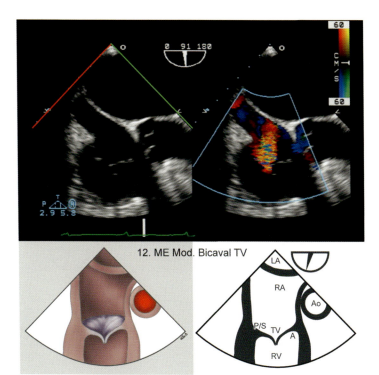

12. ME Mod. Bicaval TV

　中部食道修正上下大静脈三尖弁像（50-70°）は，中部食道右室流入流出路像（50-70°）から，三尖弁が画面中央に現れるまで，シャフトを時計回りに回転させることで描出される．走査面は左房を通過し，右房，三尖弁，右室，心房中隔を含む右心系全体が描出される．三尖弁の2つの弁尖が見られ，前尖が画面右に，中隔尖あるいは後尖（プローブを前進させた場合）が画面左に表示される．カラードプラ（ナイキスト限界 50-70 cm/s）で三尖弁逆流（TR）が描出される．連続波ドプラによる TR ジェットの解析に適した断面像である．三尖弁逆流最大血流速度により右室収縮期圧の推定が可能である．

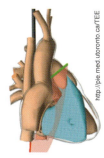

観察される構造物	診断項目
左房（LA） 右房（RA） 三尖弁（TV）： 　後尖/中隔尖＋前尖 　ドプラ：カラードプラ（TR），パルス/連続波ドプラ 上大静脈（SVC） 下大静脈（IVC） 心房中隔（IAS）： 　IAS の中央部分 　カラードプラ（低速で観察） 上行大動脈 冠静脈洞（CS）	三尖弁逆流（TR） 　右室収縮期圧（RVSP） 心房中隔欠損（ASD） 静脈カテーテル ペースメーカーワイヤ 静脈カニューレ（脱血管）の位置（SVC/IVC）

中部食道上下大静脈像（ME Bicaval）

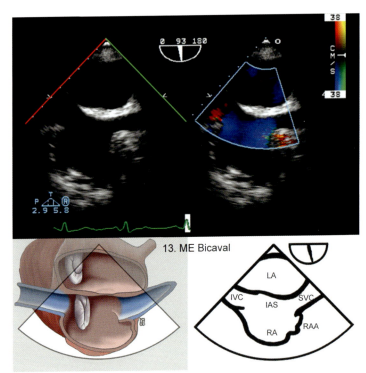

13. ME Bicaval

中部食道上下大静脈像（90°）は，中部食道二腔断面像（90°）から，上大静脈（SVC）と下大静脈（IVC）が現れるまでシャフトを患者右側（時計回り）に回転させることで描出される．走査面は左房，右房，IVC 及び SVC を長軸方向で観察する平面となり，画面の頂点に左房（プローブに最も近い），遠距離場に右房，尾側（画面左）に IVC，頭側（画面右）に SVC となる．この走査面は心房中隔に対して垂直であるため，中隔欠損の評価については中部食道四腔断面像より信頼できる．心房中隔，上下大静脈近位部のカラードプラ（ナイキスト限界 30–50 cm/s）では，静脈内に順行性還流血流が観察される．心房中隔を横断する血流は異常所見であり，心房中隔欠損あるいは卵円孔開存を疑う．

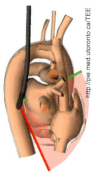

観察される構造物	診断項目
左房（LA）	心房中隔病変
右房（RA）：	欠損（ASD）
自由壁，右心耳（RAA）	二次孔型 ASD
ユースタキウス弁	静脈洞型 ASD
分界稜	卵円孔開存（PFO）
上大静脈（SVC）：	脂肪腫様過形成
計測：1.4±0.2cm	腫瘤
下大静脈（IVC）：	上大静脈/下大静脈の血流
計測：1.6±0.2cm	静脈カテーテル，ペースメーカーワイヤ
心房中隔（IAS）	静脈カニューレ（脱血管）の位置
カラードプラ（低速で観察）	心嚢液貯留

上部食道右肺静脈像（UE Rt Pulmonary Vein）

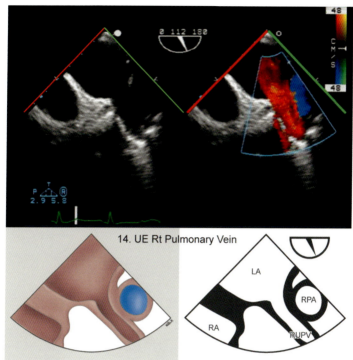

14. UE Rt Pulmonary Vein

　右上肺静脈は，中部食道上下大静脈像（90°）からプローブを少し後退させ，さらに走査角を調節した修正上下大静脈像＝上部食道右肺静脈像（90~110°）で容易に同定できる．カラードプラ（ナイキスト限界 40-60 cm/s）により，右房と右肺動脈の間にある左房に右上肺静脈が流入する様子が観察できる．右上肺静脈のドプラ解析に適した断面像である．

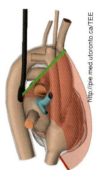

観察される構造物	診断項目
右上肺静脈（RUPV） 　ドプラ：カラードプラ，パルスドプラ 右肺動脈（RPA） 左房（LA） 右房（RA）	肺静脈 　ドプラによる血流解析 狭窄 静脈洞欠損 肺静脈還流異常

上部食道左肺静脈像（UE Lt Pulmonary Vein）

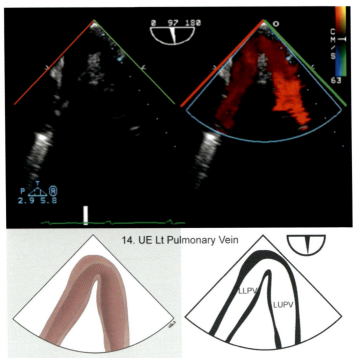

14. UE Lt Pulmonary Vein

2本の左肺静脈が同時に描出できるのが，上部食道左肺静脈像（90-110°）である．この像では，両方の左肺静脈が逆V字様に左房に流入する．左上肺静脈は画面右に，左下肺静脈は画面左に描出される．カラードプラ（ナイキスト限界 50-70 cm/s）を追加し，走査角を10°ずつ変えていくと，2本の左肺静脈を同定しやすくなる．どちらの左肺静脈もドプラ解析に適した位置に表示される．主肺動脈の短軸像が描出されることがある．

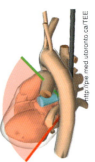

観察される構造物	診断項目
左房（LA） 左上肺静脈（LUPV） 　ドプラ：カラードプラ，パルスドプラ 左下肺静脈（LLPV） 　ドプラ：カラードプラ，パルスドプラ	肺静脈血流 肺静脈還流異常

中部食道左心耳像（ME LAA）

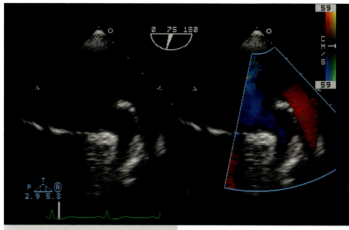

15. ME LAA

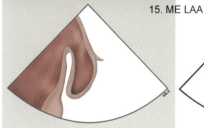
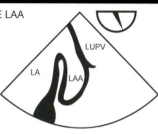

　中部食道左心耳像（80-110°）は，中部食道二腔断面像（90°）で僧帽弁を同定し，視野深度を浅くしてシャフトを反時計回りに回転させ，左心耳（LAA）を描出することで得られる．左心耳は，走査角が30-110°の様々な中部食道像で同様に観察できる．プローブを少し後退すると，左心耳の後方でプローブに近い部分に左上肺静脈（LUPV）が見られる．カラードプラ（ナイキスト限界50-70 cm/s）で，収縮期に左心耳に流入し（青色，上図），拡張期に出ていく（赤色）層流血流が確認できる．この像は，左心耳内血流のパルスドプラ解析に適している（p.50参照）．もやもやエコーや低速の血流（20 cm/s未満）が存在する場合は，左心耳内血栓の診断の可能性が高まる．

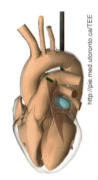

観察される構造物	診断項目
左心耳（LAA） 　サイズ： 　　径 1.6±0.5cm 　　長さ 2.9±0.5cm 　ドプラ：カラードプラ，パルスドプラ 左上肺静脈（LUPV） 　ドプラ：カラードプラ，パルスドプラ 僧帽弁（MV）	左心耳内血栓 左上肺静脈の血流 左心耳内血流

経胃心基部短軸像（TG Basal SAX）

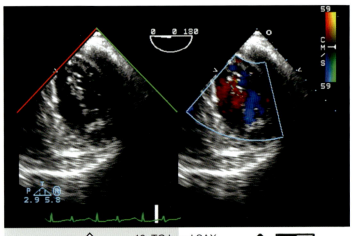

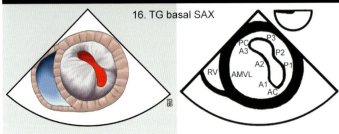

16. TG basal SAX

　経胃心基部短軸像（0°）は，プローブを胃内に進めた直後に，あるいは経胃中部短軸像（0°）からプローブを後退させて描出される．この像では超音波ビームと僧帽弁輪が平行になり，画面右に僧帽弁後尖，画面左に僧帽弁前尖が描出される．後交連，A3，P3がプローブに最も近い位置となる．カラードプラ（ナイキスト限界50-70 cm/s）では，拡張期に僧帽弁を通過する層流血流（青色）が認められる．収縮期，拡張期を通じて持続性血流を認める場合は僧帽弁逆流を疑い，正確な部位診断が可能である．心基部6セグメントの収縮能評価が可能である．

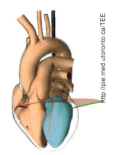

観察される構造物	診断項目
左室（LV）：心基部6セグメント 　下壁（I）⇔前壁（A） 　下側壁（IL）⇔前壁中隔（AS） 　側壁（AL）⇔下壁中隔（IS） 僧帽弁：弁尖，6セグメント 　　後尖：P1，P2，P3 　　前尖：A1，A2，A3 　交連部： 　　前交連（AC） 　　後交連（PC） カラードプラ 右室（RV） 心室中隔（IVS）	僧帽弁： 　病変 　僧帽弁逆流部位 左室：心基部セグメントの収縮能 心室中隔欠損（VSD） 心嚢液貯留

経胃中部短軸像（TG Mid SAX）

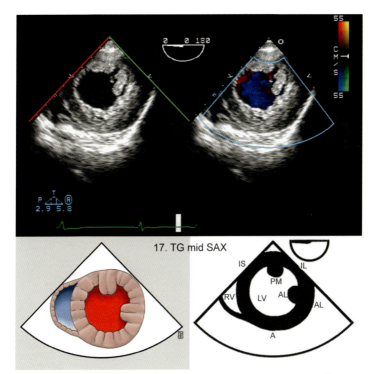

17. TG mid SAX

経胃像は，プローブをニュートラルの状態で胃内に前進させたのち，プローブの前屈を様々な角度に調節して得られる．経胃中部短軸像（0°）では，左室が短軸となり，6つのセグメントが一度に観察できる．プローブの操作は，(a) 胃粘膜との接触を増やすために愛護的に前屈し，(b) 左室腔が画面中央にくるように左右屈曲し，(c) わずかに走査角をつけ正円状の左室と両側乳頭筋が描出されるように行う．カラードプラで心室中隔を通過する血流が心室中隔欠損の診断に使用されることがある（ナイキスト限界50–70cm/s）．

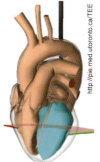

観察される構造物	診断項目
左室（LV）：	左室腔サイズ
対応する中部6セグメント	左室壁厚
下壁（I）⇔前壁（A）	左室収縮能
下側壁（IL）⇔前壁中隔（AS）	全体の評価，局所壁運動
側壁（AL）⇔下壁中隔（IS）	心室中隔の動き
乳頭筋	心室中隔欠損（VSD）
前外側（AL）乳頭筋	心嚢液貯留
後内側（PM）乳頭筋	
右室（RV）	
心室中隔（IVS）	

経胃心尖部短軸像（TG Apical SAX）

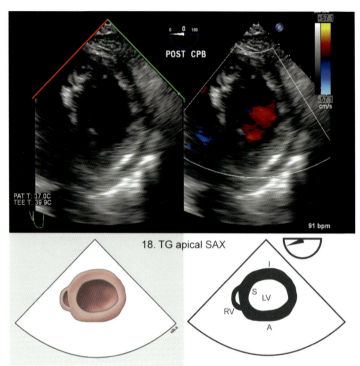

18. TG apical SAX

　経胃心尖部短軸像（0-20°）は，経胃中部短軸像（0-20°）からプローブを前進させ，胃粘膜表面に沿って愛護的に前屈することにより描出され，乳頭筋がなく，内腔の小さな左室短軸が見られる．ここからプローブを右（時計回り）に回転すると，右室心尖部の短軸像が描出される．

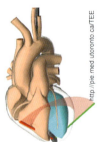

観察される構造物	診断項目
左室（LV） 　心尖部4セグメント 　　前壁（A）⇔下壁（I） 　　中隔（S）⇔側壁（L） 右室（RV） 心室中隔（IVS）	左室： 　心尖部セグメントの収縮能 　心尖部瘤 心室中隔欠損（VSD） 心嚢液貯留

深部経胃五腔断面像（Deep TG 5C）

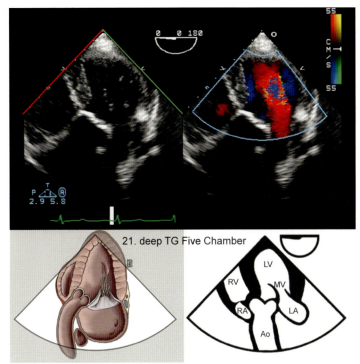

21. deep TG Five Chamber

深部経胃五腔断面像（0°）は，経胃中部短軸像や経胃心尖部短軸像から，さらにプローブを前進，前屈させることにより描出される．左室心尖部を画面の頂点に，左室流出路，大動脈弁を画面中央にするために，プローブの左右屈曲を必要とする場合がある．前屈が過剰だと，心尖部が画面の2時方向に表示されることがある．この像は，大動脈と左室流出路のドプラ解析に適している．カラードプラ（ナイキスト限界50–70 cm/s）では，収縮期に大動脈弁を通過する順行性層流血流が青色，拡張期に僧帽弁を通過する順行性層流血流が赤色で表示される（上図）．大動脈弁，僧帽弁を通過する逆行性血流は弁逆流が疑われ，順行性血流と反対の色で表示される．

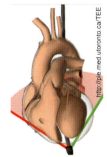

観察される構造物	診断項目
左室（LV）： 　心尖部，前壁中隔（AS），下側壁（IL） 左室流出路（LVOT）： 　ドプラ：カラードプラ，パルスドプラ 大動脈弁（AV）： 　ドプラ：カラードプラ，連続波ドプラ 上行大動脈 僧帽弁（MV） 心室中隔（IVS） 左房（LA）	大動脈弁病変： 　大動脈弁狭窄，逆流 　スペクトルドプラ解析 大動脈弁位人工弁の機能 左室流出路： 　病変 　スペクトルドプラ解析 心室中隔欠損（VSD） 僧帽弁病変

経胃二腔断面像 (TG 2C)

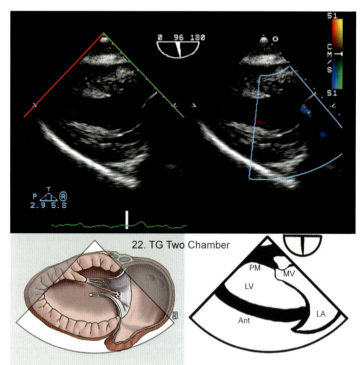

22. TG Two Chamber

経胃二腔断面像は，経胃中部短軸像 (0°) から走査角を90-110°まで回転させることにより描出される．この像では，左室の長軸と僧帽弁の弁下装置を観察できる．この像は，中部食道二腔断面像を 90°回転させ，プローブの最も近い（画面の頂点）部分を左室下壁とする断面像と類似する．カラードプラ（ナイキスト限界 50-70 cm/s）では，拡張期に僧帽弁を通過する順行性層流が観察される．逆行性の収縮期血流が認められた場合には，僧帽弁逆流を疑う．

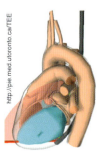

観察される構造物	診断項目
左室 (LV): 　心尖部 　前壁 (A) ＋下壁 (I) 　（心基部〜中部セグメント） 後内側 (PM) 乳頭筋 左房 (LA): 　左心耳 (LAA) 僧帽弁 (MV): 　弁尖（前尖，後尖） 弁下装置（腱索） カラードプラ	左室収縮能 僧帽弁の弁下装置 僧帽弁病変 心嚢液貯留

経胃右室流入路像 (TG RV Inflow)

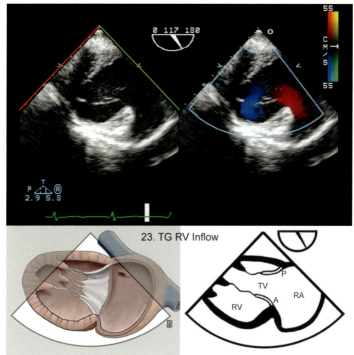

23. TG RV Inflow

経胃右室流入路像 (90-120°) は，経胃心基部短軸像 (0°) から，三尖弁が画面の中心になるまでシャフトを時計回りに回転させ，さらに走査角を 110-130°まで回転させることにより得られる．この像は右室の長軸像であり，右室心尖部が画面左，右室下壁が近距離音場に，右室自由壁が遠距離音場に描出される．カラードプラ（ナイキスト限界 50-70 cm/s）では，拡張期に三尖弁を通過する順行性層流血流が認められる．この連続性の一方向性血流は，プローブと血流方向の関係から，右房から三尖弁までは赤色，右室への流入は青色で表示される．収縮期に三尖弁を通過する逆行性血流は青色もしくはモザイク状に表示され，三尖弁逆流を疑う．

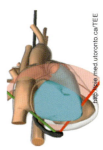

観察される構造物	診断項目
三尖弁 (TV)：	三尖弁病変
後尖 (P) +前尖 (A)	右室収縮能
弁下装置	右房内腫瘤
三尖弁輪収縮期移動距離 (TAPSE)	組織ドプラ法 (TDI)
カラードプラ	右室下壁
右室 (RV)：	心嚢液貯留
下壁+前壁	
下壁の組織ドプラ	
右房 (RA)	

経胃長軸像（TG LAX）

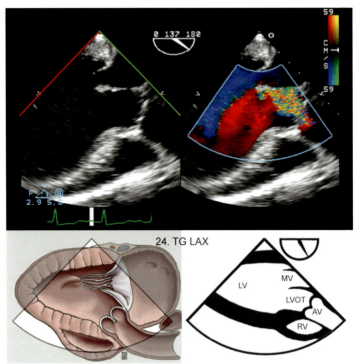

24. TG LAX

経胃長軸像は，経胃二腔断面像（90°）から走査角を120-140°まで回転させることにより描出される．画面右側の遠距離音場に，左室流出路と大動脈弁が表示される．この像は中部食道大動脈弁長軸像と類似するが，ビームと血流方向との関係からドプラ解析に適している．カラードプラ（ナイキスト限界 50-70 cm/s）では，収縮期に左室流出路（赤色）及び大動脈弁（青色）を通過する順行性層流血流が表示される．上図では，拡張期に大動脈弁を通過する逆行性血流が乱流として認められ，大動脈弁逆流が疑われる．また，収縮期に心室中隔を通過する乱流を認めた場合，心室中隔欠損を疑う．

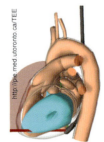

観察される構造物	診断項目
左室（LV）： 　前壁中隔（AS）＋下側壁（IL） 　（心基部～中部セグメント） 左室流出路（LVOT）： 　パルスドプラ 心室中隔（IVS） 僧帽弁（MV）： 　前尖＋後尖 　弁下装置 　ドプラ：カラードプラ 大動脈弁（AV） 　ドプラ：カラードプラ，連続波ドプラ 　弁尖	僧帽弁： 　弁尖，弁下装置 　僧帽弁逆流（MR） 左室収縮能 ドプラによる大動脈弁圧較差 ドプラによる左室流出路圧較差 心室中隔欠損（VSD） 大動脈弁位人工弁の機能 心嚢液貯留

経胃下大静脈長軸像（TG IVC LAX）

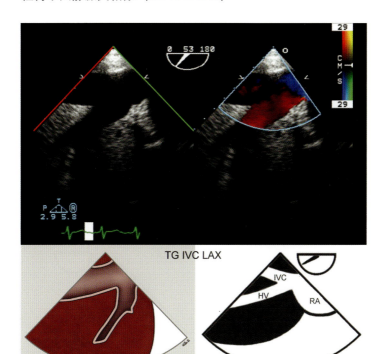

TG IVC LAX

経胃下大静脈長軸像は，まずプローブを前進させて経胃中部短軸像（0°）を描出し，シャフトを時計回転させ肝臓を確認したのち，プローブを後退させ，下大静脈の右房への流入部位を描出することで得られる．プローブ位置と走査角（30–50°）を調整し，肝静脈の下大静脈への流入部位を確認する．カラードプラ（ナイキスト限界 30 cm/s）では，肝静脈と下大静脈に順行性層流血流が認められる．プローブと血流方向の関係から，肝静脈，下大静脈近位部を通過する血流は赤色，右房へ流入する血流は青色で表示される．肝静脈のパルスドプラ解析も行われる（p.51 参照）．

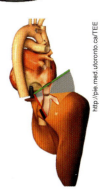

観察される構造物	診断項目
下大静脈（IVC）： 　サイズ 1.6±0.2cm 　カラードプラ（低速で） 肝静脈（HV）： 　サイズ 0.8±0.3cm 　カラードプラ（低速で） 　パルスドプラ 肝臓 右房（RA）	三尖弁逆流 下大静脈 　腫瘤（腫瘍，血栓） 　下大静脈カニューレの位置 　下大静脈径の呼吸性変動 肝臓病変

下行大動脈短軸像（Dec Aortic SAX）

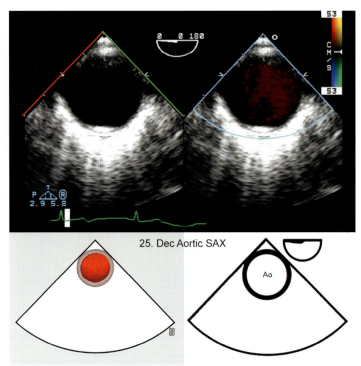

25. Dec Aortic SAX

　下行大動脈短軸像（0°）は，中部食道四腔断面像（0°）からシャフトを反時計回りに回転させることにより描出される．大動脈壁を詳細に評価するためには，視野深度を浅くする．近距離音場に描出されているのは，正円状の下行大動脈の右前方部分の血管壁である．プローブを前進・後退させると，さらに多くの情報を得ることができる．カラードプラ（ナイキスト限界 50-70 cm/s）では，間欠的な収縮期順行性層流血流（赤色，上図）が内腔に観察される．大動脈内腔に収縮期及び拡張期を通して連続性血流を認めた場合は，大動脈弁逆流を疑う．

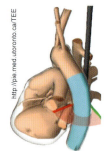

観察される構造物	診断項目
下行大動脈（Ao） 　サイズ（径） 　ドプラ：カラードプラ，パルスドプラ 左胸腔	大動脈病変： 　粥状硬化 　解離性病変 　動脈瘤 左胸水貯留 大動脈弁逆流の重症度評価 （パルスドプラ） IABP の位置評価

下行大動脈長軸像（Dec Aortic LAX）

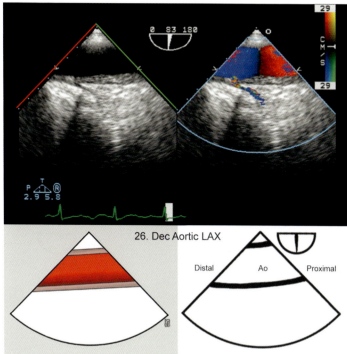

26. Dec Aortic LAX

　下行大動脈長軸像は，下行大動脈短軸像（0°）から走査角を90°にすることで描出される．大動脈遠位部が画面左，近位部が画面右に表示される．前後壁が平行になるように調整する．カラードプラ（ナイキスト限界 50–70 cm/s）では収縮期に順行性層流血流が認められるが，この連続性の一方向性血流は，プローブと血流方向の関係から近位部では赤色，遠位部では青色で表示される．黒色は超音波ビームに垂直な血流を示す．上図のようにナイキスト限界を低く設定すると，様々な位置の肋間動脈の分枝の観察がしやすくなる．

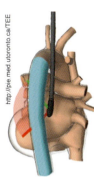

観察される構造物	診断項目
下行大動脈（Ao）： 　サイズ（径） 　ドプラ：カラードプラ，パルスドプラ 肋間動脈 左胸腔	大動脈病変 　粥状硬化 　解離性病変 　動脈瘤 大動脈弁逆流の重症度評価 （パルスドプラ） IABP の位置評価 左胸水貯留

上部食道大動脈弓長軸像（UE Aortic Arch LAX）

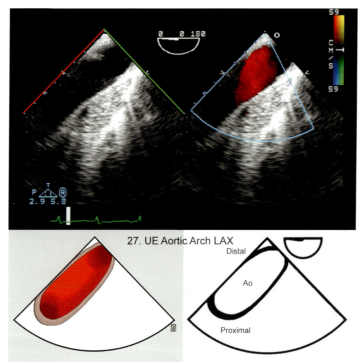

27. UE Aortic Arch LAX

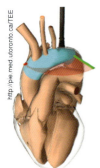

　下行大動脈短軸像（0°）からプローブを患者の頭側に後退させながらやや右（時計回り）回転し，大動脈腔が円形から楕円形に変化した断面が，上部食道大動脈弓長軸像である．近位弓部が画面左，遠位弓部が画面右に描出され，さらにプローブを後退させると頭頸部への分枝が観察できる場合がある．カラードプラ（ナイキスト限界 50-70 cm/s）で収縮期に大動脈内に順行性層流血流を認めるが，この連続性の一方向性血流は，プローブと血流方向の関係から，近位弓部は赤色，遠位弓部は青色で表示される（色の表示が下行大動脈長軸像と左右逆）．黒色は超音波ビームに垂直な血流を示す．大動脈弓の内腔に，収縮期及び拡張期を通して連続性血流を認めた場合は，大動脈弁逆流を疑う．遠位弓部のパルスドプラ解析は，大動脈弁逆流の重症度の評価に有用である．

観察される構造物	診断項目
遠位上行大動脈 大動脈弓部（Ao arch） 　サイズ（径） 　ドプラ：カラードプラ，パルスドプラ 無名静脈	大動脈病変 　粥状硬化 　解離性病変 　動脈瘤 右大動脈弓 大動脈弁逆流の重症度評価 （パルスドプラ）

上部食道大動脈弓短軸像（UE Aortic Arch SAX）

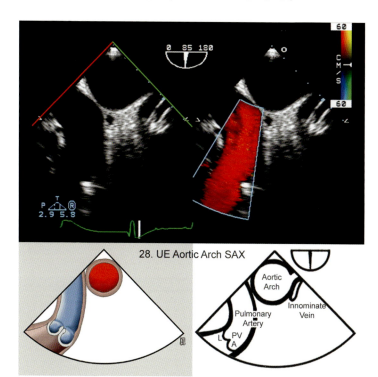

28. UE Aortic Arch SAX

　上部食道大動脈弓長軸像（0°）から，走査角を70–90°まで回転させることにより，上部食道大動脈弓短軸像が描出される．この像では，左鎖骨下動脈の起始部と無名静脈が画面右上に，肺動脈弁と肺動脈の長軸が画面左下に観察される．カラードプラ（ナイキスト限界50–70 cm/s）で，右室流出路，肺動脈弁，肺動脈に収縮期の順行性層流血流が描出される．逆行性拡張期血流を認めた場合は，肺動脈弁逆流を疑う．カラードプラのナイキスト限界は，大動脈弓では70–90 cm/sに，無名静脈では低めの30 cm/sに設定するとよい．

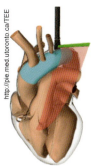

http://pie.med.utoronto.ca/TEE

観察される構造物	診断項目
大動脈弓部	大動脈病変：
肺動脈（PA）：	粥状硬化
サイズ	解離性病変
ドプラ：カラードプラ，パルスドプラ	肺動脈弁：
肺動脈弁（PV）	病変
左尖（L），前尖（A）	肺動脈弁狭窄の圧較差
肺動脈弁輪径の測定	肺動脈弁逆流
ドプラ：カラードプラ，パルスドプラ	PV/PAにおける心拍出量
無名静脈	動脈管開存（PDA）
カテーテル	肺動脈カテーテルの位置

追加の TEE 画像

この追加画像は A. Vegas 先生の厚意により再構成され，この URL で利用可能である．
http://pie.med.utoronto.ca/TEE/TEE_content/TEE_alternativeViews.html

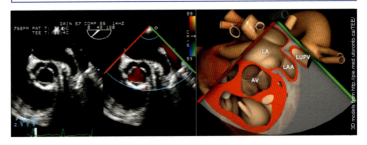

中部食道左心耳像

もう一つの左心耳像は，中部食道右室流入流出路像から視野深度を浅くし，走査角を 60–80°に調整することで描出される．左心耳は大動脈弁の直上に，左上肺静脈は左心耳より後方（プローブにより近い）に描出される．左心耳，左上肺静脈のカラードプラ（ナイキスト限界 50–70 cm/s）では，収縮期に層流血流が認められている．この像は中部食道左心耳像（ME LAA）（80–110°）と類似している（p.21 参照）．

観察される構造物	診断項目
左心耳（LAA）： 　サイズ：直径 1.6±0.5cm 　　　　長さ 2.9±0.5cm 　カラードプラ 　パルスドプラ 左上肺静脈（LUPV）： 　カラードプラ 　パルスドプラ 大動脈弁（AV）	左心耳内血栓 左上肺静脈血流 左心耳内血流 大動脈瘤 大動脈弁逆流

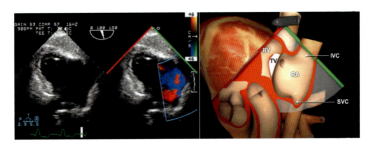

経胃上下大静脈像

経胃上下大静脈像は，経胃右室流入路像（90–120°）から走査角を調整，あるいはシャフトをわずかに回転させることで得られる．この像では，下大静脈が画面上部，上大静脈と大動脈が画面下部に表示される．カラードプラ（ナイキスト限界 50 cm/s）で，下大静脈（青色）と上大静脈（赤色）から右房への層流血流が描出される．この像は，両大静脈血流のドプラ解析に適している．

観察される構造物	診断項目
右心房（RA） 右心室（RV） 三尖弁（TV） 下大静脈（IVC） 上大静脈（SVC）	三尖弁病変 下大静脈血流のパルスドプラ 上大静脈血流のパルスドプラ

追加の TEE 画像

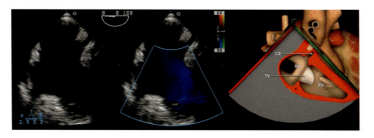

冠静脈洞像

　冠静脈洞長軸像（0°）は，中部食道四腔断面像（0°）からプローブを前進，あるいは経胃心基部短軸像（0°）からプローブを後退させることにより，胃食道接合部付近で描出される．冠静脈洞が三尖弁輪の上部で右房に流入するのが長軸像で表示される．テベシウス弁が冠静脈洞開口部に存在する場合は，カテーテル挿入が困難となることがある．

観察される構造物	診断項目
右房（RA） 右室（RV） 三尖弁（TV）： 　中隔尖（S）＋後尖（P） 　カラードプラ 冠静脈洞（CS）： 　サイズ：直径 0.7±0.2cm 　カラードプラ 　パルスドプラ 　テベシウス弁	冠静脈洞： 　拡張（>2cm），左上大静脈遺残 　パルスドプラ： 　　三尖弁逆流の逆行性血流 　心筋保護液投与用カテーテル 　ペースメーカー 三尖弁病変

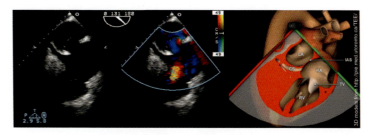

中部食道三尖弁像

　この修正中部食道三尖弁像は，中部食道上下大静脈像（90°）から走査角を 120-150°まで回転させることにより描出される．三尖弁の前尖と後尖が観察でき，三尖弁血流のドプラ解析に適している．冠静脈洞は，画面の左上方向に左房を取り囲むように走行するため，下大静脈との識別が可能である．

観察される構造物	診断項目
右房（RA）： 　右心耳（RAA） 右室（RV） 三尖弁（TV）： 　前尖＋後尖 　カラー/連続波ドプラ，パルスドプラ 冠静脈洞（CS） 上大静脈（SVC） 左房（LA） 心房中隔（IAS）	三尖弁病変 三尖弁逆流の連続波ドプラ解析 冠静脈洞のカラードプラ評価 上大静脈のカラードプラ評価 心房中隔通過血流

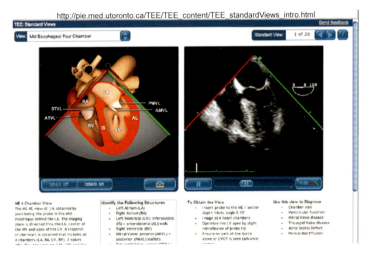

トロント大学 PIE グループは，一連の無料の相互オンラインモジュールを作製し，超音波操作の初学者の TEE 学習の一助としている．標準断面像モジュールでは，基本 20 断面像のそれぞれのビデオクリップが閲覧でき，そのとなりの 360°回転可能な静止した 3D の心臓モデルにより，プローブと超音波断面の位置関係が示される．解剖学的正位から心臓モデルを回転することにより，TEE 位置の把握が容易となるので，頭の中で画像の回転がイメージしやすくなる．

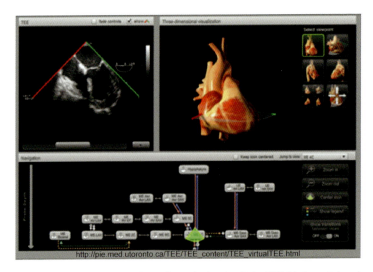

VIRTUAL TEE は，トロント大学 PIE グループによるオンライン教材である．このウェブモジュールでは，SCA/ASE による基本 20 断面像の構造的，論理的な関係性について解説されている．ここでは基本 20 断面像に加えて，各画像間の移動のビデオクリップも閲覧できる．静止した 3D の心臓モデルでプローブと超音波断面が表示され，アニメーション上でビデオクリップと連動して動く．この 3D モデルでは，4 方位（前方，上方，左方，右方）の視野のうちの 1 つを選択し，常時表示することができる．

TEE シミュレータ

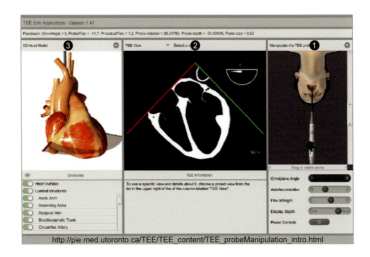

http://pie.med.utoronto.ca/TEE/TEE_content/TEE_probeManipulation_intro.html

　トロント大学 PIE グループの Michel Corrin 氏により作製されたオンライン TEE シミュレーションモジュールは，忠実度は低いが，リアルタイム TEE 画像を描出するために必要な操作を静止した心臓で再現したシミュレータである．

　❶ "manipulate the TEE probe"では，TEE プローブ位置の前進，後退，左右回転による調節と，トランスデューサ走査角の変更（0~180°）を行う．プローブ先端の前屈，後屈，左右の屈曲も，全てスライダーバーで操作可能である．

　❷ "TEE view"では，プローブ操作に対応したリアルタイム TEE 画像がコンピュータにより描き出される．マウスポインターを画像上で動かすと，構造物の名称を表示できる．各基本 20 断面像を選択表示できる"Select a view"も，ここに装備されている．

　❸ "3D Heart Model"では，自由に回転できる静止 3D 心臓モデルが，心臓の外表面にあるプローブとその操作に相関するセクター平面と共に表示される．操作により外表面を除くと，様々な（心腔内）構造物を表示することができる．この 3D 心臓モデルを強調する効果により，"TEE view"において，目的の構造物をとらえるセクター平面を理解しやすくなる．

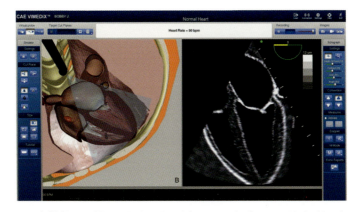

　Vimedix™（CAE Healthcare, Quebec, Canada），HeartWorks（Inventive Medical, London, UK）など，高い忠実度の超音波シミュレータが市販されている．シミュレータは，マネキンと超音波プローブのレプリカがコンピュータに接続し，高解像度のモニターには，動的な 3D の心臓モデルと共に，コンピュータで作成された TEE 画像が表示される．

2
ドプラと血行動態

カラードプラ……………………………………………………42, 43
スペクトルドプラ………………………………………………44, 45
ドプラアーチファクト……………………………………………… 46
ドプラ解析…………………………………………………………47-50
肝静脈血流………………………………………………………… 51
肺静脈のスペクトルドプラ……………………………………… 52
肺静脈のカラードプラ…………………………………………… 53
組織ドプラ………………………………………………………54, 55
心内圧の推定……………………………………………………… 56
大動脈弁：連続の式と圧半減時間……………………………… 57
僧帽弁口面積：圧半減時間法と近位部等流速表面（PISA）法
　……………………………………………………………………… 58
有効逆流弁口面積（EROA）……………………………………… 59
逆流量と逆流率…………………………………………………… 60
短絡率……………………………………………………………… 61

カラーマップ

- カラードプラはパルスドプラの原理に基づいており，伝搬波と反射波の周波数偏移（ドプラ偏移）を自己相関法で処理したのち，断層像上に反射信号をカラーとして重ね合わせることで表示される．
- カラーはサンプル範囲内の血流速度と平均速度に基づいて色がつけられ，スペクトルドプラとは異なり，ビームと血流方向を合わせる必要はない．
- 慣習的にカラードプラでは，カラーを血流方向とトランスデューサの位置関係によって割り当てている．Blue（青）は Away（遠ざかる血流），Red（赤）は Towards（近づく血流）である（BART と記憶するとよい）．黒色で表示される，流速 "0" のベースラインはカラーバーの中央に位置し，ドプラ偏移がない，もしくは血流が存在しないことを意味する．
- カラードプラは複数のカラーマップを用いて構成されている．速度マップは流速の大きい血流ほど明るい色で表示する．分散マップは速度マップに色を追加し（黄及び緑），乱流の程度をカラーモザイクで表示する．分散は，サンプルボリューム内の血流と平均速度との違いの程度を表している．

中部食道大動脈弁長軸像における正常のカラードプラ像を示す．
（A）の黄色及び（B）の赤色の表示は，プローブに近づいてくる，左室流出路内の血流を表している．黒で表示される部分は，血流がない，もしくはビームと血流が直交していることを示している．（A）及び（B）の青色の表示は，プローブから遠ざかる，大動脈弁及び大動脈基部を通過する血流を表している．

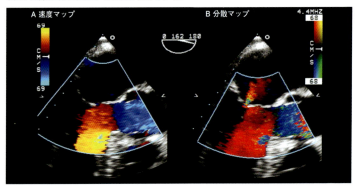

カラースケール（ナイキスト限界）

- 血流速度を正確に評価するためには，ナイキスト限界（速度スケール）を適切に設定する必要がある：大動脈の血流のスケール（高），弁を通過する血流のスケール（中），静脈血流のスケール（低）
- ナイキスト限界が不適切に高いと構造物を通過する血流の評価を誤り，逆に低すぎる場合は乱流であるかのように描出され，過大評価につながる．
- 速度スケールは，超音波装置の"カラースケール"ノブを用いて，大雑把に調整（増減）することができる．関心構造物が描出される視野深度も速度スケールに影響を与える．カラーボックスを近距離音場に移動させるとスケールは増加し，遠距離音場に移動させるとスケールは減少する．
- 次図は中部食道大動脈弁長軸像における大動脈弁逆流である．（A）ナイキスト限界が 30cm/s と低いため，（B）ナイキスト限界が 71cm/s である場合に比べて，重症度を過大評価してしまう．

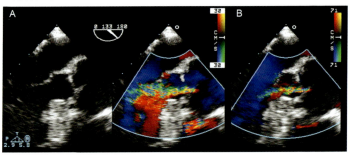

カラードプラ 43

> **カラードプラモードで調整可能なパラメータ**
> - カラーマップ：速度表示もしくは分散表示
> - カラースケール：表示される速度範囲の調整（ナイキスト限界の調整）
> - ベースライン：上下させることでカラーの速度範囲を一方向に移動可能である．
> - カラーボックスの大きさと深度：ナイキスト限界に影響する．
> - カラーゲイン：カラーフロー信号に対する感度を調整する（プリセット 50％）．

層流血流と乱流血流

　層流血流は，血液が全て同じ速度で流れている場合に見られる．乱流血流では，血液が異なる速度で異なる方向に流れており，平均速度からの違い（分散）が大きくなる．平均速度の違いは分散表示のカラーマップで表示される．

エイリアシング（折り返し現象）と flow acceleration（血流加速）

　カラードプラにおいて，血流速度がナイキスト限界を超えた場合，エイリアシング（折り返し現象）が発生し，血流方向とは正反対の方向にその分のカラーが表示される．スペクトルドプラとは異なり，カラードプラでのエイリアシングは病態の評価に有用である．弁のドプラ評価で血流加速が見られた場合，何らかの病的状態が示唆される—（A）僧帽弁狭窄，（B）僧帽弁逆流

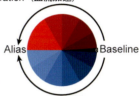

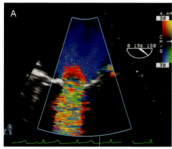
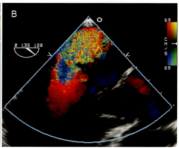

カラードプラのアーチファクト

- 音響陰影：カラーが抜け落ちて描出される．
- ゴースティング：ごく短時間（一瞬）カラーが描出されるもの．
- ノイズ：ゲインが強すぎる（次図）．
- カラーがのらない：カラーゲインが低すぎる（次図）．
- エイリアシング：血流加速によって起こる．
- 電磁干渉：電気メスによる．

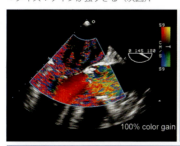
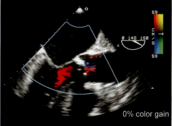

> **カラードプラを用いた評価**
> - 解剖学的構造物の同定（断層像をベースとした）
> - 血流方向の同定（トランスデューサに近づくまたは遠ざかる血流）
> - 平均血流速度の測定（ドプラ偏移，ナイキスト限界の設定）
> - 心電図を用いた血流の時相の同定（収縮期，拡張期，カラーM モードは評価に有用である）
> - 層流血流，乱流血流の判別

> ドプラ効果：音波の発生源と観測者の相対的な速度によって，音波の周波数が偏移して観測される現象
> ドプラ偏移（Fd）：送信周波数（Ft）と受信周波数（Fr）の差である．
> Fd=（Fr−Ft）
> 慣習的にプローブに向かってくる血流は正の値で，遠ざかる血流は負の値で示される．一般的に超音波ドプラ偏移は−10〜+20KHzの可聴範囲内である．
> ドプラ方程式：ドプラ偏移（Fd）と血流速度（V）の関係は次式で表される．
> V=c(Fd)/2 Ft cosθ　cは組織中の音の速度であり，Ftは送信周波数，cosθは超音波のビーム方向と音波発信源の移動方向のなす角度である．
> ベルヌーイ式：血流速度と圧較差の関係式である．
> $P_1-P_2=4(V_1-V_2)^2$ で表されるが，V_2 が限りなく小さいために簡略化され，次式として用いられる．
> $P_1-P_2=4V_1^2$

スペクトルドプラ

- 移動している対象物から戻ってきた超音波信号は，様々なドプラ偏移周波数をもつ複雑な信号である．高速フーリエ変換によりそれぞれの周波数が同定され，グレーピクセルとして表示される．
- 慣習的には，高速フーリエ変換により，時間（X軸）に対する周波数偏移/ドプラ速度（Y軸）がスペクトル画面上に表示される．ドプラ波形は，血流に対するトランスデューサの位置によって変わる．トランスデューサに向かってくる血流（周波数偏移＋）はベースラインより上に，トランスデューサから遠ざかる血流（周波数偏移−）はベースラインより下に表示される．速度"0"のベースラインは中央にあり，プローブに向かってくる血流はベースラインの上側，遠ざかる血流は下側に表示される．速度ゼロのベースラインが中央にある．
- 振幅の大きさ（Y軸）は計測された赤血球速度（ドプラ偏移）の大きさに比例する．様々な周波数が同時に存在する場合，各々の周波数はピクセルとして表示される．ドプラ信号の大きさ（Z軸）は血流に含まれる赤血球数によって決定され，グレースケールによって表示される．赤血球数が多いほど，より濃い灰色となる．

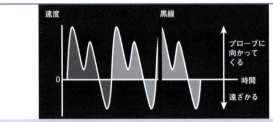

スペクトルドプラでは次の項目が表示される：
- 血流方向（プローブに向かってくる/遠ざかる）
- 速度（周波数偏移）
- 信号強度（グレースケール）
- 血流の時相（収縮期/拡張期）

黒線は断層像の更新のために，ドプラ情報が一時停止していることを表している．

以下を調整し，スペクトルドプラの波形を変化させることができる：
- **速度スケール**：表示される速度範囲の調整．最高または最低速度が抜け落ちないようにスペクトル波形を表示させる．
- **ベースライン**：速度"0"を表すベースラインの上下．異常な流速を表示させるためにベースラインを画面のトップまたはボトムに調整する．
- **ドプラゲイン**：反射信号の強度の調整．ゲインを上げると弱い信号を表示させることができる．適切な信号を記録できる最小のゲインを用いる．
- **グレースケール**：表示される濃淡の調整
- **ウォールフィルタ**：低い周波数の信号を取り除き，画面に表示させる機能．取り除く周波数値の調整（初期値500Hz）．ウォールフィルタを上昇させることで低流速波を除去しやすく，明瞭なベースラインを得ることができる．
- **掃引速度**：心電図速度を調整（25，50，100，150mm/s）することで，一画面に表示されるサイクル数を変えることができる．低速度にしてサイクル数を増加させることで，呼吸性変動の評価がしやすくなる．

スペクトルドプラ

パルスドプラ	連続波ドプラ
● 送信と受信に単一のクリスタルを使用する（切り替える）. ● 任意の位置での血流速度の測定が可能である（range resolution：レンジ分解能）. ● ナイキスト限界によって決定される. 測定可能な最大血流速度が存在する.（PRF＝2×送信周波数） 速度は 2 m/s を超えるとエイリアシングを起こす. ● スペクトル波形は明瞭な細い線で表示され，これはサンプルポイント部位における流速が近似していることを示唆する.	● 送信と受信に各々1つずつ，クリスタルを使用する（連続測定）. ● ドプラビーム上の全ての血流速度を測定する（range ambiguity：レンジ不確定性） ● 連続波ドプラの最大の欠点は，深さの確定ができないことである. ● ナイキスト限界がないため，測定可能な最大速度の上限がない（エイリアシングが起こらない）. ● サンプルライン上の様々な速度がサンプルされるため，スペクトル波形内部は満たされて（白く）表示される.

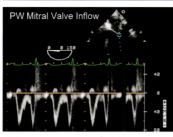
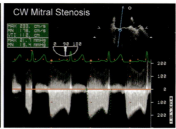

速度
● 正確な血流速度測定には，超音波ビームと血流の方向が平行となる必要がある.
● ドプラ計測では複数の種類の速度が測定できる.
  - 平均値（mean）は平均速度であり，スペクトル波形の外縁をトレースすることで求められる. ある瞬間の最大速度を，測定した最大速度の数で割ったものである.
  - 最頻値（modal）は，最も頻度の高い速度であり，パルスドプラで最も濃い波形の周波数である.
  - 最大値（peak）は瞬間の最大速度である.

エイリアシング（折り返し現象）
● スペクトルドプラにおけるエイリアシングは，パルスドプラで計測可能な速度を超過した場合に発生する. その場合，ベースラインの反対側に超過した分のスペクトル波形が表示される.
（A）僧帽弁流入血流のパルスドプラ波形において，エイリアシングが生じている.
（B）連続波ドプラを用い，ベースラインシフト及び速度スケール調整をしているため，エイリアシングが解消されている.

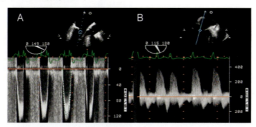

スペクトル及びカラードプラ診断の適応
● 弁疾患：大動脈弁，僧帽弁，肺動脈弁，三尖弁 ● 大血管：上大静脈，下大静脈，大動脈，肺動脈，肝静脈，肺静脈 ● 短絡性疾患（心房中隔欠損，心室中隔欠損），異常な交通〔fistula（瘻），conduit（導管）〕 ● 大動脈解離

ドプラアーチファクト

- スペクトルドプラ波形は，血流の異常や技術的な問題により変化する．トランスデューサは可能な限り血流と平行に，サンプルボリュームは血流の中心に配置されるのが理想である．

- ベースライン，スケール，ゲインを調節して，スペクトル波形全体が表示され，輪郭がはっきりわかるようにする．
- 狭窄部を通過する血流は以下で示される．
  A. 狭窄部位より前は，速度の等しい層流血流である．
  B. 狭窄部位を通過する血流は最高速度が大きく，連続波ドプラで測定できる．
  C. 狭窄部を通過した後の領域では乱流血流となり，様々な速度成分の血流が渦を巻く．

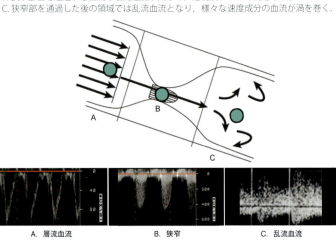

A. 層流血流　　　B. 狭窄　　　C. 乱流血流

スペクトルドプラアーチファクト

クロストーク（交差干渉）アーチファクト
ベースラインの両側に対称的な形を呈するが，それぞれのスペクトル強度は異なる．ドプラゲインが大きいと発生し，エコー出力を低下させるかスペクトルゲインを減少させることで低下できる．

ミラーイメージアーチファクト
ベースラインの両側に同じ強度の対称的なシグナルとして見られる．ほぼ垂直なドプラ角度から得られた流速に由来する．表示されているのは，下行大動脈長軸像でサンプルボリュームを血流に垂直に位置させた場合のパルスドプラ波形である．

Spectral Broadening （スペクトルの広がり）
Spectral Broadeningとはスペクトル波形の内側が白く塗りつぶされる現象であり，様々な速度成分が存在することを意味する．連続波ドプラで見られる場合が多いが，パルスドプラで見られることもある．パルスドプラでは，血管壁とサンプルボリュームが近接する場合に，僧帽弁流入血流や肺静脈血流のような不規則な血流で見られる．

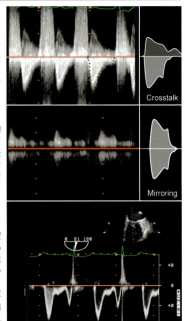

ドプラ解析

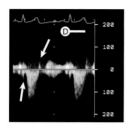 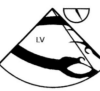

経胃長軸像

大動脈弁
順行性血流である.
収縮期血流である（左室→大動脈）
連続波ドプラ計測が望ましい.
ベースラインの下方に血流が描出される.
ドプラによる血流速度 1.0-1.3m/s
弁の開放/閉鎖クリックの同定（矢印）
加速時間(acceleration time)は短い
診断項目：大動脈弁狭窄/大動脈弁逆流

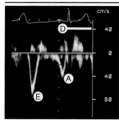 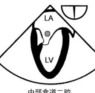

中部食道二腔
断面像

僧帽弁
順行性血流である.
拡張期血流である（左房→左室）
パルスドプラ計測が望ましい.
サンプルボリュームは弁尖先端または弁輪中央が望ましい.
ベースラインの下方に血流が描出される.
ドプラによる血流速度<1.0m/s
僧帽弁流入血流拡張早期波(E 波)
最大速度 0.6-0.8m/s
僧帽弁流入血流拡張後期波(A 波)
最大速度 0.2-0.4m/s
診断項目：拡張能/僧帽弁狭窄/心タンポナーデ

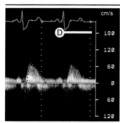 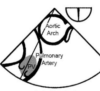

上部食道大動脈弓
短軸像

肺動脈弁
順行性血流である.
収縮期血流である（右室→肺動脈）
連続波ドプラ計測が望ましい.
ベースラインの上方に血流が描出される.
ドプラによる血流速度0.8-1.0m/s
加速時間は大動脈弁に比べて長い
（≧130m/s）
鑑別診断：肺動脈弁狭窄

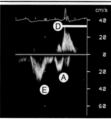

中部食道右室
流入流出路像

三尖弁
順行性血流である.
拡張期血流である（右房→右室）
パルスドプラ計測が望ましい.
ベースラインの下方に血流が描出される.
ドプラによる血流速度<0.7m/s
三尖弁流入血流拡張早期波(E 波)
最大速度 0.4±0.098m/s
三尖弁流入血流拡張後期波(A 波)
最大速度 0.2±0.075m/s
呼吸性変動のため数心拍分の平均値を用いるのが望ましい.
鑑別診断：三尖弁狭窄/心タンポナーデ

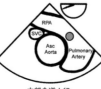

中部食道上行
大動脈短軸像

肺動脈
ドプラ計測には上部食道大動脈弓短軸像もしくは中部食道上行大動脈短軸像が望ましい.
パルスドプラ計測が望ましい.
ベースラインの上方に血流が描出される.
収縮期血流である.
ドプラによる血流速度 50cm/s
時間速度積分値（VTI）から心拍出量を算出できる.
加速時間の計測

僧帽弁逆流

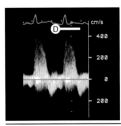
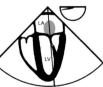

中部食道四腔
断面像

逆行性血流である（モザイク血流）
収縮期血流である（左室→左房）
連続波ドプラ計測が望ましい．
ベースラインの上方に血流が描出される．
ドプラによる血流速度 4-6m/s
信号強度は逆流量に比例する．
推定左房圧＝収縮期血圧－4（僧帽弁逆流血流最大速度）[2]

僧帽弁狭窄

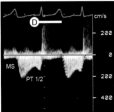

中部食道二腔
断面像

順行性血流である（モザイク血流）
拡張期血流である（左房→左室）
パルス/連続波ドプラ計測どちらでも可
ベースラインの下方に血流が描出される．
ドプラによる血流速度＞3.0m/s
平均圧較差＞12mmHgと高い．
圧半減時間（PHT）法による僧帽弁口面積（MVA）の計算

三尖弁逆流

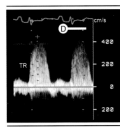

中部食道右室
流入流出路像

逆行性血流である（モザイク血流）
収縮期血流（右室→右房）
連続波ドプラ計測が望ましい．
ベースラインの上方に血流が描出される．
ドプラによる血流速度＞2.5m/s
信号強度は逆流量に比例する．
推定右室収縮期圧（肺動脈圧）＝4（三尖弁逆流血流最大速度）[2]＋右房圧

三尖弁狭窄

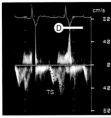

中部食道四腔
断面像

順行性血流である（モザイク血流）
拡張期血流である（右房→右室）
パルス/連続波ドプラ計測どちらでも可
ベースラインの下方に血流が描出される．
ドプラによる血流速度＞1.5m/s
平均圧較差＞6mmHg
PHT法による三尖弁口面積の計算

冠動脈

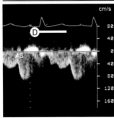
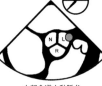

中部食道大動脈弁
短軸像

ドプラ計測には次のviewが望ましい．
　右冠動脈（大動脈弁長軸像）
　右冠動脈（大動脈弁短軸像）
PWドプラ計測が望ましい．
ベースラインの下方に血流が描出される．
収縮期，拡張期共に血流が認められる．
左冠動脈主幹部（拡張期）71±19cm/s
左冠動脈主幹部（収縮期）36±11cm/s
右冠動脈（拡張期）39±12cm/s
右冠動脈（収縮期）25± 8cm/s

ドプラ解析

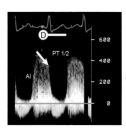
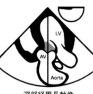

深部経胃長軸像

大動脈弁逆流
逆行性血流である(モザイク血流)
拡張期血流である(大動脈→左室)
連続波ドプラ計測が望ましい.
ベースラインの上方に血流が描出される.
ドプラによる血流速度3.0-5.0m/s
信号強度は逆流量に比例する.
減衰勾配,PHTは重症度を反映する.
推定左室拡張末期圧=拡張期血圧
−4(大動脈弁逆流血流拡張末期流速)^2

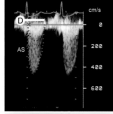
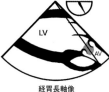

経胃長軸像

大動脈弁狭窄
順行性血流である(モザイク血流)
収縮期血流である(左室→大動脈)
連続波ドプラ計測が望ましい.
ベースラインの下方に血流が描出される.
ドプラによる血流速度>2.0m/s
最大圧較差/平均圧較差が求められる.
連続の式にVTIを代入し,大動脈弁口面積(AVA)を計算

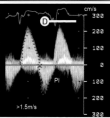
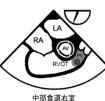

中部食道右室
流入流出路像

肺動脈弁逆流
逆行性血流である(青色で描出される).
拡張期血流である(肺動脈→右室)
パルス/連続波ドプラ計測のどちらでも可
ベースラインの下方に血流が描出される.
ドプラによる血流速度>1.5m/s
信号強度は逆流量に比例する.
推定肺動脈拡張末期圧=4(肺動脈逆流血流拡張末期速度)^2+右房圧

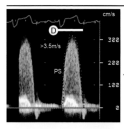
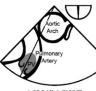

上部食道大動脈弓
短軸像

肺動脈弁狭窄
順行性血流である(赤色もしくはモザイク血流として描出される).
収縮期血流である(右室→肺動脈)
パルス/連続波ドプラ計測のどちらでも可
ベースラインの上方に血流が描出される.
ドプラによる血流速度>3.5m/s
最大圧較差>80mmHg
連続の式にVTIを代入し,肺動脈弁口面積を計算

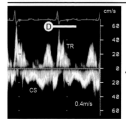
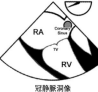

冠静脈洞像

冠静脈洞
冠静脈洞像(プローブが胃内に入る直前の胃食道接合部)で描出される.
血流方向は冠静脈洞→右房である
層流血流
パルスドプラ計測が望ましい.
ベースラインの下方に血流が描出される.
収縮期,拡張期共に血流が認められる.
ドプラによる血流速度<50cm/s
三尖弁逆流の存在下では逆行性血流が観察される.

左心耳

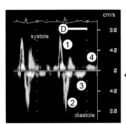
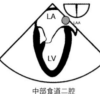

中部食道二腔
断面像

ドプラ計測には中部食道二腔断面像が望ましい.
パルスドプラ計測が望ましい.
血流パターンは心調律による.
洞調律では次の4つの波が認められる.
1. 左心耳収縮による波 60±8cm/s
2. 左心耳拡張早期の波（能動的拡張）52±13cm/s
3. 左心耳拡張後期の波（受動的拡張）
4. 左心耳等容性収縮期の波 20±11cm/s

上行大動脈

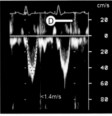
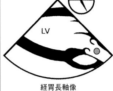

経胃長軸像

ドプラ計測には経胃長軸像が望ましい.
収縮期血流である.
パルスドプラ計測が望ましい.
ベースラインの下方に血流が描出される.
最大血流速度 1.4m/s
VTIは心拍出量計算に用いられる.
（連続の式）

下行大動脈

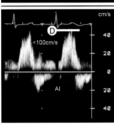
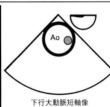

下行大動脈短軸像

ドプラ計測には下行大動脈短軸像が望ましい.
収縮期血流である.
パルスドプラ計測が望ましい.
ベースラインの上方に血流が描出される.
血流速度 1.0m/s
拡張期逆行性血流は大動脈弁逆流を示唆する.
胸部下行大動脈より遠位での拡張期逆行性血流は, より高度の大動脈弁逆流を示唆する.

遠位大動脈弓

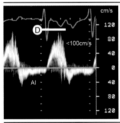
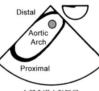

中部食道大動脈弓
長軸像

ドプラ計測には上部食道大動脈弓長軸像が望ましい.
収縮期血流である.
パルスドプラ計測が望ましい.
ベースラインの上方に血流が描出される.
血流速度 1.0m/s
拡張期逆行性血流は大動脈弁逆流を示唆する.

左室流出路

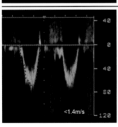
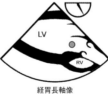

経胃長軸像

ドプラ計測には経胃長軸像が望ましい.
収縮期血流である.
パルスドプラ計測が望ましい.
ベースラインの下方に血流が描出される.
最大血流速度 1.4m/s
VTIは心拍出量算出に用いられる.
（連続の式）

肝静脈血流

- 肝静脈血流は経胃下大静脈像（0–30°）で得られる．パルスドプラ解析のために，超音波ビームと肝静脈血流が並行となるようにプローブ先端位置とトランスデューサの走査角を調整する．
- 下大静脈と冠静脈の間に弁が存在しないので，右房への流入波を意味する．
- 波形は呼吸の影響を受けるため，自発呼吸時は吸気終末で記録する．
- 波形は A, S, V, D 波の 4 つの時相から構成される（下記）．
- C 波は A 波の後ろに現れる逆行性血流である．これは，右室が閉鎖している肺動脈弁に向かって収縮するために三尖弁が右房側に突出することにより生じる，正常範囲内のものである．
- 異常肝静脈血流：
  - ↓肝静脈血流：↑右房圧，肝疾患，↑腹腔内圧
  - 逆行性 S 波：高度三尖弁逆流，S 波の鈍化：右室機能不全
  - ↑A 波：三尖弁狭窄，完全房室ブロック
  - 異常パターン：不整脈（心房細動）
  - 収縮性心膜炎：D-A 波間の逆行性血流

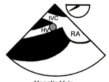

Hepatic Vein

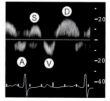

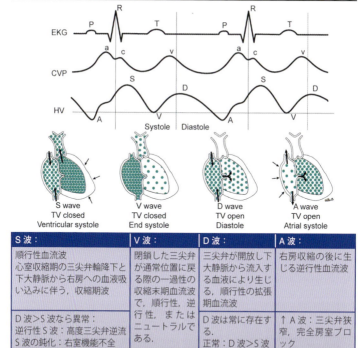

S 波：	V 波：	D 波：	A 波：
順行性血流波 心室収縮期の三尖弁輪降下と下大静脈から右房への血液吸い込みに伴う，収縮期波	閉鎖した三尖弁が通常位置に戻る際の一過性の収縮末期血流波で，順行性，逆行性，またはニュートラルである．	三尖弁が開放し下大静脈から流入する血液により生じる，順行性の拡張期血流波	右房収縮の後に生じる逆行性血流波
D 波＞S 波なら異常：逆行性 S 波：高度三尖弁逆流 S 波の鈍化：右室機能不全		D 波は常に存在する． 正常：D 波＞S 波	↑A 波：三尖弁狭窄，完全房室ブロック

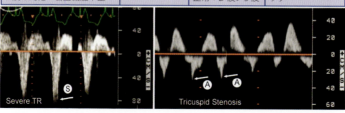

肺静脈のスペクトルドプラ

- 4本全ての肺静脈は TEE により描出可能である.
- 左上肺静脈に対する中部食道二腔断面像と右上肺静脈に対する修正中部食道上下大静脈像がドプラ計測に最適な断面像である.
- 明瞭な輪郭を得るために,パルスドプラのサンプルボリュームは肺静脈開口部から 1–2cm の部分に位置させる.
- 肺静脈血流は左房の充満の程度を表す.
- 三相または四相性パターン
- 肺静脈血流は,左房収縮と弛緩,左室弛緩,僧帽弁病変,心調律の影響を受ける.
- 肺静脈血流のドプラ評価
  - S 波逆転(僧帽弁逆流)
  - 拡張能評価(p.120 参照)

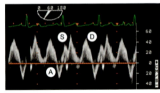

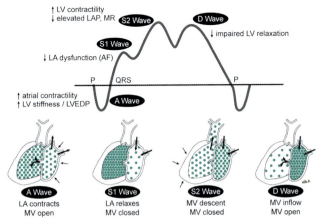

A 波 (14–25cm/s)	S 波 (28–82cm/s)	D (拡張) 波 (27–72cm/s)
心房収縮の結果起こる. 心房の順行性血流に対する抵抗があると,A 波の速度や持続時間が変化する.	二相性 S1:心室弛緩に関連する. S2:僧帽弁輪の下降に伴う.	左室弛緩に関連する. 僧帽弁の開放時に左室に血液が流入し,僧帽弁 E 波に一致する.
↑A 波: 　左室拡張末期圧上昇(A 波≧35cm/s) 　僧帽弁狭窄 　完全房室ブロック ↓A 波: 　心房不整脈 A 波持続時間が僧帽弁流入血流の A 波持続時間に対して 20–30ms 以上延長している場合,左室拡張末期圧は上昇している.	↑S1: 　左房機能不全 　心房細動 ↑S2:良好な左室収縮 ↑左房圧　収縮期波(S 波)鈍化(S 波/D 波<1) 僧帽弁逆流により S 波は逆転化することがある.	↓D 波:左室弛緩障害に伴う.

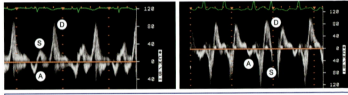

収縮期波(S 波)鈍化
S 波/D 波<1
- 中等度の僧帽弁逆流に特異的な所見ではない.
- 拡張能 – S 波<D 波:偽正常化パターン
  – S 波≪D 波:拘束性パターン

収縮期波(S 波)逆転
S 波/D 波<0
- 収縮中期–後期にかけて逆行性血流が認められる.
- 高度の僧帽弁逆流に特異的な所見である.

肺静脈のカラードプラ

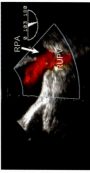

右上肺静脈（中部食道120°像）
右上肺静脈は走査角110-120°の修正中部食道上下大静脈像で容易に描出できる。中部食道上下大静脈像からを走査角を120°まで回転させると、画面右側の右肺動脈付近に、右上肺静脈が描出される。

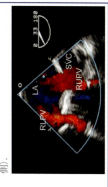

右下肺静脈＋右上肺静脈（中部食道30°像）
右上肺静脈を右回転させ、右側左房を描出する。右下肺静脈が走査角0-30°で左房後部に垂直に流入する様子が描出される（画面左側）。右上肺静脈は走査角30°で右肺静脈の前方に描出される（画面右側）。

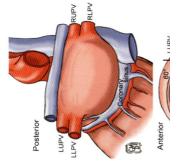

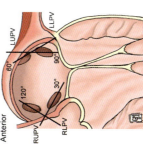

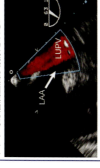

左上肺静脈（中部食道60°像）
最も描出が易しい肺静脈である。中部食道像で左心耳を中心にし、走査角を60°まで回転させ、プローブをわずかに後退させることで描出される。左肺静脈は左心耳とワルサリン稜の後側方に描出される。ドプラでは層流血流が観察される。

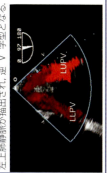

左下肺静脈＋左上肺静脈（中部食道90°像）
左下肺静脈は最も描出が難しい肺静脈である。上記の方法で左上肺静脈が画面に描出された状態で走査角を90°まで回転させ、画面左側に左下肺静脈、右側に左上肺静脈が描出され、逆"V"字型となる。

肺静脈血流の乱流

肺静脈吻合部異常

肺移植中に観察された左肺静脈吻合部狭窄である（順行性乱流血流（矢印）．最大流速の上昇が認められる．高いカラースケールと血流加速に注意する．

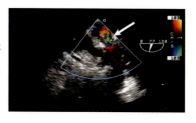

組織ドプラ（TDI）
- 組織ドプラは組織の動きにより発生するドプラ信号を表示する．
- 構造物の動きまたは心筋の歪みを分析する：心筋移動距離，速度，ストレイン，ストレインレート
- 正常の血流速度（60–100cm/s）に比較して，組織ドプラでは低速の信号を対象とする（−20から+20cm/s）．組織ドプラはスペクトラルまたはカラードプラで表示される．

カラー組織ドプラ

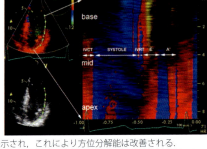

- 低ナイキスト限界（12cm/s）による，断層像に重ねて色づけされたリアルタイムの平均組織（心筋）速度
- 青色はプローブから離れる動きを，赤色はプローブに向かってくる動き（血流の"BART"と同様）を表す（p.42参照）．
- 心室全体を評価するには空間分解能は良好だが，時間分解能は悪い．
- カラー組織ドプラの上にMモードカーソルを置くことにより心基部から心尖までの速度が表示され，これにより方位分解能は改善される．
- 複数か所の心筋をオフライン解析することで，平均速度，心筋移動距離，ストレイン，ストレインレートを一つのスペクトル画面に表示させることができる．

スペクトル組織ドプラ
- 低い速度スケール（12cm/s）により最大心筋速度を測定して表示する．時間分解能に優れているが，空間分解能は悪く，サンプルポイントの領域に限られる．
- 心筋評価に用いられるスペクトル組織ドプラは，Sm'，Am'，Em'の中の"m"のように下付きのアルファベットで表記される．僧帽弁輪の組織ドプラでは，区別のためにSa'，Ea'，Aa'と表記される．
- ECGに一致して，僧帽弁輪のスペクトル組織ドプラは，収縮期のS'波と，僧帽弁開放前の拡張早期E'波と心房収縮によるA'波の2つの反対向きの速度波形から構成される．これらの波形は，僧帽弁流入血流のパルスドプラと反対方向となる．これは，拡張期に心室が上方向に動くことによる．E'波は僧帽弁流入血流のE波よりわずかに前に生じる．等容性収縮期と等容性弛緩期の間，低流速の二相性信号が生じるが，これは心臓の回転とねじれ，局所の形状変化に関連しているものと思われる．
- 組織ドプラでピーク速度E'，A'，S'(cm/s)，時間間隔（ms），E'/A'比などを測定することにより，多くの情報が得られる．

組織ドプラ計測を行うために
- 組織ドプラはいずれかの心筋に位置させたパルスドプラのサンプルボリュームを使用する（フレームレート＞100）．低速度を記録するためには，wall filterを高く設定しない．
- フレームレートを最大化させ，中部食道四腔断面像の左室セグメント上で，セクターを狭くdepthを浅く設定する．
- 組織ドプラを作動し，心筋のカラードプラ偏位（ナイキスト限界±15cm/s）を表示させる．色がつくことにより組織境界が区別しやすくなり，組織ドプラのサンプルボリュームを置く目安となる．
- プローブを組織の動きに並行になるように調整する．
- カーソルを作動させ，サンプルボリュームの位置を調整する（3–5mm）．
- パルスドプラを作動させ，組織の最大速度を画面に表示させる．
- 波形の輪郭を明瞭とするために，スケール（20cm/s），ドプラゲイン，掃引速度（50–100mm/s）を調整する．

組織ドプラ

> **組織ドプラ（TDI）の適用**
>
> **左室**
> 全体的な収縮能：S'で駆出分画率（EF）が推定できる．S'(正常値)＞5.4cm/s（中部食道像で側壁側で計測）
> 局所収縮能：心内膜下虚血の検出
> ドブタミン負荷心エコー法での虚血反応により，冠動脈疾患を診断する．
> 拡張能：拡張パターンの分類，E'は前負荷に依存しない．
> 左室充満圧の推定
> **弁膜症**
> 無症候性の心室機能不全の同定
> 容量負荷（大動脈弁逆流，僧帽弁逆流）↑ E'
> **心筋症**
> 拘束型心筋症（↓ E'）と収縮性心膜炎の鑑別
> 収縮能不全の予後
> **右室**
> 全体的な収縮能：三尖弁輪 S'(正常値)＞10-11.5cm/s

心筋組織ドプラ
- 心筋細胞は様々な方向の平行なシートの中に配置されている．
  円周方向（中央）と縦方向（心内膜，心外膜）
- 心収縮には3つの成分がある（p.64参照）．
  – 心内膜下側の心基部から心尖方向への縦方向の短縮（中部食道像）
  – 心外膜下の内向きへの壁厚増加（40%）（経胃像）
  – 心基部の時計方向へのねじれ＋心尖部の反時計方向へのねじれ（経胃像）

経胃像の左室前壁と下壁の横方向の組織ドプラ（円周方向の筋線維）は反対方向であるため，速度波形はミラーイメージとなる．	縦方向の組織ドプラ（縦方向の筋線維）は中部食道像の左室側壁から得られる．拡張期に伸びて，収縮期に短縮する．
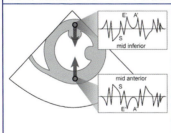	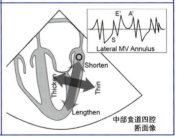

中部食道四腔断面像

組織ドプラに影響する要因
- 心筋細胞数と心筋αアドレナリン受容体密度の増加により，S'とE'は増加する．これらは中隔側で最も低く，心基部から中部，心尖中部にかけて減少する．右心の弁輪部の速度は左心より高い．
- 弁輪部の速度は人工弁や弁輪石灰化の存在で無効となる．
- 心拍数の増加で，S'は上昇する．
- 年齢の増加と共に線維組織が増加し，A'は増加．S'とE'は低下する．
- S'とE'は前負荷に直接影響され，A'は影響が少ない．
- 後負荷の急増によりE'は不変または低下する．後負荷の慢性的な増加で，S'は不変または低下し，E'は低下する．

> **組織ドプラの限界**
> - 組織ドプラの測定値は，経胸壁心エコー（TTE）とTEEで異なる（TEEで測定値が低い）．
> - 組織ドプラでは，組織の動きに対してビーム方向が平行である必要がある．
> - スペクトル組織ドプラは縦方向と横方向による心筋の動きを記録し，それぞれを鑑別することはできない（空間分解能が低い）．
> - 組織ドプラは，能動的/受動的な運動を鑑別できない（テザリング）．

心内圧の推定

- 心エコーでは圧を直接測定することはできないが，血流速度を測定し，ベルヌーイ式から圧を推定できる．
- 心腔内圧を測定するため，弁を通過する逆流ジェットのドプラ速度を測定し，修正ベルヌーイ式（$\Delta P = P_1 - P_2 = 4(V_2^2 - V_1^2)$）を用いて二腔間の圧較差を計算できる．
- 測定手法の限界：
  - 弁を通過する逆流ジェットが必要
  - 最大逆流速度シグナル（完全なスペクトル波形を得ることが必要）
  - 正確なドプラ測定（ドプラビームと血流の角度＜30°）
  - 弁または弁下部に障害物がないことが必要

三尖弁逆流による右室収縮期圧（肺動脈収縮期圧）の推定

右室（P_1）と右房（P_2）の間には閉鎖した三尖弁を介して収縮期圧較差が存在する．三尖弁逆流ジェット最大速度を用いて右室収縮期圧（肺動脈収縮期圧）が推定できる．
- $P_1 - P_2 = 4V^2 \rightarrow P_1 = 4V^2 + P_2$
  → 右室収縮期圧 = 4（三尖弁逆流ジェット最大速度）^{2} + 右房圧

右房圧は中心静脈圧から推定するか，慣習的に5-10mmHgを用いる．
非侵襲的に肺高血圧の重症度を反映する手段として臨床的に重要である．
（肺動脈狭窄及び右室流出路狭窄がないことが条件である）

肺動脈弁逆流による肺動脈拡張期圧の推定

肺動脈弁逆流では，肺動脈と右房の間には，閉鎖した肺動脈弁と右室を介して圧較差が存在する．肺動脈弁逆流ジェット拡張末期速度を測定することで，肺動脈−右室間の拡張末期圧較差が算出でき，右房圧を加えることで肺動脈拡張期圧が推定できる．
- 肺動脈拡張期圧 = 4（肺動脈弁逆流ジェット拡張末期速度）^{2} + 右房圧
- 平均肺動脈圧 = 4（肺動脈弁逆流ジェット最大速度）^{2}

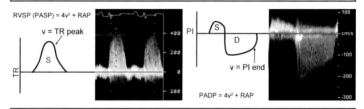

大動脈弁逆流による左室拡張末期圧の推定

大動脈と左室の間には大動脈弁を介して圧較差が存在する．大動脈弁逆流ジェット拡張末期速度を測定することで，大動脈−左室間の拡張末期圧較差が算出でき，大動脈拡張期圧を用いることで左室拡張末期圧が推定できる．
- $P_1 - P_2 = 4V^2$
  → 大動脈拡張期圧 − 左室拡張末期圧 = 4（大動脈弁逆流ジェット拡張末期速度）^{2}
- 左室拡張末期圧 = 大動脈拡張期圧 − 4（大動脈弁逆流ジェット拡張末期速度）^{2}

僧帽弁逆流による左房圧の推定

収縮期において左房と左室の間には閉鎖した僧帽弁を介して圧較差が存在し，僧帽弁逆流ジェット最大速度から求めることができる．大動脈弁疾患と左室流出路狭窄がないと仮定すれば，大動脈収縮期圧は左室収縮期圧を反映し，左房圧の推定に用いることができる．
- $P_1 - P_2 = 4V^2$ → 大動脈収縮期圧 − 左房圧 = 4（僧帽弁逆流ジェット最大速度）^{2}
- 左房圧 = 大動脈収縮期圧 − 4（僧帽弁逆流ジェット最大速度）^{2}

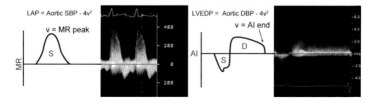

大動脈弁：連続の式と圧半減時間

連続の式による大動脈弁口面積

$$A2 = \frac{V1}{V2} \cdot A1 = \frac{VTI_{LVOT} \cdot 0.785 \, d^2_{LVOT}}{VTI_{AV}} = AVA$$

- 連続の式では，最大血流速度，平均血流速度もしくは VTI と左室流出路断面積を掛け合わせることで大動脈弁口面積を計算する．
- 中部食道大動脈弁長軸像（120°）から収縮中期における左室流出路径を測定する（左室流出路は大動脈弁輪部ではなく大動脈弁下で計測すること）．または，左室流出路断面積を 2cm² と仮定する．
  大動脈弁口面積＝$\pi r^2 = \pi(d/2)^2 = 0.785 d^2$
- 経胃長軸像（120°）から連続波ドプラビームを左室流出路/大動脈弁方向に向け，スペクトル波形のトレースより各々の VTI を求める（ダブルエンベロープ法）．
- 経胃長軸像（120°）からパルスドプラのサンプルボリュームを大動脈弁下部の左室流出路レベルに置き，スペクトル波形から大動脈弁上の VTI を求める．その後，サンプルボリュームを大動脈弁流出路から左室流出路方向に戻しながら，スペクトル波形の広がりが最も小さく，最大流速が最も明瞭に同定できる部位でスペクトル波形をトレースし，左室流出路の VTI を求める．

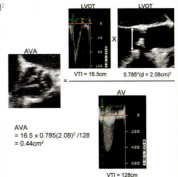

AVA
= 16.5 × 0.785(2.08)² /128
= 0.44cm²

大動脈弁逆流における圧半減時間（PHT，PT1/2）

- 逆流速度の減衰勾配の程度は大動脈と左室間の圧較差によって決定される．逆流が高度に（逆流弁口面積が大きく）なれば，大動脈圧の低下と左室圧の上昇が急速に起こるため，逆流速度の減衰勾配は急峻になる．
- 拡張期の減衰勾配は，減衰勾配（m/s）または減衰時間（DT）（ms）として表され，最初の圧較差が半分の値になるまでの時間を圧半減時間（PHT，PT1/2）という．
- DT は最大流速がゼロになるまでの時間のことである．ベルヌーイ式によれば，圧が半分になった時の速度は，最大速度/√2（=1.4）または 0.7×最大速度に等しくなる．
- 圧の減衰割合は，左室コンプライアンス，圧，後負荷，大動脈径の影響を受け，コンプライアンスは逆流弁口面積の影響を受けない．

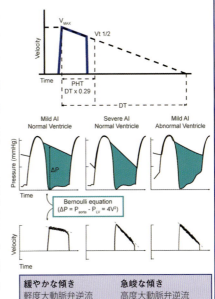

緩やかな傾き	急峻な傾き
軽度大動脈弁逆流	高度大動脈弁逆流
高い体血管抵抗	低い体血管抵抗
上行大動脈拡大	左室拡張末期圧上昇

僧帽弁口面積：圧半減時間法と近位部等流速表面（PISA）法

僧帽弁狭窄における僧帽弁口面積
- 僧帽弁狭窄では，狭窄した僧帽弁口のために左房からの血液流出が緩徐となり，左房圧が上昇する．
  - 連続波ドプラでは E 波減衰勾配の減少または平坦化が認められる．
  - 左室圧が持続的に上昇しているために，E 波と A 波が癒合して静止期（diastasis）がなくなる．
- PHT とは房室間の最大圧較差が半分になるまでの時間のことである．
- ベルヌーイ式によれば，圧が半分になった時の速度は，最大速度/$\sqrt{2}$（=1.4）または 0.7×最大速度に等しくなる．
- 自己弁の僧帽弁狭窄における僧帽弁口面積の算出には次（右上）の経験的公式が用いられる．

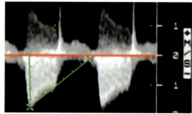

僧帽弁口面積＝220/PHT

PHT 法
1. パルス/連続波ドプラで僧帽弁流入血流を描出する（僧帽弁尖先端にサンプルボリュームを置く）．
2. 掃引速度を 100 m/s に上昇させる．
3. "Analysis" → "MVA Pt$_{1/2}$" の順にボタンを押す．
   - "Caliper" を押し，E 波最大速度の部分に "Caliper" マークを置き，"enter" を押す．
   - E 波の減衰勾配と基線が交わる点で再び "Caliper" を押す．
   - 僧帽弁口面積が算出される．

最大血流速度（m/s）
時間（s）
最大圧較差（mmHg）
PHT（ms）
僧帽弁口面積（cm^2）

正常な自己弁である場合，PHT は主として左室コンプライアンスを反映するため，弁口面積の算出には有用でない．
- 過小評価するケース：バルーン弁形成術後，弛緩能低下パターン
- 過大評価するケース：大動脈弁逆流，高心拍出量，僧帽弁逆流，頻脈，拘束性パターン
- 信頼性が低いケース：人工弁，房室ブロック
- 有効逆流弁口面積（EROA）は逆流ジェットが通過する弁接合部の間隙である．

近位部等流速表面（PISA）法

PISA では，左房のカラードプラによる半球状の収束域に基づいて，拡張期の僧帽弁流入血流を計算する．僧帽弁口面積は，僧帽弁逆流の瞬時流量（ml/s）を僧帽弁流入血流最大速度（cm/s）で割ることにより計算される．

僧帽弁口面積(cm^2)＝僧帽弁逆流の瞬時流量(ml/s)/僧帽弁流入血流最大速度(cm/s)

- 僧帽弁逆流の瞬時流量は下記の式で計算される．

僧帽弁逆流の瞬時流量(ml/s)
＝$2\pi r^2 \times \alpha°/180° \times V_{alias}$

$2\pi r^2$＝半球の表面積
r(cm)＝吸い込み血流の半径
V_{alias}(cm/s)＝折り返し速度
$\alpha°/180°$＝角度補正係数
僧帽弁流入血流最大速度はパルス/連続波ドプラ計測で求めることができる．

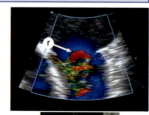

PISA 法の利点

僧帽弁口面積を測定するには有効性の低い方法であるが，大動脈弁逆流や僧帽弁逆流症，人工弁，不整脈でも有用である．左房や左室コンプライアンスの影響を受けにくい．

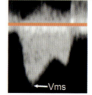

有効逆流弁口面積（EROA）

- 逆流ジェットの最も狭い部位で解剖学的開口部よりやや小さい縮流部（vena contracta）の断面積に一致する．
- EROA は弁逆流部位（大動脈弁，僧帽弁，三尖弁）に関する特有の情報であり，逆流の重症度に関係する．
- EROA は，連続の式，PISA 法，または 3D カラードプラを用いた直接測定で求めることができる．
- EROA は，
  - 中心性ジェットでは最も正確となる．
  - 偏心性ジェットでは有用性が低下する．
  - 逆流ジェットが複数である場合には有用でない．
  - 半径を二乗するため，誤差が大きくなることが欠点である．

EROA (cm²)	MR	TR	AR
軽度	<0.20	<0.2	<0.1
中等度	0.20–0.39	0.20–0.40	0.10–0.29
高度	≧0.4	>0.4	≧0.3

PISA 法による僧帽弁逆流の EROA の求め方

1. 断層像で僧帽弁口をズームで描出する．
2. カラードプラで収束域を描出する．
3. カラー血流のベースラインシフトにより，半球のサイズを最適化する．
4. 折り返し速度を記録する．
5. Caliper 機能を用い，収縮中期に折り返し部位から弁口までの距離 "r" を計測する．
6. 連続波ドプラで僧帽弁逆流ジェット最大速度を測定し，波形をトレースして VTI を求める．
7. 僧帽弁逆流の瞬時流量を算出する．
8. 僧帽弁逆流の EROA を算出する．

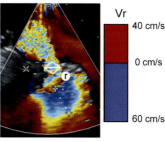

僧帽弁逆流の瞬時流量(ml/sec)
＝6.28×r²×折り返し速度(cm/s)

僧帽弁逆流の EROA(cm²)＝僧帽弁逆流の瞬時流量(ml/s)/僧帽弁逆流ジェット最大速度 (cm/s)

9. 逆流量を算出する． 逆流量(ml)＝僧帽弁逆流の EROA(cm²)×僧帽弁逆流ジェットの VTI

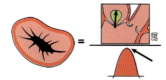 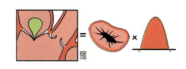

PISA 法が苦手な人のために		
瞬時流速＝2πr²×Vr×α/180	僧帽弁逆流ジェット最大血流速度＝400cm/s 折り返し速度 40cm/s と仮定すれば，	EROA ∝ r²/2 となる

大動脈弁逆流における PISA 法を用いた有効逆流弁口面積（EROA）

1. カラードプラで収束域を描出する（深部経胃像）．
2. カラー血流のベースラインシフトにより，折り返し速度を低下させ，半球を大きくする．
3. Caliper 機能を用い，拡張中期に折り返し部位から弁口までの距離 "r" を計測する．
4. 連続波ドプラで大動脈弁逆流ジェット最大速度を測定し，VTI を求める．
5. 大動脈弁逆流の瞬時流量(ml/sec)＝6.28×r²×折り返し速度(cm/s)
6. 大動脈弁逆流の EROA(cm²)＝大動脈弁逆流の瞬時流量(ml/s)/逆流ジェット最大速度 (cm/s)

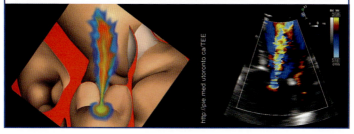

逆流量と逆流率

逆流量（Reg V）は，機能不全に陥った弁を逆流する血液量で，機能不全に陥った弁と機能正常な弁の1回拍出量の差として求められる．PISA法（前述）もしくは連続の式（後述）で求められる．

> 逆流量(ml)＝僧帽弁1回拍出量－大動脈弁1回拍出量

軽度＜40ml，中等度 40-60ml，高度＞60ml

逆流率（RF）は，機能不全に陥った弁を逆流する血液量が1回拍出量に占める割合または百分率である．

> 逆流率(%)＝僧帽弁1回拍出量－大動脈弁1回拍出量/僧帽弁1回拍出量
> 　　　　 ＝逆流量/僧帽弁1回拍出量

正常＜20%，軽度 20-30%，中等度 30-50%，高度＞50%

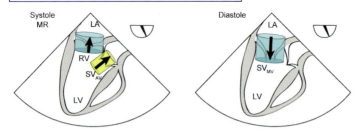

大動脈弁1回拍出量＝大動脈弁のVTI(cm)×大動脈弁口面積(cm²)

1. 大動脈弁口面積＝πr^2＝0.785×d^2
   d：中部食道大動脈弁長軸像（120°）における大動脈弁輪径
   もしくは中部食道大動脈弁短軸像でプラニメトリ法による直接計測
   正常大動脈弁輪径＝1.8-2.2cm
2. 大動脈弁のVTIは連続波ドプラを用い，経胃像で大動脈流出路血流のスペクトル波形をトレースして求められる．
   正常の大動脈弁時間速度積分値＝18-22cm
3. 大動脈弁口面積と大動脈弁のVTIを掛け合わせることで大動脈弁1回拍出量が求められる．

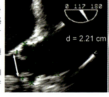
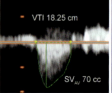

僧帽弁1回拍出量＝僧帽弁のVTI(cm)×僧帽弁口面積(cm²)

1. 僧帽弁口面積＝πr^2＝0.785×d2
   d：拡張中期に中部食道二腔断面像/四腔断面像/長軸像で測定した僧帽弁輪径
   正常の僧帽弁輪径＝3.0-3.5cm
2. 僧帽弁のVTI（cm）は中部食道像で僧帽弁輪中央にパルスドプラサンプルボリュームを置き，スペクトル波形をトレースして求められる．
   正常の僧帽弁のVTI＝10-13cm
3. 僧帽弁口面積と僧帽弁のVTIを掛け合わせることで僧帽弁1回拍出量が求められる．

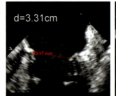
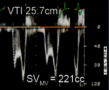

> 僧帽弁逆流量(ml)＝221－70＝151ml　　僧帽弁逆流率(%)＝151/221＝68%

ピットフォール

- パルスドプラのサンプルボリュームは僧帽弁尖先端や左室流出路ではなく，僧帽弁輪中央に置く．
- 径の計測：部位，時相，誤差が二乗されることに注意する．
- 洞調律でない場合は5心拍の平均値を取る．
- 複合弁疾患や短絡性疾患を有する場合：血行動態に影響を及ぼす短絡や軽症以上の弁逆流では，連続の式が不正確となる．

短絡率

- 心内短絡率は，肺血流を反映する1回拍出量と体血流を反映する1回拍出量を測定して計算される．
- 短絡部位の近位と遠位の血流を測定する．
- 短絡の大きさは欠損孔の部位と大きさにより決定され，相対的な抵抗により決まる．
  Qp：Qs は正常で1
  Qp：Qs＞1 は左→右シャント
  Qp：Qs＜1 は右→左シャント

> 血行動態に影響を与える短絡率
> Qp：Qs＞1.5：1

短絡血流のサンプル部位

短絡	Qp	Qs	シャント血流
	サンプル部位は短絡部よりも遠位であること	サンプル部位は短絡部よりも遠位であること	血流方向を決める要因
心房中隔欠損：左房→右房への短絡	三尖弁輪部 右室流出路 主肺動脈	僧帽弁輪部 左室流出路 上行大動脈	右房圧，左房圧，左室及び右室コンプライアンス，バルサルバ洞
心室中隔欠損：左室→右室への短絡	右室流出路 主肺動脈 僧帽弁輪部	左室流出路 上行大動脈 三尖弁輪部	右室収縮期圧，左室収縮期圧，肺血管抵抗，体血管抵抗
動脈管開存：大動脈→肺動脈への短絡	僧帽弁輪部 左室流出路 上行大動脈	三尖弁輪部 右室流出路 主肺動脈	大動脈圧，肺動脈圧，体血管抵抗，肺血管抵抗

- 1回拍出量の算出に関するピットフォール：
  - 断面積の正確な計測が必要である．円形の弁口でなければ不正確となる．
  - 層流血流であることを過程している，スペクトル波形が時相によって変化しないことが必要である．
  - ビームと血流方向が平行であることが必要である．
  - 速度と径の測定部位が同じであることが必要である．

短絡率（心房中隔欠損）

肺動脈通過血流量（Qp）＝肺動脈断面積×肺動脈のVTI
左室流出路通過血流量（Qs）＝左室流出路断面積×左室流出路のVTI

左室流出路1回拍出量＝左室流出路のVTI（cm）×左室流出路断面積（cm²）

1. 左室流出路断面積＝πr^2＝0.785×d^2
   d：中部食道大動脈弁長軸（120°）で大動脈弁輪から1cm以内の左室流出路径
2. 左室流出路のVTIはパルスドプラを用い，経胃像で左室流出路血流のスペクトル波形をトレースして求められる．
3. 左室流出路断面積と左室流出路のVTIを掛け合わせることで左室流出路1回拍出量が求められる．

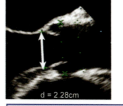 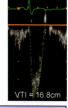

左室流出路1回拍出量＝(2.28)²×0.785×16.8
　　　　　　　　　　＝68.5ml

肺動脈1回拍出量＝肺動脈のVTI（cm）×肺動脈断面積（cm²）

1. 肺動脈断面積＝πr^2＝0.785×d^2
   d：中部食道右室入流出路像での肺動脈径
2. 肺動脈のVTIはパルスドプラを用い，肺動脈血流のスペクトル波形をトレースして求められる．
3. 肺動脈断面積と肺動脈のVTIを掛け合わせることで肺動脈1回拍出量が求められる．

 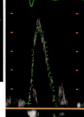

肺動脈1回拍出量＝(3.0)²×0.785×22.3＝157.5ml

短絡率（Qp/Qs）＝157.5/68.5＝2.3：1

3
左　室

左室の解剖とメカニクス	64
左室モデル	65
左室の TEE 画像	66, 67
左室サイズ	68
左室拡大	69
左室重量	70
左室収縮能	71
FS, FAC, dP/dt	72
MPI, Vcf, S'	73
左室容積	74
駆出分画率	75
3D TEE による左室収縮能評価	76, 77
心拍出量	78
僧帽弁輪運動	79
心筋変形	80, 81
心筋ストレイン	82, 83

- 左室は正常心において最大の腔である.
- 心エコーにより左室の大きさ・機能が評価される.
- 左室の大きさ（腔の直径・容積）・質量（壁厚）・収縮能・拡張能は，心エコーから得られる様々な指標で評価される.

左室の解剖
- 正常左室は弾丸様構造をとり，幅広い流入部（僧帽弁）・肉柱の密な心尖部・狭い流出部（左室流出路）から構成されている.
- 左室壁は，心外膜（外層）・心筋（中層）・心内膜（内層）の3層で構成されている．心外膜は臓側の漿液性心膜である．心内膜は内皮細胞から構成され，左室流出路以外の全ての場所に肉柱が存在する．心筋は最も厚い層で，左室メカニクスを支える複雑な筋線維配列を内包する筋細胞で構成される.
- 心外膜下層（厚み25%）では左回転方向の螺旋パターンで筋線維成分が斜走し，右室へ伸びている．中層（厚み50-60%）では筋細胞は輪走し，心基部は厚く心尖部は薄く形成されている．心内膜下層（厚み20%）は右回転方向の螺旋パターンで筋肉が斜走する．僧帽弁を支持する2つの大きな乳頭筋（前外側と後内側）も左室壁の重要な構成要素である.
- 左室への血液供給については5章参照
- 正常な左室の形状は対称形で，円周方向の短軸と，心基部から心尖部に伸びる長軸をもつ．心尖部は丸みを帯びており，半楕円という表現がふさわしい．心基部は円形で，むしろ円筒に近い．様々な簡易の公式により，心室の幾何学的形状を表すことができる.

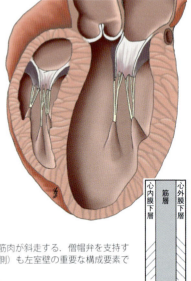

螺旋の回転方向

左室メカニクス
- 左室の正常機能は，収縮期の左室収縮と拡張期の左室弛緩に依存する（6章参照）．心周期のどの時相で機能障害が起こっても，左室機能は障害される．異なる筋層の筋線維配列が血液充填・駆出時に複雑な渦状の血流を形成する．効率的に血液を駆出するために，正常心の心収縮は以下の3つの成分から構成されている.
  1) 心基部から心尖部にかけて長軸方向に，15-20mm（10-15%）短縮する（心内膜下層を含む）.
  2) 壁厚増加しながら内方運動する（円周方向に25%の短縮）.
  3) 心基部では心外膜下層が時計回りに，心尖では心内膜下層が反時計回りにねじれるように回転運動する.
  収縮期には上記の反対の動きが起こって心臓は弛緩する.
- 現在，これらの左室メカニクスの各構成成分について心エコーで評価することが可能である.
- 左室収縮機能は負荷条件（前負荷・後負荷）の影響を受ける.

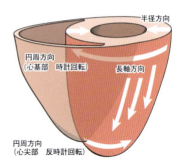

左室モデル

- 左室モデルは，左室を任意の分画に分け，局所壁運動異常（RWMA）を冠動脈の支配領域と関連づけて正確に表現するためのものである．ほとんどのモデルにおいて，左室は長軸に沿って心基部，中部，心尖部の3つに分けられる．
- ASEの**16セグメントモデル**（1989年）では，腔ではない真の心尖部が含まれていなかった．AHAの**17セグメントモデル**は，2002年のガイドラインを基に，心エコー・CT・MRIを含む全ての心臓画像診断において左室セグメントを表現するために作成された．心基部と中部の各6分画，心尖部の4分画，そして腔ではない心尖部を加えた計17分画に分けられた．

SCA/ASE 16セグメントモデル

心基部セグメント
1. 心基部前壁中隔
2. 心基部前壁
3. 心基部側壁
4. 心基部後壁
5. 心基部下壁
6. 心基部中隔

中部セグメント
7. 中部前壁中隔
8. 中部前壁
9. 中部側壁
10. 中部後壁
11. 中部下壁
12. 中部中隔

心尖部セグメント
13. 心尖部前壁
14. 心尖部側壁
15. 心尖部下壁
16. 心尖部中隔

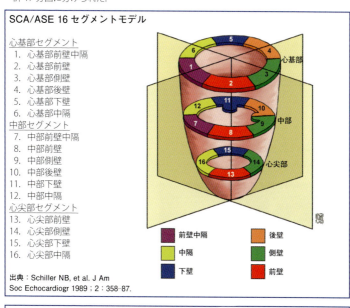

出典：Schiller NB, et al. J Am Soc Echocardiogr 1989；2：358-87.

SCA/ASE 17セグメントモデル

心基部セグメント
1. 心基部前壁
2. 心基部前壁中隔
3. 心基部下壁中隔
4. 心基部下壁
5. 心基部下側壁
6. 心基部前側壁

中部セグメント
7. 中部前壁
8. 中部前壁中隔
9. 中部下壁中隔
10. 中部下壁
11. 中部下側壁
12. 中部前側壁

心尖部セグメント
13. 心尖部前壁
14. 心尖部中隔
15. 心尖部下壁
16. 心尖部側壁
17. 心尖部

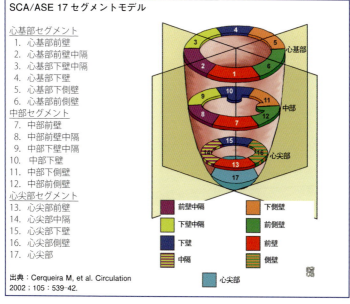

出典：Cerqueira M, et al. Circulation 2002；105：539-42.

左室の TEE 画像

- TEE による左室の診断は，標準的な中部食道像（四腔断面像，二腔断面像，長軸像）と，経胃像（心基部短軸像，中部短軸像，心尖部短軸像，二腔断面像，長軸像）を用いて行われる．アーチファクト（ドロップアウト・音響陰影）や患者の解剖学的要因（左室拡大・食道裂孔ヘルニア）のために経胃像（TG）や中部食道像（ME）が描出しにくい場合も，別の断面像で相補的に情報を得ることができる．
- それぞれの左室セグメントを同定し，評価する．

中部食道像
- 中部食道像において，プローブ位置を動かさずに走査角を中部食道四腔断面像の0°から160°まで回転させることにより左室が描出される．中部食道二腔断面像でプローブ先端を後屈して左室のフォアショートニングを避け，視野深度を調整することにより，心尖部を良好に描出することができる．超音波ビームと左室壁が平行となりドロップアウトが起こるため，心内膜の描出が不良となる場合がある．全体のゲインを調節し，血液と心内膜の境界をわかりやすくして左室壁全体が描出されるようにする．

経胃像
- 経胃短軸像では，左室の心基部から心尖部の各レベルを描出することができる．経胃中部像で左室が斜め切りで描出されるのを防ぐために，経胃二腔断面像を参照して左室壁が水平にモニターに描出されることを確認する．描出された良好な二腔断面像に対して垂直な左室短軸像を描出することにより，心内膜が同定でき，左室の径を正確に測定することができる．
- 短軸像は，左室の6セグメントを同時に描出できるという点で特に有用である．長軸像は，腱索や乳頭筋を含む僧帽弁下装置を良好に描出することができる．また，長軸像では，左室流出路や大動脈弁のドプラ測定も可能である．

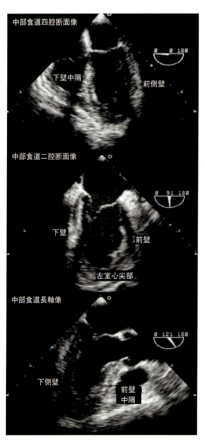
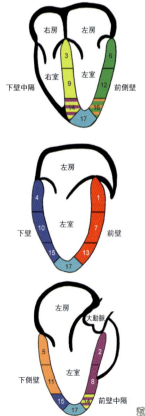

左室のTEE画像

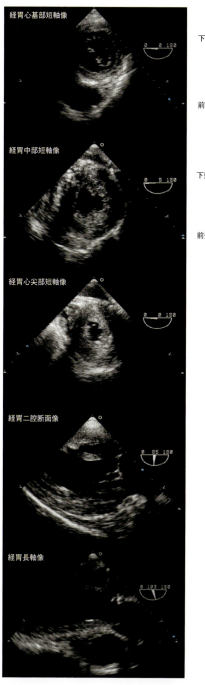

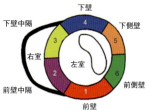

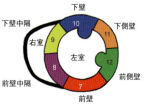

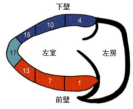

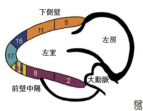

左室サイズ

- 左室サイズは拡張末期・収縮末期における距離・容積測定で評価する．これらの測定値は性別で異なり，体表面積（BSA）で指標化する．以下に示した数値はTTEの値であるが，TEEでもほぼ同値である．

正常左室サイズ	男性 Mean±SD	男性 2-SD range	女性 Mean±SD	女性 2-SD range
左室径（LVD）				
拡張期（mm）	50.2±4.1	42.0–58.4	45.0±3.6	37.8–52.2
収縮期（mm）	32.4±3.7	25.0–39.8	28.2±3.3	21.6–34.8
左室容積				
拡張期容積（ml）	106±22	62–150	76±15	46–106
拡張期容積/BSA（ml/m²）	54±10	34–74	45±8	29–16
収縮期容積（ml）	41±10	21–61	28±7	14–42
収縮期容積/BSA（ml/m²）	21±5	11–31	16±4	8–24

Lang R, et al. J Am Soc Echocardiogr 2015；28：1–39 より引用

- 左室サイズ計測に推奨されるTEE断面像については議論の余地がある．
- 側面のドロップアウトが起こると左室心内膜を正確に描出できないため，中部食道像（中部食道二腔断面像）より経胃像（経胃二腔断面像・経胃長軸像）が好ましい．
- 左室径の計測は左室長軸に垂直な断面で行う．経胃短軸像で計測するには，まず経胃二腔断面像やマルチプレーンを利用した同時描出を用いて，長軸と直交する断面であることを確認する．
- 左室長（L）や左室径（LVD）の計測は拡張末期に行う．左室径は，心基部と中部の中間で，前壁と下壁の心内膜間距離を計測する．

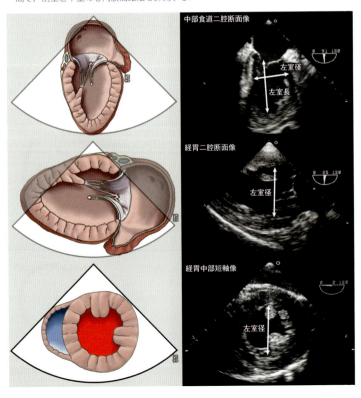

左室拡大

左室サイズ	女性				男性			
左室径	正常	軽度	中等度	高度	正常	軽度	中等度	高度
拡張期径（cm）	3.8–5.2	5.3–5.6	5.7–6.1	>6.2	4.2–5.8	5.9–6.3	6.4–6.8	>6.8
拡張期径/BSA（cm/m²）	2.2–3.1	3.2–3.4	3.5–3.7	>3.7	2.2–3.0	3.1–3.3	3.4–3.6	>3.6
収縮期径（cm）	2.2–3.5	3.6–3.8	3.9–4.1	>4.1	2.5–4.0	4.1–4.3	4.4–4.5	>4.5
収縮期径/BSA（cm/m²）	1.3–2.1	2.2–2.3	2.4–2.6	>2.6	1.3–2.1	2.2–2.3	2.4–2.5	>2.5
左室容積								
拡張期容積（ml）	46–106	107–120	121–130	>130	62–150	151–174	175–200	>200
拡張期容積/BSA（ml/m²）	29–61	62–70	71–80	>80	34–74	75–89	90–100	>100
収縮期容積（ml）	14–42	43–55	56–67	>67	21–61	62–73	74–85	>85
収縮期容積/BSA（ml/m²）	8–24	25–32	33–40	>40	11–31	32–38	39–45	>45

BSA：body surface area.
Lang R, et al. J Am Soc Echocardiogr 2015；28：1–39 より引用

全体的な左室拡大
- 全体的な左室拡大は，しばしば心筋の菲薄化と収縮能障害を伴う左室腔拡大で，様々な原因で起こる（下表参照）．
- 左室容量が増加するため，乳頭筋機能不全や僧帽弁輪拡大・三尖弁輪拡大が起こり，機能的弁逆流の原因となる．
- 左室内でうっ滞した血液がもやもやエコーとして観察され，血栓形成のリスクとなる．

左室拡大の原因
虚血性心疾患
弁疾患（僧帽弁逆流，大動脈弁逆流・狭窄）
心筋症（特発性）
中毒（アルコール・コカイン）
薬物（ドキソルビシン・トラスツズマブ）
代謝性疾患（脚気・甲状腺中毒症・先端巨大症・褐色細胞腫）
金属（鉄・コバルト・鉛・水銀）
感染症（HIV・HCV・シャーガス病）
妊娠

左室機能不全の TEE 所見
左室拡大
左房拡大
部分的な心筋の菲薄化
収縮能低下
もやもやエコー
僧帽弁・大動脈弁の VTI 低下
±僧帽弁/三尖弁逆流

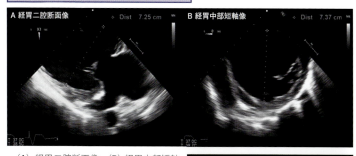

A 経胃二腔断面像　B 経胃中部短軸像

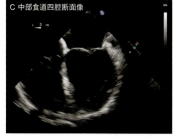

C 中部食道四腔断面像

（A）経胃二腔断面像，（B）経胃中部短軸像で拡大した左室が描出されており，拡張末期径が 70mm を超えている．経胃二腔断面像では，左室壁に対して垂直な計測を心掛ける．斜めに測定すると心室径を過大評価してしまう．経胃短軸像で菲薄化した心筋と左室内のもやもやエコーが描出されている．

（C）拡張末期の中部食道四腔断面像で，拡大した左室と接合不良な僧帽弁尖が描出されている．

左室重量

左室壁厚
- TEE において，心室中隔壁厚（SWT）と左室後壁厚（PWT）は，拡張末期の経胃中部短軸像（0–30°）で乳頭筋を含めずに計測する．
- 左室壁厚（拡張末期）
  - 正常左室壁厚＜12mm
  - 左室肥大（LVH）＞12mm

対称性左室肥大の鑑別
高血圧
大動脈弁狭窄
浸潤性疾患（アミロイドーシス・サルコイドーシス・ファブリー病）
代謝性疾患（クッシング症候群・糖尿病）
腎疾患
スポーツ心・肥満
先天性疾患（ヌーナン症候群・フリードライヒ運動失調症）

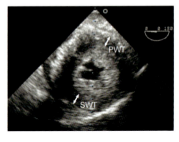

左室重量
- 左室重量とは心筋の総重量であり，心筋体積を概算し心筋固有の比重を掛け合わせて求める．
- 拡張末期の心室中隔壁厚・左室後壁厚・左室径を測定し，定式にあてはめて補正をかける．体格で標準化を行う．

左室重量＝	$0.8 \times \{1.04[(左室拡張末期径＋左室後壁厚＋心室中隔壁厚)^3 － (左室拡張末期径)^3]\} ＋ 0.6g$
正常重量：男性 88–224g（49–115g/m²），女性 67–162g（43–95g/m²）	
相対壁厚＝	（2×左室後壁厚）/左室拡張末期径

左室リモデリング
- 左室リモデリングは，左室の大きさ・形状・機能がどのように経年変化しているかを示す．左室重量と相対壁厚を測定することで，左室重量の増加を求心性または遠心性に分類できる．
- **求心性肥大**は，圧負荷のために左室重量と相対壁厚が増加しているが，左室腔の拡大はなく，左室機能が保たれている状態である（高血圧，大動脈弁狭窄）．
- **遠心性肥大**は，左室重量は増加しているが相対壁厚は正常で，左室腔は拡大しているが左室機能は保たれている状態である（僧帽弁逆流，大動脈弁逆流）．
- **求心性リモデリング**は，高い末梢血管抵抗・低い心係数・進行する動脈硬化により，左室重量

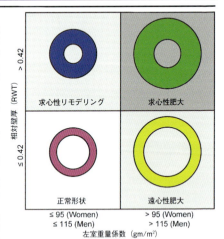

は正常だが相対壁厚は増加している状態である．これは圧負荷がある場合に早期に見られる反応である（高血圧，大動脈弁狭窄）．

壁応力
- 壁応力とは心筋に作用する単位面積あたりの物理的な力であり，心室の内径，内圧，壁厚に依存する．
- 壁応力測定は，心室の圧負荷及び容量負荷がある場合（高血圧・大動脈弁狭窄・大動脈弁逆流・僧帽弁逆流）に収縮能を評価するのに最も有用である．壁応力を算出する利点は，他の収縮能に関する指標（駆出分画率・面積変化率）よりも理論上心負荷に依存しにくいということである．一般的に，収縮末期の円周方向・長軸方向の応力が臨床で用いられている．

左室収縮能

全体的収縮能
- 左室収縮能の評価は心エコーの主な適応である．
- 定性評価は見た目の駆出分画率（eyeball EF）で容易に行うことができる．左室収縮能の定量評価方法は単純なものから複雑なものまで様々である．1回拍出量を測定して駆出分画率（EF）を計算し，左室容量の変化を決定するのも一つの方法である．不適切な心内膜境界の同定や，左室のフォアショートニングのために，TEEで左室容積を正確に算出するのは難しい．
- 直線や面積の単純な計測結果から左室収縮能の評価指標が導かれるが，EFの計測と混同すべきではない．これらの収縮能の評価指標は，以下の仮定に基づいているために限界（リミテーション）がある；(a) 全体的左室機能が均一で，局所壁運動異常（RWMA）がない．(b) 左室の形状が対称的である．(c) 前負荷，後負荷に依存する．
- TEEにおける基準値は存在せず，下記の基準値はTTEのデータを参照したものである．

左室収縮能の指標
距離・面積・容積の計測
- 直線計測
  短縮率（FS）
- 面積計測
  面積駆出率（FAC）
- 容積算出，駆出分画率（EF）
  Teicholz法
  Quinones法
  Area-Length法
  ディスク法（MOD）
  3D心エコー法
- 僧帽弁輪運動
  僧帽弁輪収縮期移動距離（MAPSE）

スペクトルドプラ
- 1回拍出量（SV）/心拍出量（CO）
- Myocardial Performance Index（MPI）
- 最大圧立ち上がり速度（dP/dt）
- 心筋円周短縮速度（Vcf）

組織ドプラ
- 収縮期僧帽弁輪速度（Sm）
- 心筋ストレイン
  Global Longitudinal Peak Systolic Strain（長軸方向収縮期最大グローバルストレイン値）（GLPSS）
- ストレインレート

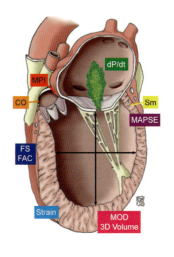

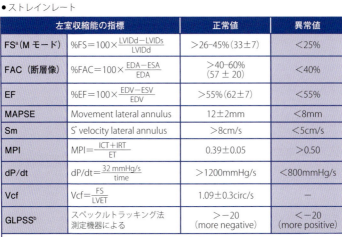

左室収縮能の指標			正常値	異常値
FS[a]（Mモード）		%FS=100×$\frac{LVIDd-LVIDs}{LVIDd}$	>26–45%（33±7）	<25%
FAC（断層像）		%FAC=100×$\frac{EDA-ESA}{EDA}$	>40–60%（57±20）	<40%
EF		%EF=100×$\frac{EDV-ESV}{EDV}$	>55%（62±7）	<55%
MAPSE		Movement lateral annulus	12±2mm	<8mm
Sm		S' velocity lateral annulus	>8cm/s	<5cm/s
MPI		MPI=$\frac{ICT+IRT}{ET}$	0.39±0.05	>0.50
dP/dt		dP/dt=$\frac{32\,mmHg/s}{time}$	>1200mmHg/s	<800mmHg/s
Vcf		Vcf=$\frac{FS}{LVET}$	1.09±0.3 circ/s	—
GLPSS[b]		スペックルトラッキング法測定機器による	>−20（more negative）	<−20（more positive）

[a] Lang R, et al. J AM Soc Echocardiogr 2005；18：1440–63.
[b] Lang R. et al. J AM Soc Echocardiogr 2015；28：1–39.

短縮率（FS）

- FSは，拡張末期と収縮末期の左室内径を直線的に計測して左室収縮能を推定する指標である．経胃中部短軸像で断層像またはMモードを用いて計測する．
- FSは左室の中部・基部の分画のみを評価するため，特に局所壁運動異常がある場合や腔の形状が正常でない場合は全体的左室機能をあまり反映しない．
- 左室の評価法としては推奨されていない（ASE）．

> FS(%)＝(拡張末期径－収縮末期径)/拡張末期径
> ×100%
> FSの正常値＞26-45%(Lang 2005)
> 男性：25-43%，女性：27-45%

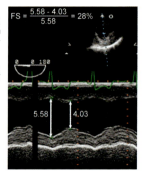

$$FS = \frac{5.58 - 4.03}{5.58} = 28\%$$

面積駆出率（FAC）

- FACは面積の計測で左室収縮能を推定する指標である．容積計測ではないため，EFとは異なる．経胃中部短軸像で乳頭筋を除いた心内膜面をトレースし，拡張末期面積（EDA）と収縮末期面積（ESA）を得る．FACは測定する左室のレベルによって多少異なり，心基部から心尖部にかけて増加する．
- FSと同様に，局所壁運動異常のない全体的な左室機能不全を想定している．FACが高い場合（＞80%）には，重大な病態（体血管抵抗減少，大動脈弁逆流，僧帽弁逆流，心室中隔欠損）が考えられる．これらの病態ではEDA正常値かつESA低値となるが，循環血液量減少状態ではEDA・ESA共に低値であることが特徴的である．

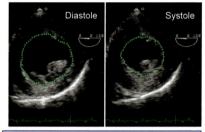

> FAC(%)＝(EDA－ESA)/EDA×100%
> FACの正常値 45-80%
> 心基部：＞40%，中部：＞50%，心尖部：＞60%
> 男性：56-62%，女性：59-65%

> FAC＜20%：左室不全
> FAC＞80%：循環血液量減少，体血管抵抗減少，大動脈弁逆流，僧帽弁逆流

最大圧立ち上がり速度（dP/dt）

- 収縮期におけるdP/dtは僧帽弁逆流の連続波ドプラ波形から推定することができる．等容性収縮期における左室収縮能の指標であり，FACやEFに比べ負荷状態の影響を受けにくい．
- 僧帽弁逆流波の速度が1m/sから3m/sに上昇するまでの時間（dt）を計測する．dPは36mmHg(3m/s)－4mmHg(1m/s)＝32mmHgと計算され（$\Delta P=4V^2$より），これを計測したdtで除することで値を得る．明らかに僧帽弁逆流がある患者の左室機能を評価するのに有用だが，逆流がわずかであったり偏心性である場合や，局所壁運動異常がある場合はその限りではない．
- キャリパーで僧帽弁逆流波の上昇曲面の1m/sと3m/sを指定し，dtを計測すると，超音波診断装置によって自動的に計算される．

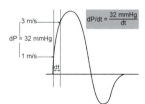

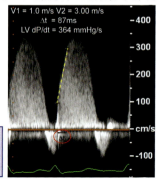

> 正常値：＞1200mmHg/s(dt＜26ms)
> 境界域：800-1200mmHg/s
> 左室機能不全：＜800mmHg/s(dt＞40ms)
> 高度の左室機能不全：＜500mmHg/s(dt＞64ms)

MPI, Vcf, S'

Myocardial Performance Index (MPI) または Tei index

- 右室と左室の MPI は，ドプラ法で測定された収縮時間と拡張時間を統合して収縮能・拡張能を評価する指標である．
- 等容性収縮時間（ICT）と等容性弛緩時間（IRT）の合計値を駆出時間（ET）で除して求める．
- MPI は動脈圧・心拍数・心室の形状・房室弁逆流・後負荷・前負荷の影響を受けない．収縮能障害では ICT ↑，IRT ↑，ET ↓の結果，MPI＞0.50 となる．
- Tei index 算出に必要な項目値は僧帽弁流入血流と左室流出路通過血流のパルスドプラ波形から得られる．

左室 MPI の正常値：0.39±0.05
左室 MPI の異常値：＞0.05

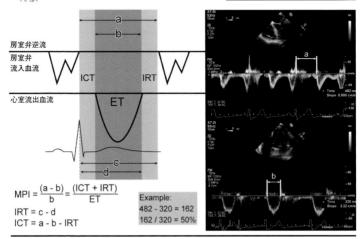

$$MPI = \frac{(a-b)}{b} = \frac{(ICT + IRT)}{ET}$$

IRT = c - d
ICT = a - b - IRT

Example:
482 - 320 = 162
162 / 320 = 50%

心筋円周短縮速度（Vcf）

- 左室駆出時間（LVET）の間の左室円周方向短縮速度の平均値を反映する収縮機能の指標であり，以下の式で表す．
- FS を計算し，左室流出路のドプラ波形より求めた LVET で除することにより得られる．EF に比べて前負荷の影響を受けにくい．

平均 Vcf＝FS/LVET
　　　＝{(左室拡張末期径)^2－(左室収縮末期径)^2}/(左室拡張末期径×LVET)

正常値　1.09±0.3 circ/s

僧帽弁輪運動速度（S'）

- 左室長軸方向の心筋運動速度であり，組織ドプラ（TDI）を用いて僧帽弁輪（側壁）で評価することができる（p.54, 55 参照）．僧帽弁輪石灰化（MAC）や局所壁運動異常がある場合，ドプラアライメントが不良である場合は測定値の信頼性は低い．
- S'から全体的な EF が推定できるが，収縮能測定の代わりにはならない．

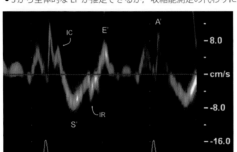

僧帽弁輪運動速度 S'
正常値：
S'＞8cm/s
S'＜5cm/s であれば
EF＜50% と推定される

73

左室容積

左室容積
- 左室は比較的対称形であるため,断層像・M モードによる測定を用いた様々な数学的モデルで収縮期・拡張期の容積を計算することができる.
- これらのモデルは以下の仮定のもとに成り立つ.(a) 左室が長楕円体である.(b) 短軸の長さが等しく(正円である),長軸の長さは短軸の 2 倍である.(c) 壁運動が均一である.

駆出分画率(EF)
- EF とは拡張期容積に占める収縮期駆出容積の割合で,1 回拍出量を計算して拡張末期容積(EDV)で除して得る.1 回拍出量は EDV と収縮末期容積(ESV)の差である.
- EF は年齢,性別,体表面積との相関は低い.EF は,同じく 1 回拍出量から計算される心拍出量(CO)とは別物である.

$$EF\% = \frac{EDV - ESV}{EDV} \times 100\%$$

EF(%)	正常	軽度異常	中等度異常	高度異常
男性	52-72	41-51	30-40	<30
女性	54-74	41-53	30-40	<30

Lang R, et al. J Am Soc Echocardiogr 2015;28:1-39.

Teicholz 法
- 経胃中部短軸像を用いる.
- M モードで超音波ビームが左室腔中心を通過するよう調節して,拡張末期径(EDD)と収縮末期径(ESD)を測定する.
- EDV と ESV を計算したのち,EF を求める.

$$EF\% = \frac{EDD^3 - ESD^3}{EDD^3} \times 100\%$$

- 容積=(径)^3,この式は,左室の長軸方向の長さが左室径の 2 倍であるという仮定のもとに成り立つ.

Modified Teicholz 法
- 左室の形状がより球形に近づいた時使用する.

$$左室容積 = \frac{7}{2.4 + 左室径} \times (左室径)^3$$

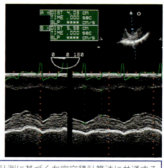

Quinones 法
- 短軸方向の EF(radial EF)を計算して全体の EF を推定するが,長軸方向の EF を出すには補正が必要である.
- 長軸方向駆出分画補正因子
 =定数×(100−radial EF)

$$Radial\ EF\% = \frac{EDD^2 - ESD^2}{EDD^2} \times 100\%$$

直線計測に基づく左室容積計算法に共通する問題点:
- どの方法も ASE では推奨されていない.
- 前提条件:全体的左室機能が正常
  左室形状が正常
- 限界:心内膜境界の同定が困難な場合,局所壁運動異常がある場合

Quinones 法の定数　正常 0.1
　　　　　　　　　壁運動低下 0.05
　　　　　　　　　壁運動消失 0
　　　　　　　　　奇異性壁運動 −0.05

Area-Length 法
- 単一画像(中部食道四腔断面像または二腔断面像)で収縮末期と拡張末期の心内膜境界をトレースする.
- トレースは僧帽弁輪部で開始・終了する.面積測定ループは自動的に閉じる.
- 心尖部を正確に同定する(左室のフォアショートニングを避ける).
- 以下の式で算出する

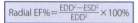
1 回拍出量=0.85(左室短軸面積)^2/左室長軸径

- 1 回拍出量=EDV−ESV
 正常値　中部食道四腔断面像=57±13(37-94)ml/m^2
 　　　　中部食道二腔断面像=63±13(37-101)ml/m^2

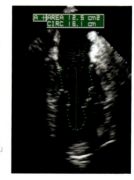

駆出分画率

ディスク法（MOD）または Modified Simpson 法

- 心室を 20 のディスクに分割し，各ディスクの容積を拡張末期と収縮末期でそれぞれ測定し，合計して求める．
- 中部食道四腔断面像と二腔断面像で，心内膜境界を拡張末期と収縮末期にトレースする．使用するソフトウェアによるが，心内膜境界を僧帽弁輪部から対側の僧帽弁輪部まで手動でトレースすると，閉じたループが描かれる．心尖部が同定され，心室容積が表示される．もしくは，僧帽弁輪部の両端と心尖部を同定すると，心内膜境界が自動的にトレース（修正可能）され，容積が計算される．
- 1 回拍出量＝EDV－ESV で計算
- EF（％）＝1 回拍出量/EDV で計算
- ASE に推奨されている手法である．
- 左室形状がいびつな時や局所壁運動異常がある場合にも有用である．

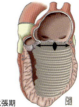

拡張期

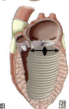

収縮期

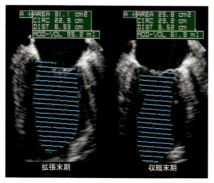

拡張末期　　収縮末期

EF の自動測定

- Epiq 7（Philips Healthcare, Andover, MA）搭載のアナトミカルインテリジェンスソフトウェアによる Automated 2D Cardiac Quantification（a2DQ）では，半自動化されたスペックルトラッキング法を使用して迅速に左室容量・EF・駆出時間・早期充満分画率を測定する．
- (a) 標準的な中部食道四腔断面像もしくは二腔断面像で，僧帽弁輪と心尖部をポイントで指定して関心領域（ROI）を同定する．(b) 手動でのトレースは不要で，スペックルトラッキング法を用いて心周期の各フレームで心内膜境界が自動測定される．より正確を期すために，自動測定された心内膜境界を手動で修正することも可能である．
- 各フレームの左室容積が Simpson's MOD で計算され，心周期の間の容積曲線が描かれる．拡張末期の最大容積と収縮末期の最小容積を測定すると，EF が計算されて表示される．

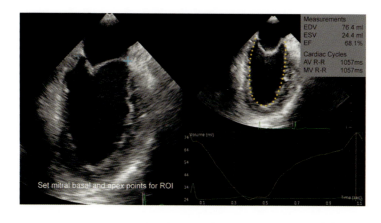

3D による左室容積

リアルタイム 3D TEE で左室容積を測定する方法は 2 種類ある．3D-guided biplanes と direct volumetric analysis である．どちらの方法でも左室のフルボリューム（FV）データセットを定量化ソフトウェア（3DQ QLab, Philips Medical Systems）にエクスポートして解析する．

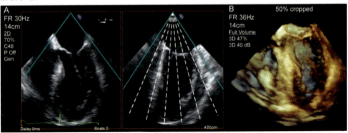

3D-Guided Biplanes（3D ガイド下多断面解析）

（A）このソフトウェア上では，フルボリューム 3D データセットが緑・赤・青 3 種の多断面再構成像（MPR）として表示される．（B）赤と緑の平面を調節し，真の心尖部を通過する左室長軸断面となるようにする．左室フォアショートニングを最小限にした理想的な（C）中部食道四腔断面像と（D）中部食道二腔断面像が表示される．拡張期及び収縮期に心内膜・心外膜境界を手動でトレースする．1 回拍出量，EF，EDV，ESV，左室質量が自動で測定・計算される．

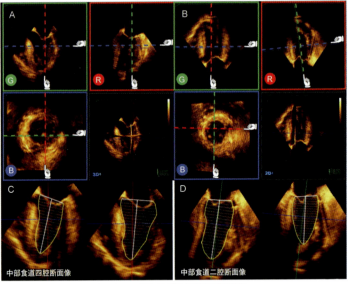

中部食道四腔断面像　　　　　　　　　　　中部食道二腔断面像

3D Direct Volumetric Analysis（3D モデル容積直接解析）

- 左室容積を直接測定するために，半自動化された方法を用いて，全体的収縮能を評価することができる．
- 以下の一連の解析で，サーフェスレンダリング法による心内膜の外観の 3D モデルと左室容量グラフが心周期におけるフレームごとに表示される（次頁参照）．
- EDV・ESV が測定され，1 回拍出量と EF が自動的に計算・表示される．左室容量の最大値と最小値がそれぞれ青点と赤点で表示される．EDV・ESV はボクセル数をカウントして決定されるため，単一フレームで計測を行うディスク法とは結果が異なる（p.75 参照）．
- やや過大評価する傾向があるが，現在 ASE に推奨されている左室容積評価法である．

3D TEE による左室収縮能評価

左室心内膜の動的 3D モデルを作成するには，3D フルボリュームデータセットを解析用ソフトウェア（3DQA, QLab, Philips Medical Systems）にインポートして，以下の手順で解析する．
1. 拡張末期のフレームを同定する．
2. 多断面再構成像（MPR）の軸（赤と緑のライン）が，二腔断面像と四腔断面像で左室心尖部を通るように調整する．
3. 黄色の矢印を使って青平面における心室中隔の中間点を同定する．
4. 左室壁（四腔断面像で僧帽弁輪部の中隔壁＋側壁，二腔断面像で僧帽弁輪部の下壁＋前壁）と心尖部を，基準点として指定する
5. 同様の手順を収縮末期のフレームでも行う．

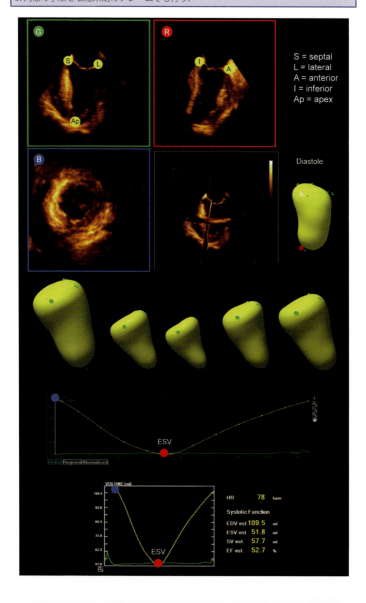

心拍出量

ドプラ法
- 収縮期・拡張期にかかわらず，スペクトルドプラを用いて弁輪径とVTIを測定することで，弁を通過する1回拍出量が算出できる．
- 断面積（CSA）は円の公式に従い，$CSA = \pi r^2 = 0.785 d^2$で求められる．
- VTIとは赤血球が移動する累積距離（cmの単位で示される駆出距離）であり，スペクトルドプラ波形をトレースすることにより求められる．

1回拍出量(cm^3)
＝断面積(cm^2)×VTI(cm)

- 1回拍出量は収縮期に心室から駆出される血液の総量で，順行性と逆行性両方の血流を含む．ドプラ法で得られる1回拍出量は，左室腔がある特定の形をしていると仮定している訳ではないので，正常な形状ではない左室機能評価にも適している．
- 心拍出量（CO）とは単位時間あたりに体循環へ送り出される血液量（L/min）であり，以下（右）の式で求められる．

心拍出量(CO)＝1回拍出量(SV)×心拍数(HR)

- 心拍出量とEFは異なるものであり，病態によって値が異なる．僧帽弁逆流や循環血液量減少状態の場合，充満した血液のほとんどが左室から駆出されるためEFは高いが，全ての血液が末梢循環へ向かう訳ではないため心拍出量は減少している．大動脈弁逆流の場合，拡張期に血液が左室へ流れ込み続けるため心拍出量は高くなるが，拡張末期容積の全てが駆出される訳ではないためEFは低くなる．

右室1回拍出量
(パルスドプラ/連続波ドプラ計測による肺動脈通過血流のVTI)×$(0.785 d^2)$＝右室1回拍出量 （d＝肺動脈径 or 肺静脈径）

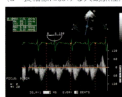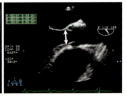

VTI＝10.8cm
CSA＝0.785$(3cm)^2$
SV＝10.8×9
　＝97ml

経大動脈弁1回拍出量
(連続波ドプラ計測による大動脈弁通過血流のVTI)×$(0.785 d^2)$＝経大動脈弁1回拍出量 （d＝長軸像における大動脈径）

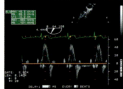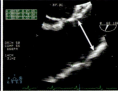

VTI＝22.1cm
CSA＝0.785$(2.3cm)^2$
SV＝22.1×4.15
　＝92ml

左室流出路1回拍出量
(パルスドプラ計測による左室流出路通過血流のVTI)×$(0.785 d^2)$＝左室流出路1回拍出量 （d＝経胃像左室流出路径）

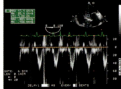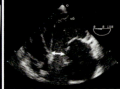

VTI＝16.8cm
CSA＝0.785$(2cm)^2$
SV＝16.8×3.14
　＝53ml

僧帽弁輪運動

僧帽弁輪収縮期移動距離（MAPSE）
- MAPSE は三尖弁輪収縮期移動距離（TAPSE）と類似する指標で，M モードを用いて僧帽弁輪（外側）で測定する．
- MAPSE は左室長軸方向の運動のみを評価するものであり，左室サイズが正常もしくは拡大している場合にのみ EF とよく相関する．
- この解析手法は高い時間分解能をもっており，断層像の画質にあまり依存しない．測定値は M モードのアライメントや，前・後負荷，局所壁運動異常などに影響される．
- 限界はあるが，MAPSE は，EF が正常な長軸方向運動の低下を早期に検出できる．そのような病態は，高血圧・急性心筋梗塞・大動脈弁狭窄などの心臓疾患で起こる．

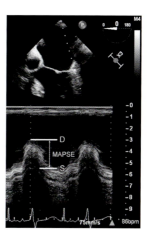

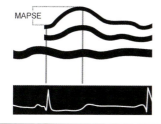

MAPSE の正常値：12±2mm
MAPSE＜8mm→EF＜50%

Tissue Mitral Annular Displacement（TMAD）
- 心周期の各時相において，M モード（上記参照）・カラー組織ドプラ法・2D スペックルトラッキング法などの互換性のない様々なエコー手法で，Mitral Annular Displacement（MAD）を求めることができる．
- MAD により全体的な左室長軸方向の収縮能評価を行うことで，LVEF にさらなる情報が得られる．虚血性心疾患や弁疾患，肥大型心筋症で TMAD が低下していれば，LVEF が保たれていても，無症状の早期の長軸方向収縮能障害が存在している可能性がある．
- 2D スペックルトラッキング法を用いた TMAD 測定は，標準的な中部食道二腔断面像や四腔断面像の任意方向で MAD を測定できるシンプルな手法である．自動測定ソフトウェア Automated 2D Cardiac Quantification（a2DQ）（Philips Medical Systems）では，僧帽弁輪部2点（弁尖/左室レベル）と心尖部（心外膜面を使用）の3点に関心領域を設定する．心尖部へ向かって変位するMAD（単位は mm）が心周期にそって表示される．
  - TMAD MV 1（下壁）
  - TMAD MV 2（前壁）
  - TMAD MV（中間点）
- TMAD MV（中間点）の項目は，左室長を（拡張末期心室長－収縮末期心室長)/拡張末期心室長という腔の長さの比率で標準化している．
- 二次的な定式を用いることで，TMAD（中間点）により MRI と相関性の高い LVEF が得られる．

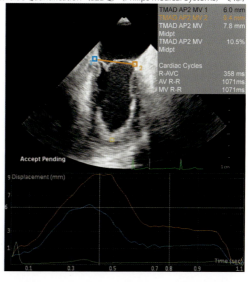

心筋変形

- 心室収縮は心周期を通して複雑な運動を伴う．心筋組織の実際の容積に変化がなくても，心筋は形状を変化させて，長軸方向・短軸方向・円周方向の3方向に変形する（p.64参照）．ストレインとストレインレートは，心室の変形を解析して全体的・局所的な心室機能をより正確に定量化することができる．
- ストレイン（ε）とは，心筋壁における任意の2点間の運動による変形に着目した指標である．心筋ストレインは，トランスデューサに向かう方向の運動とは無関係であるため，受動的な運動（テザリング，併進運動）と真の収縮を識別することができる．各方向における変形の合計値は，元の長さ（L0）からa％変化したと表現される，つまりストレイン（ε）＝（L−L0）/L である．ストレインは無次元のパラメータである（または単位％）．心筋線維の短縮（円周方向＋長軸方向）や壁厚減少（短軸方向）は負の値のストレインとなる．壁厚増加（長軸方向）や心筋の伸長（円周方向＋長軸方向）は正の値のストレインとなる．収縮末期の心筋ストレインを測定するとEFを予測できる．
- ストレインレート（SR）は，変形の速度，もしくは単位時間（1/s）あたりのストレインの変化を示す指標で，ストレインレート＝ストレインの変化/時間＝速度の変化/L である（Lは組織間の初期距離）．収縮期最大ストレインレートにより収縮性を評価することができる．

心筋変形イメージング

- 2つの手法で心筋変形が評価可能である：
- (A) **組織ドプライメージング（TDI）** では，心筋の異なる領域の組織ドプラ速度をオフラインで解析してストレインやストレインレートを求めることができる．この手法は不完全なデータセット（多重反射やドロップアウト）や，不適切なドプラアライメントの影響を受ける．
- (B) **2Dスペックルトラッキング法（STE）** は，グレースケールで表された心筋画像に含まれる様々な輝度・形状のスペックルパターンを捕捉する．この手法ではフレームごとに，あるスペックルパターンを含む一定の領域（単独のスペックルパターンではない）の動きを解析して，互いに対応する組織同士の（時間ごとにシフトする）運動の方向や速度を得る．スペックルトラッキング法ではフレームレート（FR）が重要となり，最も良いとされるのはフレームレート60-100/sである．フレームレートが高すぎるとスペックルパターンの移動距離が短すぎて解析が難しくなる．逆に低すぎるとスペックルパターンの移動先を見失う可能性がある．スペックルトラッキング法は角度依存性でなくアーチファクトの影響も受けにくいが，多重反射やドロップアウトが問題となる．

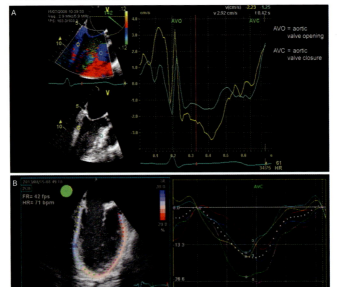

心筋変形

スペックルトラッキング法（STE）使用時の技術上の注意点

- スペックルトラッキングを用いた心筋ストレイン・ストレインレートの測定は現在，様々なメーカーのソフトウェアを用いて，保存された断層像画像を用いて行うことができる．手順としては，まず中部食道像（四腔断面像・二腔断面像・長軸像）と経胃短軸像（心基部・中部・心尖部）で良質な断層像画像を描出し，続いて半自動化されたソフトウェアを用いて解析して結果が表示される．
- **良質な断層像画像**を撮るためには，（a）視野深度を適切に調節して左室全体が心尖部までフォアショートニングすることなく描出すること，（b）ゲインを適切に調節して心内膜境界を確実に同定すること，（c）心拍数の変動を抑えること（変動率<10%），（d）適切なフレームレート（70–100/s）を維持することなどが必要となる．手術室では，電気メスなどによるアーチファクトを避け，フレームレート・心拍数の変動が少ないうちに，上記好条件での画像を得るのが望ましい．
- 各画像の**解析**はほぼ自動化されており，関心領域である心筋壁を識別するためには，僧帽弁付着部と左室心尖部の同定のみが手動で必要となる．（A）全心筋壁は自動的に区分け・ラベル付けされて，心周期にそって記録される．手動調整をして，心周期を通して左室全体が適切に含まれてトラックされるようにする．どの像でも解析可能であるが，中部食道長軸像で始めると大動脈弁が閉じるタイミングを判別しやすい．
- **解析結果**の表示方法には，以下の3つがある．

  （1）（C）ストレインと（D）ストレインレートを，カラーマップ（赤/青もしくは赤/緑）を用いて各心筋壁上に重ねて表示する．（2）（C）ストレインと（D）ストレインレートの心周期に合わせた変化を各心筋壁についてグラフ化する．（3）各左室壁セグメントの最大ストレイン値や最大ストレイン値までの時間をパラメトリックな左室極座標にすることで表示する．グラフ中の白い点線は全体的左室機能を表している．大動脈弁閉鎖（AVC）のタイミングが示されているのは最大ストレイン値までの時間や，post-systolic strain indexを測定するためである（p.104参照）．

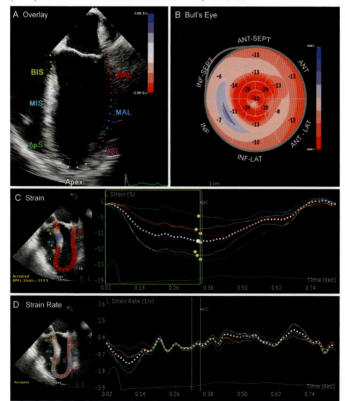

心筋ストレインを時間に対してプロットしたグラフである.
- **ストレイン値**は,心周期を通して負の値であり,収縮期の大動脈弁閉鎖 (AVC) のタイミングで最低値 (すなわち心筋が最も短縮した状態) となる.拡張期においてストレイン値の負の絶対値は低下し,3つのフェーズを経て0に向かい,静止期にはプラトーとなり,心房収縮期に基線に戻る.
- **ストレインレート**は,心周期で負の値にも正の値にもなる.収縮期に,大動脈弁開放 (AVO) 後に最大値となり,大動脈弁閉鎖 (AVC) まで減少していく.拡張期には2回ピーク値に到達する.

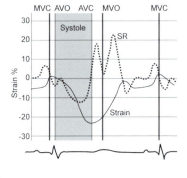

- 曲線を適切に解析するためには時相が非常に重要である.
  - 正常の収縮は大動脈弁閉鎖時に終了する. - 弛緩は僧帽弁開放と共に始まる.

左室収縮能
- 長軸方向 (中部食道像),円周方向 (経胃像),回転方向 (経胃像) の各ストレイン値は各超音波機器独自のソフトウェアで評価できる.
(A) 円周方向ストレイン値の解析:最大ストレイン値 (systolic, post-systolic),最大ストレインレート,複数の経胃短軸像から得た最大ストレイン値までの時間〔SAX B (心基部),SAX M (中部),SAX A (心尖部)〕が表示される.
(B) 回転方向ストレイン値の解析:同様に経胃短軸像から得られた最大回転角度 (°),回転速度を示す peak rotation rate (°/s),心尖部と心基部の回転角度の差を示す最大ねじれ値 (°/s) が表示される.

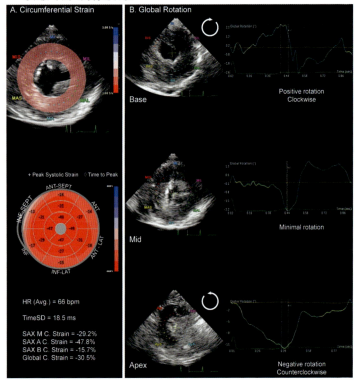

心筋ストレイン

- GLPSSは，全体的収縮能を評価する指標である．GLPSSは3つの中部食道像（四腔断面像・二腔断面像・長軸像）の各々6つの左室壁セグメントから得られる．
- スペックルトラッキング法による解析で，収縮期最大ストレイン値（PSS）は各心筋壁の平均値を示す．区域ごとのPSSと共に，色分けされた左室極座標（ブルズアイ）として表現され，GLPSSは各心筋壁の全てのPSS値を平均して得られる．
- GLPSS最大値の測定結果は各機種やソフトウェアのバージョンによって異なる．
- 現在のガイドラインではGLPSSが−20%は正常であり，ストレイン値の絶対値が20を下回るほど，異常である可能性が高まる．
- 虚血状態に陥ると，収縮が遅延して大動脈弁閉鎖後まで続き，特徴的なpost-systolic peakを形成する．この駆出後収縮運動の検出は現在進行形の虚血を見つけるための強力な手段である．これは，ストレイン値曲線グラフや色分けされた左室極座標（ブルズアイ）でわかる（p.105参照）．
- 正常であれば左室極座標（ブルズアイ）で左室壁は濃い赤色で，GLPSSが−20もしくはそれ以下である．

以下に異常を示した左室極座標を示す．

（A）高血圧かつ左室肥大の患者．心基部はピンク色で心尖部は赤色であるがGLPSSは−20.7と正常でEFは62%であった．（B）冠動脈疾患でLAD閉塞により広範囲の前壁梗塞がある患者．前壁と前壁中隔のストレイン値が低下している．GLPSSは−16.7と低下しており，EFは52.8%であった．（C）非虚血性心筋症の患者．異常値を示すセグメントがびまん性に広がっているが，冠動脈支配領域との関連はない．GLPSSは−16.9と低下しており，EFは47.9%であった．

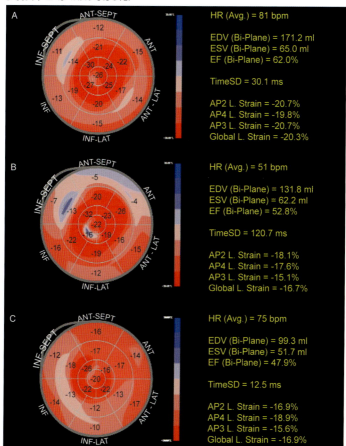

4
右　室

右室の解剖	86
右室機能	87
右室の TEE 画像	88, 89
右室サイズ	90, 91
右室収縮機能	92
FAC，EF，dP/dt	93
三尖弁輪収縮期移動距離（TAPSE），三尖弁輪速度（S'）	94
Right Index of Myocardial Performance（RIMP）	95
3D TEE による右室容積測定	96
右室ストレイン	97

右室の解剖

- 正常の右室は左室に接した三日月型の腔である.
- 右室は流入部, 流出部, 心尖部から成り, 発生学的にはそれぞれ起源は異なる. 肉柱の発達した右室流入部は三尖弁の後下方より始まる. 壁が平滑な流出部は前上方に位置する右室漏斗部であり, 肺動脈弁に終わる.
- 右室は, 4つの異なる構造の筋肉束〔壁側筋束 (parietal band), 室上稜 (crista supraventricularis), 中隔束 (septal band), モデレーターバンド〕により分けられている. モデレーターバンドは, 前乳頭筋と中隔壁の間にあるエコー輝度の高い目立つ構造物であり, 右室と左室を見分けるのに役立つ.
- 右室は自由壁, 心室中隔, 心尖部から成る. 右室自由壁は側壁, 前壁, 下壁に分けられ, 左室と同様に, 心基部, 中部, 心尖部に分けられる.
- 前乳頭筋, 後乳頭筋, 小さな複数の中隔乳頭筋の3つの乳頭筋 (PM) がある. 腱索は乳頭筋先端と中隔壁から, 全ての三尖弁弁尖の自由縁と心室側表面に向けて付着している.

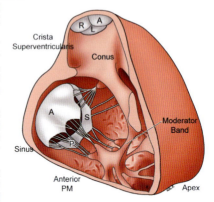

冠動脈血流

- 右冠動脈の鋭角枝は右室へのほとんどの冠動脈血流を供給する (p.100 参照). 左冠動脈優位型 (10%) では左前下行枝からの後下行枝が右室下壁を栄養する.
- 第一中隔穿通枝はモデレーターバンドを栄養し, 右冠動脈からの後中隔穿通枝は心室中隔の下 (後) 1/3 を栄養する. 30% の患者では, 別の円錐枝が漏斗部を栄養する.

右室機能

- 右室収縮は, 流入路から心尖部, 漏斗部までの一連の蠕動運動から成る. 内部を縦断する心筋線維の収縮によって心尖部方向へ向かう右室心基部の短縮が, 右室駆出に大きく寄与する. 横断する心筋線維による短軸方向の短縮運動もあり, 右室自由壁が心室中隔に向かうベローズ型運動となる. 左室とは違い, 右室収縮ではねじれや回転運動は少ない.

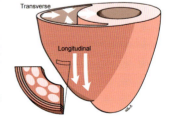

- 右室は構造的・力学的に左室とは違い, 病態により異なった反応をする. 右室と左室は, 一方がアウトプットしているときに他方はインプットしているように連動している. 右室は容量ポンプとして, 左室は圧ポンプとして機能している.
- 右室の駆出は肺血管の影響を大きく受け, 肺動脈圧が上昇すると右室駆出分画率 (RVEF) が低下するというように逆相関関係がある. 後負荷が同程度変化した場合, 1回拍出量は左室に比べて右室で大きく減少する. 対照的に, 右室は容量負荷に耐え, 適応することができる.
- 右室の形状や機能は心室中隔の位置に大きく影響され, 特にどちらかの心室が異常な負荷状態にある場合に顕著である. 収縮機能不全が進行すると, 時間と共に右室は拡大する. 右室自由壁は懸命に代償し, やがて疲弊する. 右心不全により三尖弁逆流が悪化し, 肝静脈圧が上昇し, 肝細胞の低酸素や肝機能不全が起こる.

右室機能

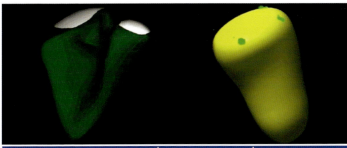

正常範囲	右室	左室
EDV (ml/m^2)	75±13	65±12
質量 (g/m^2)	26±5	87±12
壁厚 (mm)	2-5	7-11
心室圧 (mmHg)	25/4	130/8
PVR, SVR (dynes. s. cm^{-5})	70	1100
EF (%)	40-45	50-55
EDV:拡張末期容積 PVR:肺血管抵抗 SVR:体血管抵抗	右室容積は左室より大きい. 右室質量は左室の1/6である. 右室駆出分画率は左室より低い.	

心室の相互依存関係

- 形,大きさ,コンプライアンスの変化を通して他方の心室に及ぼす,直接的な力学的効果のことをいう.この相互依存関係は,収縮期には心室中隔に,拡張期には主に心膜によって介される.
- 通常,心室中隔は左室の一部として機能する.というのは,心室中隔は左室内の心臓の重心に向かって動くからである.右室機能不全は,圧負荷,容量負荷,虚血から発生する.中隔の異常運動パターンの存在は,右室の圧負荷や容量負荷の最初の手がかりとなる.
- **右室圧負荷**:心周期を通して心室中隔が左方に偏移し,右室後負荷が最も高い収縮末期に,最も著しく左室は歪む.
- **右室容量負荷**:右室が最も充満する拡張中期から後期に主に,心室中隔偏位と平坦化が起こる.これは収縮期では逆転し,収縮末期に左室変形を来すが,右室内腔に向かう異常な中隔運動を引き起こす.
- 心室の相互依存が増加(タンポナーデや収縮性心膜炎)すると,三尖弁・僧帽弁の流入血流速度や右室・左室の大きさの呼吸性変動が顕著になる.

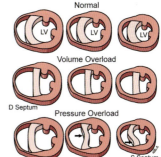

Eccentricity Index (EI)

- EIは異なる心周期における左室の形状の尺度であり,右室負荷のタイプにより異常な心室中隔運動を反映する.
- EIを計測するためには,拡張末期(ED)と収縮末期(ES)で左室内径の前後径(A)と側壁中隔径(B)を測定する.
- 正常心のEI比は1である.
- 右室容量負荷があると,拡張末期に中隔は左に偏位しEI>1となる.
- 右室圧負荷があると,収縮末期から拡張末期にかけて中隔が左に偏位しEI>1となる.

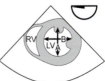

Eccentricity Index (EI) = A/B

Eccentricity Index=A/B
正常=1 (ED, ES)
右室容量負荷 (ED) EI>1
右室圧負荷 (ES) EI>1

右室のTEE画像

複数の経胃像や中部食道像で右室を評価することができる．標準的なTEE断面像では右室が斜めに横断されるために定性評価が困難であり，修正像にすることで評価しやすくなる．右室流入路（肝静脈，右房），右室流出路（肺動脈弁，肺動脈）での測定や，三尖弁逆流からの右室収縮期圧（RVSP）の推測のためには他のTEE断面像が用いられる（p.56参照）．右室を左室と見分けることは右室を評価するうえで重要な最初のステップである．病態で変化する心腔の大きさや壁厚の測定によってではなく，右室の解剖学的特徴で判断する．

> **右室の解剖学的特徴**
> 1. 房室弁の中隔尖が心尖部方向に偏位している．
> 2. モデレーターバンドがある．
> 3. 乳頭筋が3つ以上
> 4. 房室弁が三尖
> 5. 流入/流出路が離れている．

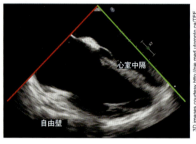 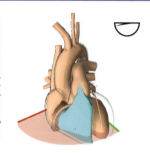

修正**中部食道四腔断面像**（0°）（p.7）はシャフトをやや時計回り（右）に回転することで得られ，画面中央に右室が表示される．この像では右室自由壁や心室中隔が描出され，右室の解剖学的特徴を見分けるのに重要であり，右室の大きさや機能を測定することができる（TAPSE，FAC）．

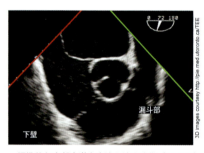 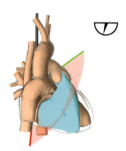

標準的な**中部食道右室流入流出路像**（60-80°）（p.16）では，右室漏斗部，三尖弁，肺動脈弁，右室下壁が描出される．右室流出路と肺動脈の大きさ（p.90）の測定や，右室流出路の壁運動の評価ができる．

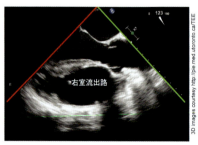 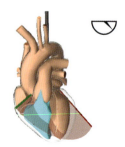

標準的な**中部食道長軸像**（120°）（p.10）では，右室流出路の一部や，時に肺動脈弁の短軸像が描出される．図のように，右室拡大により心室中隔が左室流出路側に偏位することがある．

右室のTEE画像

89

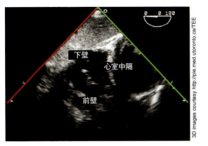
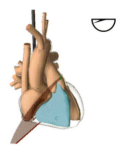

修正経胃心基部短軸像（0°）は，三尖弁の短軸像と心基部の右室壁が画面中央に表示されるようにシャフトを時計回り（右）に回転することにより描出される．中隔壁が左室に隣接し，プローブから下壁が最も近くなり，前壁が最も遠くなる．

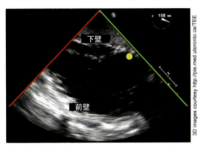
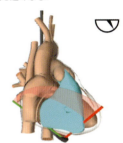

標準的な経胃右室流入路像（120-150°）（p.23）では右室の前壁と下壁が描出される．この像は，Mモードでの TAPSE や組織ドプラでの S' を心基部下壁の三尖弁輪部（黄点）で測定する際にアライメントが良好である．

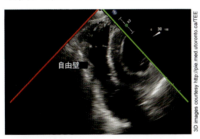
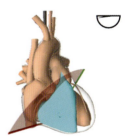

標準的な経胃右室心基部像（0-30°）（p.25）は修正経胃心基部短軸像から三尖弁と肺動脈弁の両方が見えるようにプローブを操作することにより描出される．

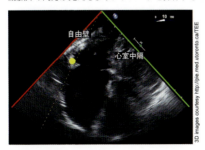
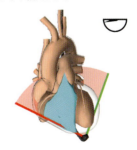

修正深部経胃像（0-10°）では，プローブ操作により右室の長軸像がよく描出され，三尖弁輪側壁部で組織ドプラ評価（S'波）ができる．

右室サイズ

- 右室サイズは線，面積，容積の測定により評価される．
- 中部食道四腔断面像では，楕円形の左室と比較して右室の形は三角形であり，長さは左室の2/3である．正常心では，心尖部は右室ではなく左室で形成される．
- 右室の寸法測定は心室が最も大きくなる拡張末期に中部食道四腔断面像と右室流入流出路像で行われる．右室サイズは呼吸性変動もあるため，呼気終末に測定される．
- 右室サイズは一見左室よりも小さいが，その独特な形のため，実際は右室拡張末期容積（75±13ml/m²）は左室拡張末期容積（65±13ml/m²）よりも大きい．

拡張末期に測定（mm）	Ref range[a]	Mild[a]	Mod[a]	Severe[a]	Mean[b]	Normal range[a]
右室と肺動脈のサイズ							
右室寸法	Fig. 1						
右室基部径（RVD1）	20-28	29-33	34-38	≧39	33±4	25-41
右室中部径（RVD2）	27-33	34-37	38-41	≧42	27±4	19-35
基部-心尖部の長さ（RVD3）	71-79	80-85	86-91	≧92	71±6	59-83
RVOT径	Fig. 2						
PV下（RVOT1）	25-29	30-32	33-35	≧36	28±3.5	21-35
PV上（RVOT2）	17-23	24-27	28-31	≧32	22±2.5	17-27
PA径	Fig. 3						
PV上（PA1）	15-21	22-25	26-29	≧30	-	-

RVOT：右室流出路，PA：肺動脈，PV：肺動脈弁
[a] Lang RM, et al. J Am Soc Echocardiogr 2005; 18: 1440-63 より引用
[b] 出典：Lang RM, et al. J Am Soc Echocardiogr 2015; 28: 1-39.

Fig. 1：TEEでの右室径の測定は，中部食道四腔断面像で0-20°の範囲で走査角を変更し，右室サイズが最大となるように描出して行う．RVD1は心基部（三尖弁下1cm）で測定し，一方RVD2は右室心基部と心尖部の中間で拡張末期，呼気終末に測定する．RVD1＞41mm，RVD2＞35mmであれば右室拡大がある．

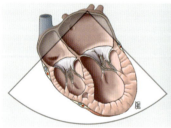 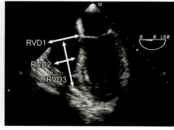

Fig. 2：中部食道右室流入流出路像からRVOT1（右室流出路），RVOT2（肺動脈弁輪），主肺動脈（PA1）の測定を行う．

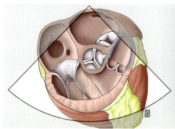 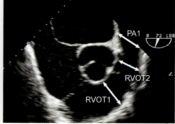

右室サイズ

全体的な右室拡大
- 右室は拡大するにつれて円形となり，心尖部を形成するようになる．右室の定性評価は距離測定によって行われ，描出された断面像によって値が変わるので，過大/過少評価してしまうことがある．右室面積は拡張末期と収縮末期にトレースする．
- 右室拡大は，(1) 容量負荷，(2) 圧過荷，(3) 心疾患に反応して起こり，右心全体の評価が必要となる．これには，(a) 右房拡大，(b) 三尖弁逆流の重症度，(c) 三尖弁逆流ジェットを用いた肺動脈圧の推定 (p.56 参照)，(d) 心房中隔欠損 (ASD)，心室中隔欠損 (VSD)，僧帽弁 (逆流)，肺動脈弁 (狭窄・逆流) のカラードプラ評価が含まれる．

右室拡大
中部食道四腔断面像では，心尖部は右室によって形成される．
軽度：右室面積が左室面積の60%
中等度：右室面積＝左室面積
高度：右室面積＞左室面積

正常値	右室拡張末期面積		右室収縮末期面積	
	cm²	cm²/m²	cm²	cm²/m²
男性	17±3.5	8.8±1.9	9±3.0	4.7±1.35
女性	14±3.0	8.0	7±2.0	4.0±1.20

Lang RM, et al. J Am Soc Echocardiogr 2015; 28: 1-39.

右室拡大の原因
容量負荷
  ASD/VSD
  肺動脈弁逆流
  三尖弁逆流 (I度またはII度)
  先天性
圧負荷
  肺高血圧
  肺塞栓
  低酸素症 (肺性心)
  左心疾患
心疾患
  虚血性心疾患 (MI)
  心筋症 (不整脈原性右室異形成)

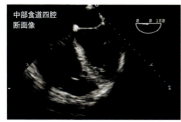

中部食道四腔断面像

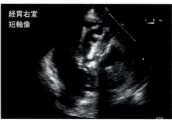

経胃右室短軸像

右室肥大
- 正常の右室自由壁厚は 5mm 未満で，左室の半分であり，拡張末期に下壁または後壁で測定する．前壁での測定は，心外膜脂肪が多いため避けるべきである．
- 右室肥大は壁厚が＞6mmと定義され，＞10mmで重症である．右室肥大では，心腔内の肉柱が心尖部で特に目立つ．右室肥大は圧負荷や浸潤により起こる．
- 下の経胃中部短軸像では，圧負荷のために心室中隔が左室を圧排し，心周期を通してD-shapeを呈している．

右室肥大
経胃像で拡張末期に右室壁厚を計測
正常：＜5mm
中等度肥大：＞6mm
高度肥大：＞10mm

右室肥大の原因
圧負荷
  肺高血圧
  肺塞栓
  低酸素症 (肺性心)
  左心疾患
  右室流出路狭窄
    弁下 (ファロー四徴症)
    弁性 (肺動脈弁狭窄)
    弁上
心臓
  浸潤 (アミロイドーシス)

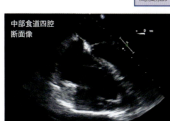

中部食道四腔断面像

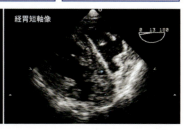

経胃短軸像

全体的な右室収縮機能

- 心肺疾患患者の疾病率や死亡率に対する右室の影響は大きいが，右心機能は左室ほど十分に評価されていない．複雑な形状で心筋量が少なく，連続的な収縮をするため，心エコーによる全体的・局所的な右室壁運動の定量評価は難しい．しかし，あらゆるTEE検査において，複数の断面像や定量パラメータを用いて右室サイズと機能を評価するべきである．
- 現在，ASEガイドラインでは，視覚的な右室評価では不十分であるとされている．右室は幾何学的な形状ではなく，前・後負荷によって形状が変化するため，収縮機能の定量評価は困難である．
- 右室収縮機能の評価には種々の選択肢がある．TAPSE，断層像でのFAC，三尖弁輪速度S'，そして右室のMyocardial Performance Index（RIMP）が最も臨床的に有用で価値がある．3DエコーによるEFはより信頼性が高いように思えるが，3Dデータセットのオフライン解析が必要なため，時間がかかる．これらの指標は，全身麻酔下，人工呼吸中の患者にTEEを用いて検証されてきた．
- 右室機能不全がある場合，以下についてさらに評価する必要がある．
  (a) 右房サイズ，(b) 三尖弁逆流（と右室収縮期圧），(c) 心房中隔の位置，右房圧が高いと左房側に凸となる．(d) 心室中隔の位置，(e) 肝静脈血流

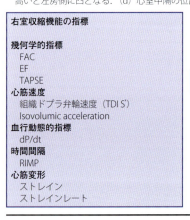

右室収縮機能の指標

幾何学的指標
  FAC
  EF
  TAPSE
心筋速度
  組織ドプラ弁輪速度（TDI S'）
  Isovolumic acceleration
血行動態的指標
  dP/dt
時間間隔
  RIMP
心筋変形
  ストレイン
  ストレインレート

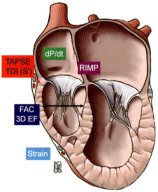

表中の値は以前に推奨されていた値とは異なる．これらの値は心疾患のない正常な人々の母集団から得られたものである．先天性心疾患をもつ患者は除外されている．これらの値はBSAや身長で指数化されていないため，体格が標準から極端に外れた患者は誤って分類される可能性がある．データが不十分なために異常カテゴリに分類できない指標もある．

右室収縮能の指標の概要			正常	異常
FAC[a]（2D）	%FAC=100×$\frac{EDA-ESA}{EDA}$		>42〜56% 49±7	<35%
EF[a]（3D）	%EF=100×$\frac{EDV-ESV}{EDV}$		>51.5〜64.5% 58±6.5	<45%
TAPSE[a]（m-mode）	側壁の弁輪部の運動		21〜27 mm 24±3.5	>17 mm
S'[a]（TDI）	S'（側壁の弁輪速度）		>9.8〜16.4 14.1±2.3	<9.5 cm/s
IVA	Isovolumic Acceleration		1.4±0.5 m/s	
RIMP[a]	MPI=$\frac{(IVRT+IVCT)}{ET}$		0.26±0.085（PW） 0.38±0.08（TDI）	>0.43 >0.54
dP/dt	dP/dt=$\frac{12\ mmHg}{time}$		>400 mmHg/s	<400 mmHg/s
GLPSS[a]	スペックルトラッキング 自由壁のストレイン値（断層像）		>−29±4.5 (more negative)	<−20 (more positive)

PW：パルス波，TDI：組織ドプラ法
[a] Lang RM, et al. J Am Soc Echocardiogr 2015; 28: 1-39 より引用

FAC, EF, dP/dt

面積変化率（FAC）
- 中部食道四腔断面像で収縮期と拡張期に，三尖弁弁尖，肉柱部，乳頭筋を含めて右室心内膜境界をトレースする．
- もし局所壁運動異常がなければ，右室FACは右室EFと相互関係がある．
- 右室収縮機能評価方法として推奨されている（ASE）．

$$FAC(\%) = \frac{RVD\ area - RVS\ area \times 100\%}{RVD\ area}$$

正常値：FAC 42-56%
異常値：FAC＜35%

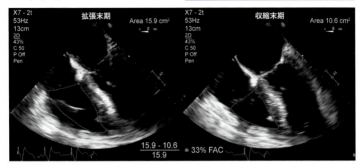

駆出分画率（EF）
- 左室同様に，拡張末期と収縮末期に心内膜境界をトレースすることによりディスク法で計算される容積を用いる．
- 右室全体を評価するが，漏斗部は含まれない．断層像によるRVEFの評価は右室収縮機能評価として推奨されている方法ではない．
- 右室の3Dモデルにより，右室容積とEFをよく推定できる（p.96参照）．

$$RVEF(\%) = \frac{EDV - ESV}{EDV}$$

正常値：44-71%
異常値：＜44%

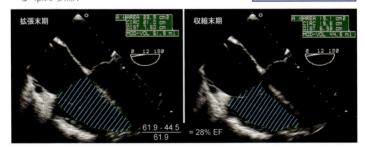

dP/dt
- 収縮中の心室内圧上昇率（dP/dt）は三尖弁逆流の連続波ドプラ波形から推定できる．速度が1m/sから2m/sに上昇する時間（dt）を測定する．dPは16mmHg（2m/s）－4mmHg（1m/s）＝12mmHg（$\Delta P = 4V_2^2 - 4V_1^2$）として計算され，測定したdtで割ることによりdP/dtが得られる．
- 速度が0.5から2m/sまで上昇する間に15mmHgの圧変化があった場合，超音波による圧推定と侵襲的圧測定には高い相関性があるといえる．
- 三尖弁逆流が軽微または高度な場合，偏心性ジェットの場合，局所的壁運動異常がある場合は，dP/dtは有用ではない．
- 右室機能評価に対するルーチンの使用を推奨するにはデータが不十分である．

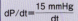

$$dP/dt = \frac{15\ mmHg}{dt}$$

正常値：＞400mmHg/s（dt≦37.5ms）
右室収縮機能低下：＜400mmHg/s（dt＞37.5ms）

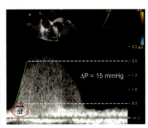

三尖弁輪収縮期移動距離（TAPSE），三尖弁輪速度（S'）

三尖弁輪収縮期移動距離（TAPSE）
- これは三尖弁輪側壁部の長軸方向の収縮期移動距離である．TAPSEは全体的な右室機能を表す測定値で，簡便で再現性があり，血管造影検査，バイプレーンディスク法によるEF，FACとよく相関する．心基部セグメントの動きが右室全体の機能を表すと仮定しているが，右室梗塞や肺塞栓で生じる右室の局所壁運動異常がある場合には信頼性は低い．
- Mモードによる三尖弁輪側壁部運動の測定は角度に依存する．

(A) 中部食道四腔断面像ではTTE像と比べて，Mモードでアライメントを合わせるのが困難である❶．中部食道右室流入流出路像（B）と経胃右室流入路像（C）では，Mモードのアライメントが改善することがある．いくつかの超音波装置に備わっているアナトミカルMモード法(D)では，Mモードカーソルを任意の角度に調整することができる❷.

> **TAPSE**
> 正常値：17-30mm（23mm）
> 異常値：＜17mm

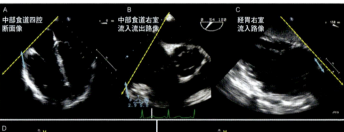

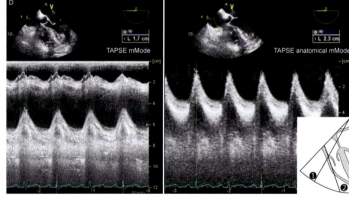

三尖弁輪速度（S'）
- 右室長軸方向の心筋速度は，組織ドプラ法（TDI）を用いて三尖弁輪側壁部で評価できる．右室心基部（もしくは自由壁）での測定が簡単で再現性があるが，中部や心尖部では信頼性が低い．心室中隔は右室機能のみを反映する訳ではないため，測定部位としては用いられない．
- S'波速度は全体的な収縮機能を推定するものであり，収縮力の代用ではない．放射性核種心血管造影で測定したRVEFに対して検証されている．
- 僧帽弁輪石灰化（MAC）や局所壁運動異常（虚血や肺塞栓由来），ドプラのアライメントが不良であることにより，測定値は影響を受ける．開胸手術，肺血栓内膜摘除術，心移植術の後も信頼性は低い．
- 経胃長軸像（三尖弁輪後部）や中部食道右室流入流出路像（三尖弁輪下部）を描出し，三尖弁輪部で測定する．TDIモードを起動し，サンプルボリュームを弁輪側壁部におくことで良好なスペクトル波形が得られる（p.95参照）．最大S'速度を測定する．S'波がベースラインの上下どちらに表示されるのかは，描出した断面像によって変わる．

> 正常値：S'＞9.8-16.4cm/s
> 異常値：S'＜9.5cm/s

Right Index of Myocardial Performance（RIMP） 95

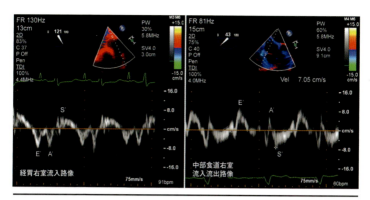

Right Index of Myocardial Performance（RIMP）または Tei Index

- RIMP はドプラにより測定された時間間隔を用いて計算され，右室の収縮・拡張機能の全体的な評価ができる．
- 等容性収縮時間（IVCT）と等容性弛緩時間（IVRT）の合計を駆出時間（ET）で割ることにより求められる．
- 値は動脈圧，心拍数，心室の形状，房室弁逆流，後負荷，前負荷に依存しない．右房圧の上昇〔圧較差が早期に平衡に達するため，IVRT が短縮し，MPI（IMP）が小さくなる〕，不整脈，房室ブロックがある場合には信頼性は低い．
- RIMP は，健常な人や様々な病態において，十分に検証されている．
- RIMP はスペクトルドプラや組織ドプラを用いて測定可能である．

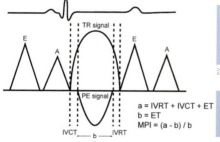

$$MPI = \frac{IVRT+IVCT}{ET} = \frac{TV(close-open)}{ET}$$

ET＝RVOT onset-endflow
TCO＝三尖弁流入血流の終了から次の E 波の開始まで

注：TCO：tricuspid closure to opening time

正常値
パルスドプラでの測定値：0.26±0.085
組織ドプラでの測定値：0.38±0.08
異常値はこれより高値となる．

パルスドプラ（PWD）

三尖弁（TV）と肺動脈弁（PV）の駆出ドプラ波形を得る（RR 間隔が同程度となるように留意する）．以下の時間間隔を測定する．
1. ET：PV 血流持続時間
2. TCO：三尖弁での A 波終了から E 波開始まで，もしくは TR 持続時間

組織ドプラ（TDI）

三尖弁輪側壁部での TDI 波形から，以下を測定する．
1. ET   2. TCO

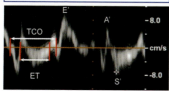
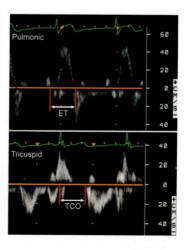

3D TEE による右室容積測定

- 3D TEE による容積推定には，フレームレート 20–25Hz の右室全体の適切な 3D データセットと，サードパーティーソフトウェア（TomTec, Munich, Germany）によるオフライン解析が必要である．このソフトウェアにより心内膜境界が同定され，右室容積測定と EF の計算が可能となる．
- この方法の利点は，右室サイズ全体の測定において，右室の形状をある形に仮定する必要がないということである．MRI と同様の信頼性があり，右室容積推定の現在のゴールドスタンダードである．
- 3D TEE による RVEF の計算の大きな欠点は，高品質な 3D データセットを用いて特殊なソフトウェアでオフライン解析する必要があることである．
- 3D TTE による右室容積と RVEF は，MRI と比較してわずかに過小評価され，女性ではやや高値となり，そして年齢と共に減少する．

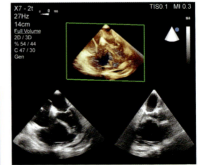

3D RVEF
正常値：>51.5–64.5%（58±6.5）
年齢と性別に依存する
　女性：60–71%
　男性：56–65%
右室収縮能低下：<45%

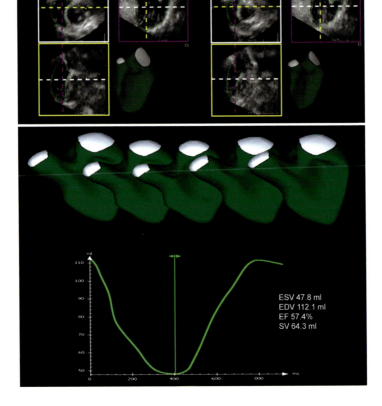

右室ストレイン

- 右室ストレインは，超音波装置のスペックルトラッキングソフトウェアを用いて容易に評価され，表示される．左室と同様に，ストレインは心筋変形の変化率であり，ストレインレートは時間あたりの心筋変形率である．これらにより，全体的・局所的な右室機能が推定できる．
- セグメントに対するストレイン情報は，断層像に重ねて表示されるか，スペクトル波形として表示される．一般的に，長軸方向収縮期最大グローバルストレイン（GLPSS）は中部食道四腔断面像で右室自由壁セグメント（基部/中部＋/－心尖部）単独の平均として，もしくは自由壁と中隔の平均として決定される．
- 右室自由壁のGLPSSの異常値は＜－20%であるが，ソフトウェアによって異なる．右室自由壁のGLPSSは中隔と自由壁セグメント両方の平均ストレインより有意に高い（絶対値として）．

右室自由壁のGLPSS
正常値：＞－29±4.5
右室機能低下：＜－20

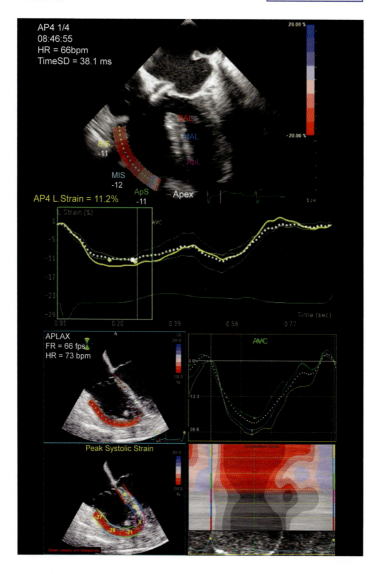

5
冠動脈疾患

冠動脈の解剖……………………………………………… 100
冠動脈の TEE 画像…………………………………………101, 102
局所壁運動……………………………………………… 103
心筋変形………………………………………………… 104
局所ストレイン………………………………………… 105
虚血による合併症……………………………………… 106
右室不全………………………………………………… 107
虚血性僧帽弁逆流………………………………………108, 109
乳頭筋断裂と心破裂…………………………………… 110
心室中隔穿孔…………………………………………… 111
真性瘤と仮性瘤………………………………………… 112
血栓と塞栓……………………………………………… 113

冠動脈の血流分布

- 冠循環は，右冠動脈（RCA），左冠動脈（LCA）と，様々な分枝によって形成される．右冠動脈または回旋枝のどちらの血管から後室間枝（PIV）もしくは後下行枝（PDA）を通して下壁中隔に血液が供給されているかによって，右優位か左優位かが決定される．多くの場合右優位（85％ 右優位）で，残りが回旋枝 8％，両支配が 7％である．
- 左冠動脈は左房・左室を含む左心系に血液を供給する．左冠動脈主幹部は左前下行枝（LAD），回旋枝（Cx），中間枝（15％）に分岐する．左前下行枝は前室間溝を走行し，左室の前壁と側壁（対角枝），前壁中隔（中隔枝），房室束を灌流する．回旋枝は心臓の後ろの房室間溝を左方に走行し，左室の下側壁（鈍角枝）を灌流する．10–15％ の患者では，回旋枝は後室間枝に連続する．
- 右室への冠血流のほとんどは右冠動脈の鋭角枝から供給される．第一中隔枝はモデーターバンドを，後中隔枝は心室中隔の下（後）1/3 を灌流する．30％ の患者では円錐枝が分枝し，漏斗部を灌流する．通常右室は，収縮期にも拡張期にもよく灌流される．

左冠循環	右冠循環
左冠動脈（LCA）	右冠動脈（RCA）
● 左前下行枝（LAD） 　－ 中隔枝（S1, S2）：前壁中隔 　－ 対角枝（D1, D2）：左室前壁 　－ ±円錐枝：右室自由壁 ● 中間枝 ● 回旋枝（Cx） 　－ 鈍角枝（OM）：左室前壁/下側壁， 　　左房壁 　－ 後下行枝（PDA）15％：左室下壁， 　　心室中隔，後乳頭筋	－ 円錐枝（50–60％）：右室流出路 － 洞結節枝（60％） － 鋭角枝（AM）：右室側壁 － 対角枝：右室前壁 － 後下行枝（PDA）85％：左室下側壁，下壁 乳頭筋の血流支配： － 前外側乳頭筋は 2 本の動脈支配 　（鈍角枝＋対角枝） － 後内側乳頭筋は単一動脈支配 　（右冠動脈または鈍角枝）

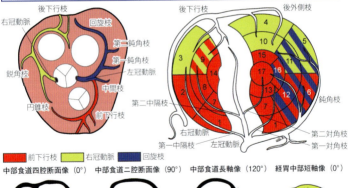

中部食道四腔断面像（0°）

中部食道二腔断面像（90°）

中部食道長軸像（120°）

経胃中部短軸像（0°）

17 分画モデル					
心基部		**中部**		**心尖部**	
1	心基部前壁（D1）	7	中部前壁（D1）	13	心尖部前壁（D2）
2	心基部前壁中隔（S1）	8	中部前壁中隔（S1）	14	心尖部中隔（S1）
3	心基部下壁中隔（PDA）	9	中部下壁中隔（PDA）	15	心尖部下壁（PDA）
4	心基部下壁（PB）	10	中部下壁（PB）	16	心尖部側壁（OM）
5	心基部下側壁（OM）	11	中部下側壁（OM）	17	心尖部（D2）
6	心基部前側壁（OM）	12	中部前側壁（OM）		

冠動脈のTEE画像

冠動脈の描出

- TEEは冠動脈を描出することができるが，走行が湾曲しているため，良好に描出できるのは近位部のごく短い部分のみであり，最適とはいえない．
- 左冠動脈近位部は左前下行枝と回旋枝に分岐する；中部食道大動脈弁短軸像で後方に向かう回旋枝がプローブ付近に描出される．回旋枝は，中部食道二腔断面像では左心耳付近に短軸像として観察される．前方に位置する右冠動脈は中部食道大動脈弁短軸像・長軸像で6時方向に描出される．
- 冠動脈径（5mm）の測定が可能である．
- カラードプラのナイキスト限界を低く（30cm/s）することで冠血流が表示される．心エコー法で冠動脈狭窄を評価するのは困難である．狭窄部位より近位の血流加速が，拡張期優位の増加した血流として観察されることがある．
- パルスドプラでは，拡張期に速度の速い二相性の連続性血流が観察される．

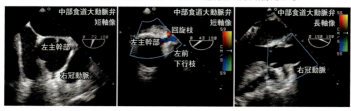

回旋枝の走行は修正中部食道大動脈弁長軸像（110°）から追っていくことができる．（A）シャフトをゆっくり半時計（左）回転し，大動脈から分岐する左冠動脈主幹部起始部を同定する．（B）シャフトをさらに半時計（左）回転し，左冠動脈主幹部が左前下行枝と回旋枝に分岐するのを同定する．（C）回旋枝と冠静脈洞が交差する部位（回旋枝が上方）が短軸像で描出される．（D）回旋枝遠位部と冠静脈洞は房室溝に沿って平行に走行する．A. 左冠動脈主幹部起始部，B. 左冠動脈主幹部の分岐部と回旋枝，C. 交差部位，D. 回旋枝遠位部と冠静脈洞

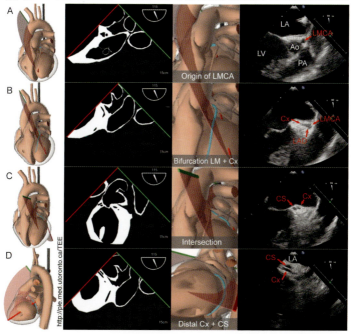

冠動脈の TEE 画像

冠動脈奇形
- 冠動脈奇形は稀で，1% の有病率である．
- 確立された分類法はないが，(1) 起始部，(2) 走行，(3) 終末の異常，に分けられる．
- 最も一般的で，心臓突然死の可能性があるために潜在的に最も致死的なのは，冠動脈起始異常である．単一冠動脈が大動脈と肺動脈の間を走行している場合，特に圧迫されやすい．
- 心筋架橋は心外膜動脈の壁内走行部分を覆う筋肉として定義され，収縮期に動的な動脈圧迫を引き起こす可能性がある．
- 先天性冠動脈瘻 (CAF) では，冠動脈の枝が，心腔・冠静脈洞・上大静脈，・肺静脈と直接交通している．この病態が継続すると，慢性的な容量負荷となる．

冠動脈奇形
起始異常
肺動脈
単一冠動脈
無冠尖
走行異常
心筋架橋
重複
終末端異常
冠動脈瘻

左冠動脈肺動脈起始症
- この病態は成人ではブランド・ホワイト・ガーランド症候群と呼ばれている．
- 患者は乳児期に死亡することが多いが，左右の冠動脈間に側副血行が発達することで成人期まで生存することもある．左冠循環を通って肺動脈への逆行性血流があり，前壁虚血を引き起こす．
- 左冠動脈主幹部は主肺動脈から起始する．
- 中部食道大動脈弁長軸像及び短軸像で，巨大な右冠動脈が観察される．
- 側副血行路のために心筋内に複数の乱流血流が描出され，まるで心筋が燃えているように見える．
- 左冠動脈主幹部が左バルサルバ洞ではなく，主肺動脈から起始しているのが同定できることがある．
- パルスドプラによる左冠動脈血流は，正常では拡張期優位なのが収縮期優位となる．カラードプラ/パルスドプラで，左冠動脈主幹部から肺動脈への拡張期逆行性血流が描出される．

(A) 中部食道大動脈弁長軸像のカラードプラで，収縮期及び拡張期に巨大な右冠動脈（矢印）が灌流されているのが描出されている．(B) TTE の傍胸骨短軸像で心筋内側副血行が描出され，心臓が燃えているように見える．(C) TTE の傍胸骨右室流入流出路像で，冠動脈が主肺動脈（矢印）から起始し，肺動脈と大動脈の間を走行しているのが描出されている．

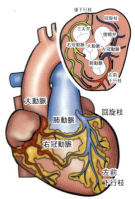

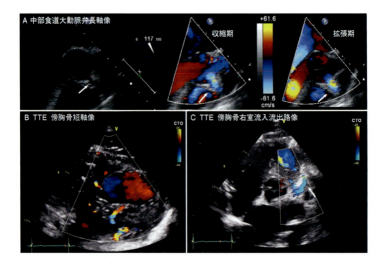

局所壁運動

- 17セグメントモデルでは左室が各セグメントに分割され、局所壁運動異常（RWMA）について詳細な情報が得られる。
- 局所壁運動異常の検出は、定性的な視覚評価と、収縮期のセグメントの動きや壁厚増大などの評価尺度に基づいて行われる。壁運動低下は内方運動と壁厚増加が低下している状態、壁運動消失は壁運動も壁厚増加もない状態、奇異性壁運動は収縮期に壁厚が減少し、奇異性に外方に動く状態（例．瘤など）と定義される。

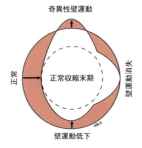

- 壁運動異常の存在は心筋虚血を示唆している。血管が閉塞すると、TEE では数秒以内に心筋虚血を検出可能で、心電図の ST 変化や循環動態変化よりも早い。最初の変化は、拡張能が弛緩障害パターンとなり、その後収縮能が低下する（壁厚増加は感度が高い）。壁内の血流がわずか 20% 減少するだけで、局所機能は悪化する。
- しかし全ての局所壁運動異常が急性心筋虚血によるものではなく、その評価は様々な要因によって複雑になっている可能性がある。これらの要因は、壁厚増加異常の虚血マーカーとしての特異度を低下させる。
  - フォアショートニングにより超音波断面が左室の真の心尖部を通らないと、中部食道左室像で真の左室長が短縮し、心尖部セグメントが歪んで表示される。
  - 偽性の壁厚増大は、正常な左右への心臓の動き（平行運動）のために壁厚が増加していると錯覚することにより起こる。
  - 伝導異常（右脚ブロックではなく左脚ブロック）やペーシング異常により心室中隔の非協調運動が起こり、収縮期に外方への奇異性中隔運動を引き起こす。
  - 局所壁運動異常は心筋炎、サルコイドーシス、ストレス心筋症（たこつぼ）のようなその他の病変でも起こる。
- 半定量的な壁運動スコアを各セグメントに割り当て、描出できた全てのセグメントのスコアの平均を左室壁運動スコア指数として計算する。以前の ASE ガイドラインでは壁運動スコアは 5 段階に分けられていたが、現在のガイドラインでは瘤にスコアを割り当てていないために 4 段階となっている。

壁運動スコア	壁運動	半径変化率		壁厚増加
1　正常/過収縮	内方運動	>30%	+++	30-50%
2　壁運動低下	内方運動	10-30%	++	30-50%
3　壁運動消失	なし	なし	0	<10%
4　奇異性壁運動	外方運動	なし	0	なし

出典：Lang R, et al. J Am Soc Echocardiogr 2015；28：1-39.

壁運動スコア指数（WMSI）＝壁運動スコアの合計/描出されたセグメント数
正常 WMSI＝1、WMSI>1.7 であれば 20% 以上の灌流低下を示唆する。

慢性的な左室分画機能不全

- 心筋梗塞（MI）は冠血流の長期の減少により心筋に不可逆的な傷害が生じた状態である。心筋は、初期には壁厚は正常のまま壁運動消失となるが、4-6 週間後には壁は菲薄化し、エコー輝度が高くなる。貫壁性の心筋梗塞では限定された領域の壁運動が消失し、壁が菲薄化する。非貫壁性の心筋梗塞では壁運動が低下するが、壁の菲薄化は軽度である。
- 心エコーでは急性心筋梗塞と進行性の虚血は鑑別不能である。隣接している領域の壁運動が、テザリング、局所的な負荷状態や気絶心筋（stunning）などに影響されるため、虚血心筋の範囲は過大評価される。
- 気絶心筋とは、虚血後に可逆的な機能不全を認めるバイアビリティのある心筋である。心臓手術や経皮的冠動脈インターベンションにより正常な冠血流が回復した後に起こることが多い。
- 冬眠心筋は冠動脈灌流減少による、セグメントごとの持続的な心筋機能不全であり、冠動脈灌流が回復することで改善する。ドブタミン負荷心エコー法で評価可能である。ドブタミン投与に対して二層性の反応を示し、低容量では壁運動が改善するが、高容量では悪化する。

- 虚血が起こると，虚血心筋とそれに隣接する心筋の両方で，収縮力が減少し，心筋変形も変化する．組織速度，ストレイン，ストレインレートは虚血や梗塞で減少する．障害されたセグメントで S'速度は 5 秒以内に低下するが，急性の虚血と虚血再灌流障害を鑑別することはできない．組織速度はテザリングにより局所機能を正確には反映しない可能性がある．
- 非虚血領域と比較して，虚血心筋の収縮期の速度のパターンには 3 つの特徴がある．
  ① Early peak positive strain（PPS）（早期にピークのある正のストレイン）
  ② Reduced peak systolic strain（PS）（減少した収縮期ストレイン）
  ③ Postsystolic shortening（PSS）（収縮期終了後の心筋短縮）
- Postsystolic shortening は収縮末期（大動脈弁閉鎖）後に，局所の弛緩が遅延するために心筋が短縮することと定義づけられ，局所の収縮機能不全がある心筋に見られる．

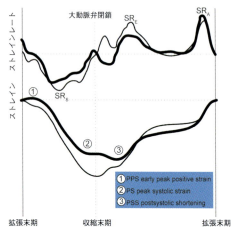

- Postsystolic shortening は急性虚血の検出と冠動脈疾患の診断において，peak systolic strain や壁厚増加よりも優れている．Postsystolic shortening は虚血が短時間で peak systolic strain が急激に回復する場合でも持続する．Postsystolic shortening は健康な患者でも見られ，心筋虚血を必ずしも示唆しているとはいえない．

虚血による心基部前壁の局所壁運動異常（赤い曲線）の 1 例を下図に示す．① Early peak positive strain，② Reduced peak systolic strain（値は−12），③ Postsystolic shortening

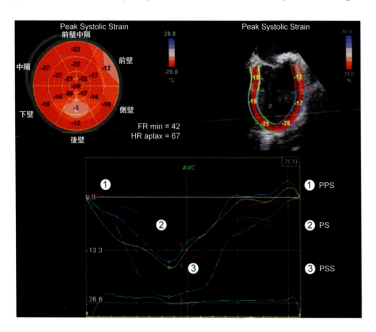

局所ストレイン

- ストレインにおけるブルズアイパターンは冠動脈疾患による局所的な障害をピンクや青色の部分として同定するのに役立つ．極めて低いストレイン値（絶対値が低い）は，そのセグメントにバイアビリティがないことを意味している．

（A）ブルズアイは冠動脈の分布に重ねて表示される．（B）左前下行枝病変，（C）右冠動脈病変，（D）左前下行枝＋回旋枝病変，のそれぞれの場合の異常なブルズアイが表示されている．

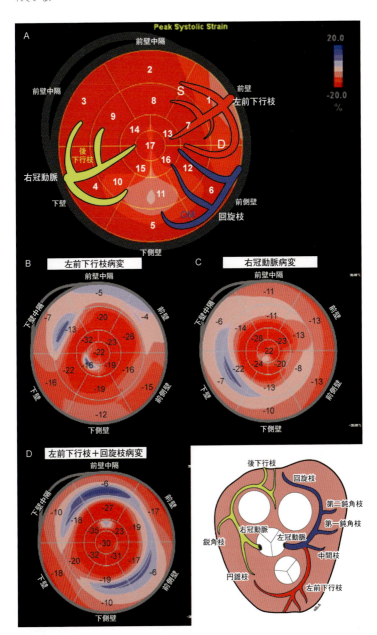

虚血による合併症

- 心エコーでは心筋梗塞を高感度で診断することができ，予後やリスク層別化の手段としてさらに重要である．
- 冠動脈バイパス術後の局所壁運動異常は合併症発生率と死亡率を増加させる．
- 心筋梗塞後の死亡の最も重要な予測因子である左室機能不全と心原性ショックは，心エコーで容易に評価できる．
- 心原性ショックは心筋梗塞後 1-7 日以内に急激に起こり，その原因は，心筋の機能不全や，心室中隔穿孔・心破裂，急性僧帽弁逆流，動的左室流出路狭窄などの機械的合併症である．
- 左室瘤や血栓のような慢性の機械的合併症は予後を悪化させる．

虚血による合併症	
A. 慢性的な局所左室機能不全	E. 血栓
B. 左室拡大	F. 左室瘤
C. 僧帽弁逆流	G. 心室中隔穿孔
D. 乳頭筋機能不全または断裂	H. 心嚢液貯留

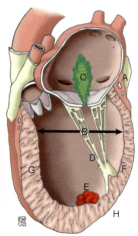

慢性的な局所左室機能不全

- 局所壁運動異常は心筋虚血の結果として起こる（p.103 参照）．貫壁性の心筋梗塞では心筋に瘢痕が形成され，そのセグメントはエコー輝度が高く菲薄化し，壁運動が消失している．非貫壁性の心筋梗塞では壁運動は低下するが，菲薄化は軽度である．
- 心エコーでは，急性心筋梗塞を進行性の虚血や気絶心筋・冬眠心筋と鑑別することはできない．なぜなら，それらは全て局所壁運動異常の原因となるからである．
- 経胃中部短軸像は，左室中部のセグメントと左室腔の大きさの評価に用いられるドーナツ状の断面像である．この像で拡張期及び収縮期の局所壁運動異常と収縮期壁厚増加を評価する．

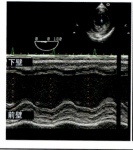 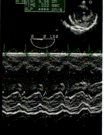

経胃短軸像の M モード：
左図；前壁（壁運動低下）＋下壁（壁運動消失）
右図；正常壁運動

左室拡大

- 複数の冠動脈が閉塞して虚血が起こると，左室は拡張して機能低下し，虚血性心筋症となる．左室壁は拡張期に乳頭筋の偏位を伴って菲薄化する．心腔内の血流速度が遅いともやもやエコーを生じる．
- 心室中隔は右室側に突出し，左室の形状は球状となる．中部食道像や経胃像で拡張末期と収縮末期に左室径を計測することにより，左室の変形の程度は左室球形度指数（Sphericity Index）として表される．

左室球形度指数（Sphericity Index）
＝左室長径（L）/左室幅（W）
正常値≧1.5；高度異常≦1（拡張末期）

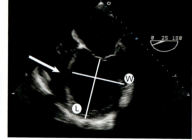

右室不全

右室機能不全

- 右室機能不全は多くの場合，全体的な左室機能とは無関係に起こるが，左室梗塞の部位や範囲には依存している．軽度（10%）から高度（40%）の右室機能不全は，下壁及び下側壁梗塞後に生じるが，前壁梗塞後に生じることは稀である．
- 単独の右室梗塞は鋭角枝より近位の右冠動脈閉塞でない限りめったに起こらない（3%）．
- 右室は以下の要因で虚血から保護されている．(1) 右室心筋重量が少ないため，酸素必要量が少ない，(2) 全心周期において冠灌流がある，(3) 酸素が拡散により供給される．
- 右室機能は心筋梗塞後の患者の死亡と心不全の独立した予測因子である．

> **右室機能不全**
> 心筋梗塞の 10-40%
> 左室下壁＋後壁梗塞
> 鋭角枝（右冠動脈）
> 左室下壁セグメントの壁運動異常
> 右室拡大
> 右室機能低下
> 機能的三尖弁逆流

(A) 中部食道四腔断面像，(B) 中部食道右室流入流出路像により，局所的もしくは全体的な右室機能不全が描出されており，右室は拡大している．右室収縮機能の評価については第4章で説明されている．左室下壁の局所壁運動異常が同時に観察されることがある．稀に，乳頭筋断裂による高度三尖弁逆流がカラードプラで認められる．

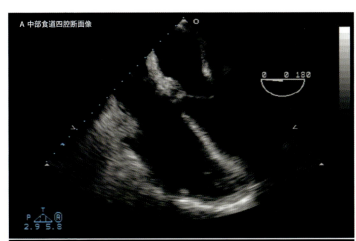

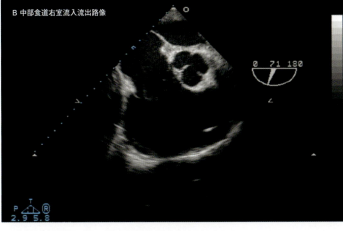

虚血性僧帽弁逆流

- 軽度から中等度の僧帽弁逆流は急性心筋梗塞後の 45％ の患者で起こり（前壁梗塞 15％，下壁梗塞 40％），予後不良の予測因子である．
- 急性僧帽弁逆流は乳頭筋虚血または断裂（後内側乳頭筋は単一動脈支配），もしくは左室機能不全による拡張期圧上昇の結果引き起こされる．
- 慢性虚血性僧帽弁逆流は，左室リモデリングにより左室形態が変化し，僧帽弁装置が歪むことにより引き起こされる．弁輪拡大により弁尖の高さが減少し（弁輪の平坦化），乳頭筋が外方に偏位して腱索が延長し，僧帽弁尖が左室心尖部方向に引っ張られる．これを tenting という．弁尖の tenting は，tenting の距離，面積，容積測定から定量評価する．
- 僧帽弁尖のテザリングにより弁尖の接合が不完全となる．対称性のテザリングでは僧帽弁両尖が共に牽引され，中心性僧帽弁逆流となる．非対称性テザリングは一つの弁尖（後尖であることが多い，下図参照）の可動域が制限され，偏心性の僧帽弁逆流ジェットとなり，逆流の程度はより重症である．
- 慢性虚血性僧帽弁逆流は機能性僧帽弁逆流（Carpentier 分類 typeⅢB，p.152 参照）であり，左室心筋の問題で，僧帽弁尖の形態は正常であるが可動制限がある．

> **慢性虚血性僧帽弁逆流の TEE 所見**
> A. 僧帽弁逆流：中心性，偏心性，重症度
> B. 左室：拡張，局所壁運動異常，左室球形度指数 (Sphericity Index)
> C. 僧帽弁：弁輪径，平坦化
> D. 乳頭筋の後方，心尖部方向への偏位
> E. 僧帽弁尖と弁輪の間のテザリング角度
> F. 僧帽弁弁尖のテザリング（収縮中期）：高さ，面積，容積

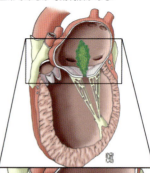

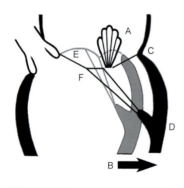

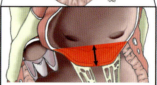

弁尖の tenting の程度は，弁輪部と弁尖接合部を基準として距離，面積，容積を測定することにより定量評価する．以下の値は優位な tenting とみなされる．
- Tenting depth (distance) ＞1cm
- Tenting area ＞1cm^2
- Tenting volume ＞3.9cm^3

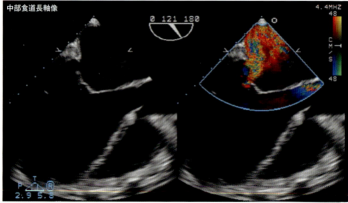

中部食道長軸像

虚血性僧帽弁逆流

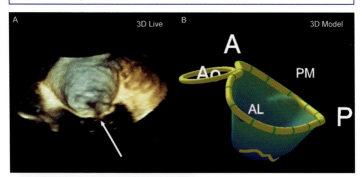

機能的僧帽弁逆流

- 最近の 2014 年 AHA/ACC ガイドライン（下表）において，機能的僧帽弁逆流では一次性の器質的僧帽弁逆流と比較して，有効逆流弁口面積（EROA）と逆流量のカットオフ値は低い値が推奨されている（p.153 参照）．これは弁尖の接合不良部位の線に沿った中心性僧帽弁逆流のジェットが細長い形状となるためである．2017 年の ASE ガイドラインでは，EROA による重症度分類の基準値は一次性僧帽弁逆流と二次性僧帽弁逆流で区別されていない．
- EROA は，一次性僧帽弁逆流の高度の基準が 0.4cm^2 であるのに対して，慢性虚血性僧帽弁逆流では 0.2cm^2 と低い値となっている．
- 逆流量の予後評価値も，一次性の器質的逆流（＞60ml）と二次性の機能的逆流（＞30ml）で違いがある．
- 慢性虚血性僧帽弁逆流では PISA の半径は収縮期に変化して早期と後期にピークがあり，収縮中期に減少する．PISA を用いて EROA を計算する場合には注意が必要である．
- 縮流部幅（VCW）は，中部食道大動脈弁長軸像や中部食道四腔断面像でナイキスト限界を 50-60cm/s に設定し，血流加速部位より上方の部分で，弁尖接合線に対して垂直に僧帽弁逆流ジェットの径を計測する．
- 早期の血行再建は慢性虚血性僧帽弁逆流を予防する．僧帽弁に対する様々な外科的手術があるにもかかわらず，慢性心不全の内科的治療より長期予後がより証明されているものはない．僧帽弁形成術の不成功予測因子は以下の通りである．高度の慢性虚血性僧帽弁逆流では僧帽弁置換が必要になることが多い．

虚血性僧帽弁逆流の重症度				
パラメータ	ステージ A	ステージ B	ステージ C	ステージ D
	at risk	progressive	asymptomatic	symptomatic
EROA（cm^2）	＜0.2	＜0.2	≧0.2	≧0.2
縮流部幅（cm）	＜0.3		≧0.7	≧0.7
逆流率（%）		＜50	≧50	≧50
逆流量（ml）		＜30	≧30	≧30

EROA：有効逆流弁口面積
出典：Nishimura RA, et al. AHA/ACC Guidelines. JACC 2014；63(22)：e57-188.

慢性虚血性僧帽弁逆流の僧帽弁形成術の不成功予測因子
複数の僧帽弁逆流ジェット
側壁の壁運動異常
Tenting height≧11mm
僧帽弁輪径（中部食道四腔断面像）≧3.7cm
Tenting area（中部食道長軸像）≧1.6cm^2
高度僧帽弁逆流

（A）リアルタイム 3D TEE による，虚血性拡張型心筋症による僧帽弁尖の可動域制限と中心部の接合不良（矢印）を有する患者の収縮期の画像（左房側からの Live 3D モード）（B）僧帽弁 3D モデルの静止再構成画像で，両尖の高度の可動制限と tenting が認められている．

乳頭筋断裂と心破裂

乳頭筋断裂

- 乳頭筋断裂は血栓溶解療法後に発生する稀な (1%) 合併症であり，心筋梗塞後 2-7 日と早期に発症し，致死率は 50% である．乳頭筋断裂の患者は内科的治療では予後不良であるので，緊急外科治療を要する．
- 乳頭筋断裂が発生するのは，後下行枝（右冠動脈＞回旋枝）からの単一動脈支配である後内側乳頭筋がほとんどである．両方の僧帽弁尖は共に後乳頭筋に付着しているため，前尖・後尖のどちらかが翻転し，病変とは反対側に向かう高度の偏心性僧帽弁逆流となる．
- 小さな範囲の下壁梗塞で，周囲の正常心筋は過収縮しているが下壁は局所壁運動異常を伴っている場合もありうる．
- 翻転または逸脱した僧帽弁尖とそれに付着した腫瘤（矢印）が収縮期に左房内に認められるのが乳頭筋断裂の特徴的な断層像所見であり，(A) 中部食道像と (B) 経胃像で描出されている．(C) カラードプラで左房全体に高度の僧帽弁逆流が描出されている．左房圧が急速に上昇すると左房と左室の圧較差が低下し，カラージェット面積が小さくなることもある．

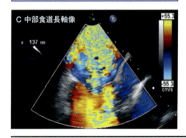

乳頭筋断裂の TEE 画像
中部食道像及び経胃像で観察
後乳頭筋断裂（回旋枝）＞前乳頭筋断裂
僧帽弁を通過する可動性腫瘤
下壁局所壁運動異常
左室の過収縮

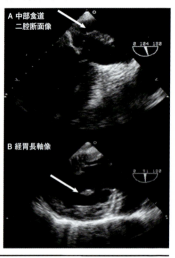

A 中部食道二腔断面像
B 経胃長軸像
C 中部食道長軸像

心破裂

- 心筋梗塞発症後 5 日以内 (50%) から 2 週間 (90%) の間に 1-3% の患者で起こり，心筋梗塞後の死亡の 10% を占める．破裂は貫壁性の心筋梗塞患者でのみ発生し，大部分が側壁（回旋枝）の病変である．
- 病理学的に 3 つの型に分類される：
  - I 型（最初の 24 時間）血栓溶解療法後の全層破裂
  - II 型（1-3 日間）梗塞部位の心筋のびらん
  - III 型（晩期）梗塞部位と正常心筋の境界領域
- 中部食道像もしくは経胃像の断層像では，血栓を伴ったびまん性，限局性の心囊液が描出されることが多い．局所壁運動異常を認める．カラードプラで心室から心膜腔への血流が描出できることはほとんどない．
- 心囊血腫は血栓溶解療法の結果として起こる可能性がある．コントラストエコーは心破裂の診断において感度は高いが，特異度は 100% ではない．

右図では，心筋梗塞 1 週間後の患者の心囊液貯留（矢印）が中部食道四腔断面像で示されている．

中部食道四腔断面像

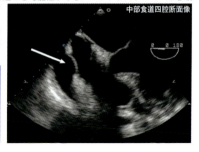

心破裂の TEE 画像
中部食道像，経胃像における貫壁性の心筋梗塞
側壁の局所壁運動異常（回旋枝）
心囊液貯留
心タンポナーデ

心室中隔穿孔

- 心室中隔穿孔は血栓溶解療法後の 0.2% に起こり,急性心筋梗塞後 2-5 日で発症し,死亡率は 50% である.
- 穿孔は貫壁性梗塞部位と正常心筋との境目で起こり,両心室間が交通する.
  - 心尖部(前壁梗塞,前下行枝)≫心基部下壁中隔(下壁心筋梗塞,右冠動脈+回旋枝)
  - 穿孔は単純に一つの間隙であるか,30-40% は交通孔が蛇行して複雑な網目構造となる.
- 左右シャントの結果,右室の容量負荷となって肺血流量が増加し,二次的に左房や左室の容量負荷となる.
- カラードプラは心室中隔穿孔を診断するのに最適である.単一あるいは複数の孔から右室方向への乱流血流が収縮期に描出される.心尖部/前壁の心室中隔穿孔は中部食道大動脈弁長軸像/四腔断面像か深部経胃像で,心基部/下壁の心室中隔穿孔は中部食道四腔断面像と経胃心基部・中部短軸像で描出される.
- 断層像では,菲薄化した心筋と局所壁運動異常が認められ,周囲の正常部位では過収縮となっている.欠損孔の大きさを計測する.
- 連続波ドプラ波形は,高流速の左右短絡血流となる.シャント率(Qp/Qs)は肺動脈弁と大動脈弁の通過血流を測定することで計算できる.

(A)心尖部前壁中隔の小さな VSD は蛇行しており,右室へのカラーフローが中部食道四腔断面像と経胃像で描出されている.(B)心室パッチ修復後の血流が左室側に認められるが,中隔を通過はしていない.(C)この患者では,経胃中部のカラードプラ(ナイキスト限界 59cm/s)で,下壁中隔に乱流血流を伴った大きな欠損孔が描出されている.

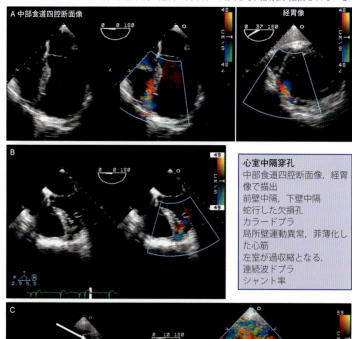

真性瘤と仮性瘤

真性瘤
- 瘤壁には心筋の三層全てが含まれており，広い入口部（頸部）で心室とつながっている．
- この合併症は貫壁性心筋梗塞の 12–15% に起こり，（A）前壁及び（B）心尖部の心筋梗塞（前下行枝）が高リスクであり，（C）心基部下壁梗塞がそれらに続く．壁在血栓は 40–50% に存在し，抗凝固療法の適応となる．
- 難治性心不全，再発性塞栓，難治性心室不整脈は全て外科的切除の適応となる．
- 局所壁運動異常，菲薄化した，または突出した左室壁に瘤の入口部が広く開口しているのが断層像の特徴所見である．瘤壁に血栓が重なって肥厚したように見える．

> **真性瘤の TEE 画像**
> 中部食道二腔断面像，経胃短軸像，経胃長軸像で描出
> 前壁＋左室心尖部（前下行枝），心基部下壁（回旋枝）
> 菲薄化した瘤壁への移行部は滑らかである．
> 入口部が広い，入口部：瘤径の比＞0.5
> 壁運動は消失している．
> 血栓

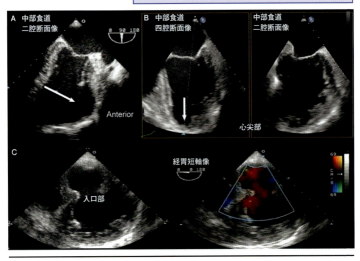

仮性瘤
- 仮性瘤は左室自由壁の被包性破裂で，瘤の外壁は心膜と壁在血栓から形成される．左室への入口部は狭く，その径が瘤径の 50% 未満と定義される．
- 瘤は小さいままの場合もあれば，進行性に拡大していく場合もある．症状の有無や瘤の大きさにかかわらず，突然死を予防するために全ての患者に外科的治療をすることが推奨されている．
- 仮性瘤は中部食道像または経胃像を用いて描出される．局所壁運動異常が認められ，正常心筋から菲薄化した瘤壁に急峻な角度で突然移行する．入口部（頸部）/瘤径の比が＜0.5 である．仮性瘤内に血栓が形成されることがある．
- カラードプラでは両方向性の低速の血流が描出される．

> **仮性瘤**
> TEE では中部食道像，経胃像で描出される．
> 心膜＋血餅
> 細い入口部（頸部）
> 収縮期にサイズが大きくなる．
> カラードプラで仮性瘤内の血液の流入出を確認

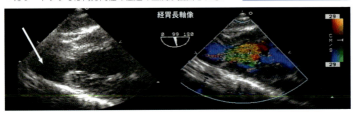

血栓と塞栓

血栓と塞栓

- 心筋梗塞後の壁在血栓は全体的な発生率は 15-60% であるが，再灌流によって減少する．
- 左室血栓は局所壁運動異常（範囲に関係する），瘤，及び重篤な全体的機能不全による血流停滞が原因で起こる．広範囲の前壁心筋梗塞で起こることが多く，下壁や側壁の心筋梗塞では頻度は低い．
- 脳卒中，四肢虚血，腎梗塞，または腸管虚血を起こすような臨床的に明らかな全身性の塞栓は，急性心筋梗塞発症後 10 日間で起こることは稀である（2%）．抗凝固療法は速やかに始められるべきであり，3-6 ケ月継続する．
- 心エコーは最適な診断検査であり，血栓を正確に描出できる．左室心尖部は TTE プローブに最も近いので，血栓の診断には TTE が適している．中部食道像や経胃像で，薄く重なった血栓により左室心尖部が心室中隔と比較して肥厚しているように見え，同部位が局所壁運動異常を示すのが特徴所見である．
- 新鮮な血栓は有茎性で可動性があり，塞栓症の高リスクとなる（35%）．カラードプラでは血栓存在部位には血流が表示されない．

（A）TTE の心尖部四腔断面像の拡大像で肥厚した左室心尖部が描出されており，血栓として矛盾しない．（B, C）巨大な心尖部血栓が，中部食道四腔断面像と心尖部の拡大像で描出されている．血栓のエコー輝度はその下にある心筋とほぼ同じである．（D, E）修正深部経胃像と中部食道長軸像で，広範囲の前壁心筋梗塞患者の左室壁に沿って巨大な血栓が形成されているのが描出されている．

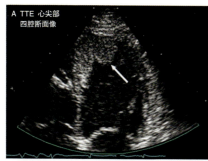

左室内血栓のエコー
TTE はゴールドスタンダードである．
TEE では中部食道，経胃像を用いて描出する．
前壁，心尖部，下壁
局所壁運動異常（壁運動消失/奇異性壁運動）
肥厚した心筋
有茎性（早期）
薄層状（晩期）
もやもやエコー
カラードプラで血流がない．

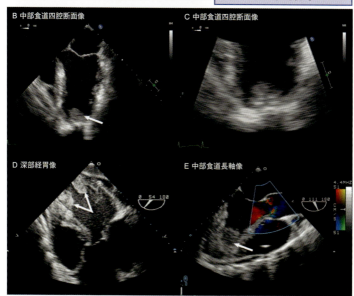

6
拡張能学

拡張能··116, 117
ドプラ評価··118−120
圧上昇··　　121
拡張不全のグレード·····································122, 123
臨床応用··124, 125
右室拡張能···126, 127

正常な拡張能の生理学

- 拡張期とは心収縮の後に続く心室充満の期間のことである．臨床的には大動脈弁閉鎖から僧帽弁閉鎖までと定義され，生理学的には心筋弛緩の期間と定義される（実際には収縮末期から起こるが）．
- 拡張期には，エネルギー依存性で相互に関連した細胞的機械的過程があり，心臓の弛緩と充満を可能にしている．心室収縮能が正常であるためには，適切な拡張期充満が不可欠である．拡張期は，安静時の心拍数で心周期の2/3を占め，心拍数が増加すると短縮する．
- 拡張期は4つの時相に分けられる．

心室の拡張期の時相

❶ **等容性弛緩期（IVRT）**：大動脈圧が左室圧を超え，大動脈弁が閉鎖する時から始まり，左室圧が急速に左房圧より低くなり，僧帽弁が開放するまで．
❷ **急速流入期（E波）**：左房圧が左室圧を超え，僧帽弁が開放する時から始まる；さらなる左室の弛緩で血液が急速に左室に吸い込まれ，左室圧が上昇する．
❸ **静止期（左室充満の緩やかな勾配）**：左室弛緩は拡張期の最初の1/3で終了する．左室圧が左房圧と同じレベルまで上昇し，左室コンプライアンスによって左室充満が緩徐になる．左房圧と左室圧が等しくなると，開放した僧帽弁を通過する血流はなくなり，静止期と呼ばれる．
❹ **心房収縮期（A波）**：左室の前負荷の締めくくりとして拡張末期に起こる．左房圧が左室圧を超え，僧帽弁が再開放され，左室充満が起こる．通常左室前負荷の15–20%に寄与するが，拡張能不全の場合は50%の寄与にもなりうる．心房細動の場合には認められない．

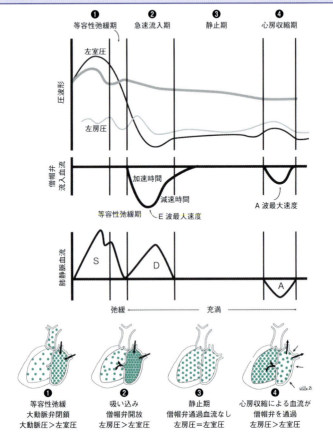

拡張能

拡張能の規定因子

- 心腔内容量が増加するにつれ心筋線維は非線形的に伸びる；左室硬度（コンプライアンス）の関係で幾何学的に圧が増加する．心筋線維の伸長性，結合組織の弾性，心径，壁圧，そして心膜による制約の程度によって左室硬度の曲線勾配は変化する．正常な心室では拡張期硬度は低く（コンプライアンスが高い），容量が増加しても圧の上昇は小さい．
- 左房は，血液リザーバー，導管，そして拡張末期に能動的ポンプとして働くため，左室拡張能の重要な規定因子である．右に列挙しているように，正常な拡張能の規定因子は多数存在する．
- 拡張能の評価のゴールドスタンダードは，正確性の高い特殊なカテーテルを用いて左室容量と左室圧を同時に計測し，硬度を評価することである．
- 侵襲的な拡張能評価の方法として瞬間最高左室圧減衰率（−dP/dt），左室圧曲線の減衰時定数（tau, τ），そして硬度係数がある．τが小さいと弛緩が急速であることを表す．

拡張能の規定因子
心筋弛緩
心筋硬度
左房機能
心膜による制約
右室サイズと機能
胸腔内圧
心拍数，房室伝導
僧帽弁機能
神経ホルモン
前負荷
後負荷

正常拡張能時の値	
−dP/dt	−2000mmHg/s
tau, τ	25–40ms
IVRT	60–90ms

心エコーによる拡張能評価

- まず初めに心臓の構造的異常について検査する．左室サイズや壁圧の異常，心機能低下，そして左房拡大などは拡張不全の存在を示唆する．
    - 拡張不全は正常な心臓ではまず起こりえない．
    - 拡張不全は収縮能が正常でも起こりえる．
- 僧帽弁疾患や，心房細動・心ブロック・心室ペーシングなどの調律異常を除外する．それらの存在下では，拡張能を評価するためのドプラ指標があてにならない．
- ドプラ心エコー法は非侵襲的に拡張不全を評価し，診断，予後，治療の決定に寄与する．左室拡張能のドプラ評価では，（1）心室弛緩，（2）心室コンプライアンス，（3）充満圧に関連した指標を測定する．

初期評価
構造的心疾患
左室サイズ，壁圧，機能
左房サイズ

除外するべき病態
不整脈
僧帽弁疾患

計測
僧帽弁流入血流（PW）
僧帽弁輪部組織ドプラ
肺静脈血流（PW）

- ガイドラインでは拡張能を評価するために複数の指標を使用することを推奨している．
    - 正常値と拡張不全の値には重複する部分がある．
    - 単一の優れた指標はない．
    - ドプラ指標は一定しないかもしれない；計測値がより一定していれば，拡張不全の可能性がより高くなる．
    - これらの指標の多くは前負荷，後負荷，心拍数，そして調律依存性であるため，周術期の評価は難しくなる．

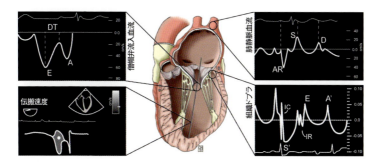

ドプラ評価

僧帽弁流入血流	
<ul><li>中部食道四腔断面像/大動脈弁長軸像で僧帽弁弁尖の先端（弁輪ではなく）の間に1-3mmのサンプルボリュームのパルスドプラを当てる．</li><li>呼吸停止の状態で掃引速度を 50-100 mm/s にし，基線とスケールを調節してスペクトル波形全体が表示されるようにする．</li><li>E 波と A 波の速度を計測し，E 波の頂点から基線までの減衰時間（DT）を測定する．</li><li>左房と左室の圧較差と僧帽弁を通過する左室充満を反映する．</li></ul>	<ul><li>左室弛緩（E 波）とコンプライアンスの変化によって影響を受ける．</li><li>収縮能が正常な場合は信頼性が低い．</li><li>高い前負荷依存性 – 前負荷↓または間欠的陽圧換気 →E 波↓，DT↑</li><li>調律＋伝導 – 心拍数↑，I 度房室ブロック，ペーシング調律：E 波と A 波の融合 – 心拍数↓：静止期の小さな"L"波 – 心房細動：A 波の消失</li><li>以下の時は拡張能評価には使用しないこと：心房細動，僧帽弁疾患，左心補助人工心臓，左脚ブロック，心室ペーシング</li></ul>

左室充満の評価	正常値
拡張早期波最高速度（E 波）	50-80 cm/s
拡張後期波最高速度（A 波）	30-50 cm/s
E/A 比	1-2：1
DT	140-240 ms
IVRT	60-90 ms

正常
- 十分な左室弛緩による早期吸い込みにより，高い E 波が見られる．
  – E/A > 0.8-1.2　– 正常な DT，IVRT
- 加齢による変化（E/A↓，減速時間↑）

弛緩能低下
- 不十分な拡張期吸い込みにより僧帽弁の開放が遅れ，拡張早期の僧帽弁流入血流が減少するが，拡張後期の心房からの流入血流が増加する．
  – E 波↓　– IVRT↑
  – E/A<1　– A 波↑
  – DT↑

偽正常化
- 左房圧の上昇が左室充満の低下を補い，僧帽弁流入血流波形を正常パターンに戻している．
- 僧帽弁流入血流波形だけでは，正常か偽正常化パターンの拡張不全かを見分けることはできない．
- バルサルバ手技によって E/A 比が 50% 減少し，弛緩能低下パターン，つまり A 波＞E 波となる．

拘束性
- 左室コンプライアンスが低下し，左室充満のために左房圧の上昇が必要となる
  – E 波速度↑↑　– DT↓
  – E/A≫2　– IVRT↓

L 波
- 拡張中期の波形で，肺静脈血流が，左房と開放している僧帽弁を通過して持続的に左室へと流入しているのを表している（矢印）．
- 拡張能が低下して左房圧が上昇している徐脈の患者において認められる．
- 予後と相関がある．

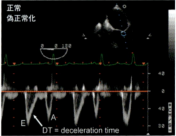

正常
偽正常化

DT = deceleration time

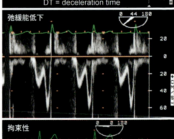

弛緩能低下

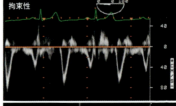

拘束性

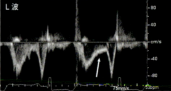

L 波

ドプラ評価

僧帽弁輪組織ドプラ	
• 中部食道四腔断面像で，5-10 mm の組織ドプラのサンプルボリュームを僧帽弁付着部の 1cm 側壁側，もしくは中隔側に当てる． • 掃引速度を 50-100 mm/s に設定し，呼気終末で測定する． • S'波，E'波，A'波を同定する． • 収縮期と拡張期の心筋速度を評価する．	• 内因性の心筋弛緩の速度を反映する． • E'波と心筋弛緩は反比例の関係 • E'は以下の影響を受ける． 　- 局所壁運動（中隔，側壁） 　- 年齢 　- 測定部位（側壁または中隔） 　- 前負荷にはあまり依存しない． • 僧帽弁輪石灰化（MAC），僧帽弁疾患のある場合は不正確になる． • 正常と偽正常化拡張不全を見分けることができる．

左房充満の評価	正常値
拡張早期波（e', Ea, Em, E'）	10-15 cm/s（中隔），13-20 cm/s（側壁）
弛緩にのみ関連し，コンプライアンスとは関連なし．	<8 cm/s は弛緩能低下
拡張後期波（a', A'）	11.3±2.9 cm/s 左房の収縮力が上がれば↑ 左室拡張末期圧が上がれば↓

左室充満圧の評価	正常値と異常値
僧帽弁 E/E'比	<8 で正常左房圧
左室充満圧と関連あり．	>15 なら左房圧と左室拡張末期圧↑
バルサルバ手技中の E'/A'	0.9-3.1 cm/s（側壁） 異常値が続く場合は偽正常化

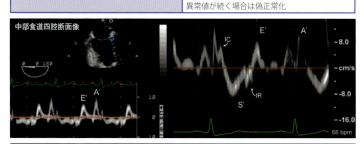

等容性弛緩時間（IVRT）	正常値　60-90 ms
• 大動脈弁閉鎖から僧帽弁開放までの間隔 • パルスドプラもしくは組織ドプラを用いて評価 • 僧帽弁流入部と左室流出路の間にサンプルボリュームを置き，経胃長軸像でパルスドプラ計測．矢印は大動脈弁閉鎖から僧帽弁開放までの IVRT を示している． • 側壁部僧帽弁輪の組織ドプラで収縮期波（S'）と拡張早期波（E'）の間のくぼみが IVRT である．	• 大動脈拡張期圧と左房圧の影響を受ける． • 年齢により異なる． • 弛緩能低下：IVRT の延長 • 拘束性：IVRT の短縮

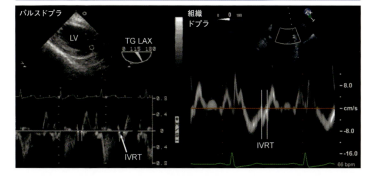

肺静脈血流（PVF）

- 肺静脈と左房の圧較差による左房充満を表す．
- 肺静脈には弁はない；左室収縮により左室への前向き血流（僧帽弁流入血流A波）と肺静脈への後ろ向き血流（肺静脈血流A波）が発生する．
- 中部食道二腔断面像で，2-3mmのパルスドプラのサンプルボリュームを左上肺静脈に0.5cm入ったところに当てる．
- 左房圧が上昇すれば左房への肺静脈血流は減少し，左房圧が低下すれば左房への肺静脈血流は増加する．
- 負荷依存性である．
- 僧帽弁狭窄症と完全房室ブロックでは巨大A波が見られる．
- S波の減少（40%未満）は左房コンプライアンスの低下や平均左房圧の上昇と関連がある．
- 拡張不全が悪化するとA波の持続時間が延長する．

左房充満の評価	正常値
収縮期波（S）	28–82 cm/s
拡張期波（D）	27–72 cm/s
S/D比	S＞D
心房逆流波速度（PV AR）	15–35 cm/s
心房逆流波の持続時間（ARdur）	60–120 ms
肺静脈血流AR波と僧帽弁流入血流A波の持続時間の差	＜20 ms
D波減衰時間	＞275 ms

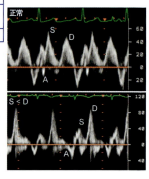

正常（S＞D）
- 正常な拡張能の場合，正常な肺静脈血流パターン（S＞D）となる．

偽正常化または拘束性拡張不全
- S＜D，40％未満の場合左房圧↑（15mmHg）
- 肺静脈血流AR波と僧帽弁流入血流A波の持続時間の差（＞30ms）
  - 巨大なAR波は左室拡張末期圧↑と関連あり．
- 拘束性拡張不全：左房機能不全のため，A波が小さい可能性あり．

伝搬速度（Vp）

- 中部食道四腔断面像のカラードプラで，僧帽弁から心尖部への左室流入血流の中心を通るようにMモードでスキャンする．ナイキスト限界を40 cm/s未満，もしくは僧帽弁流入血流E波の75%に設定する．
- 拡張早期に，僧帽弁から左室側に4cmの部位で最初の折返し速度の傾き，または無色からカラーへの移行部の傾きを測定したものがVpである．
- 前負荷の増加でVpも増加するが，拡張不全があると前負荷の影響は低下する．
- 左室容量とEFが正常で，充満圧が上昇している場合はVpが正常値となることがある．
- VpはEF↓で減少する．

左室弛緩の評価	正常値と異常値
伝搬速度（Vp）	＞50 cm/s
僧帽弁流入血流E/Vp比 EFの低下で左室充満圧の上昇を推定	E/Vp＞2.5→PCWP＞15 mmHg

僧帽弁流入血流のカラーMモード（Vp）
- 左室弛緩は心尖部より先に心基部で起こり，左房から左室への血流の波が形成される．
- Vpは拡張早期の左室吸い込みを評価しており，僧帽弁流入血流の単一測定値に比べて左室弛緩の指標として優れている．
- 僧帽弁から心尖部にかけてのVpの低下は心尖部の吸い込み力の低下を表していて，弛緩能の低下を示唆するが重症であるとは限らない．

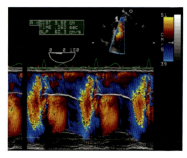

圧上昇

圧上昇のアルゴリズム

- 心エコーでは左房圧や左室圧を直接計測できないが，別の指標を用いて推定することができる．
- 左房圧が正常なら拡張能は正常であると示唆される．
- 以下のアルゴリズムは，EFが正常か異常かによって，初期診断に用いる検査法が異なるものとなっている．
  - EF異常：僧帽弁流入血流
  - EF正常：側壁の組織ドプラによるE/E'

TTE 評価	左房圧↑	左室圧↑
僧帽弁流入血流 E/A	＞2	＞2
僧帽弁流入血流 DT	＜140 ms	＜160 ms
E/e'（側壁）	＞15	＞10
肺静脈血流 S/D	＜1	＜40%
肺静脈血流 A 波	＞35 cm/s	＞25 cm/s
肺静脈血流のA波持続時間－僧帽弁流入血流のA波持続時間	＞20 ms	＞30 ms
PASP	＞35 mmHg	
心腔	LAE	LAE, LVH

LAE：左房拡大，LVH：左室肥大，PASP：肺動脈収縮期圧

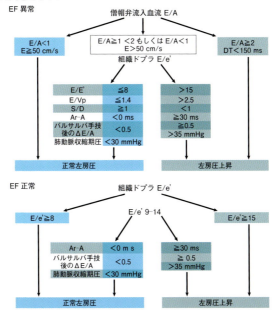

拡張不全のアルゴリズム

- 下記のアルゴリズムは拡張能の評価のためのもので，TTEかTEEかで異なり，左室機能によっても異なる．
- TTEのガイドラインでは拡張能の評価にドプラ検査の値，左房サイズ，そして三尖弁逆流速度を使用することを推奨している．
- TEEでは左房サイズの計測は困難なので，必ずしも測る必要はない．

EF 正常		TTE による拡張不全評価	
1. 平均 E/e'	＞14	正常拡張能	＜50% 陽性（陽性所見 0-1 個）
2. 中隔側 e'	＜7 cm/s	境界型	50% 陽性（陽性所見 2 個）
側壁側 e'	＜10 cm/s	拡張能異常	＞50% 陽性（陽性所見 3-4 個）
3. 三尖弁逆流速度	2.8 m/s	拡張不全の重症度は左の4つの陽性所見の個数によって決まる．	
4. 左房容量指数	＞34 ml/m²		

Nagueh SF, et al. ASE Guidelines J Am Soc Echocardiogr 2016；29：277-314 より引用

拡張不全

- 拡張不全は，安静時または運動時に，心室が拡張末期圧の異常な上昇を伴わずには正常な拡張末期容量の充満を得ることができないことである．拡張不全は，心拍出を行うための適切な左室充満を得るために，異常な心腔内圧の上昇を必要とする状態と定義できる．弛緩能低下パターンのような初期の拡張不全では左房圧が上昇するが，進行すると左室拡張末期圧が上昇する．
- 心調律，心筋，心室相互作用，心膜の制約が変化することにより，心筋の弛緩とコンプライアンスが悪化し，左室充満が妨げられて拡張不全となる．

拡張不全のグレード

- 拡張期充満は左室への急速な血液の流入（僧帽弁流入血流 E 波）で始まり，左室圧が上昇して左房圧を超える（僧帽弁流入血流 DT）と弱まる．静止期には左室への流入血流はない．その後の心房収縮（僧帽弁流入血流 A 波）で左室充満が完了する．
- 正常な心臓では，左室は急速に弛緩し，硬度は低く（コンプライアンスが正常），充満圧は正常で，左室充満を得るための心房の役割は最小限である．

正常	
僧帽弁流入血流	高い E 波（>0.8 m/s），E/A>1，DT<220ms，IVRT<100 ms
組織ドプラ e'	>10（若年者），>8（高齢者）cm/s
肺静脈血流	S/D>1（アスリートは S/D<1）
カラー M モード Vp	>55 cm/s（若年者），>45 cm/s（高齢者）

拡張不全の各グレードへと進行していく．

（I）弛緩能低下	
僧帽弁流入血流	E 波↓，DT↑（>220 ms），A 波↑（A 波の高いピーク値，大きな VTI，A 波の持続時間の延長），E/A<1.0
組織ドプラ e'	e'↓（<8 cm/s），E/e'比>1
肺静脈血流	鈍化した D 波（S/D > 1），肺静脈血流 A 波持続時間<僧帽弁流入血流 A 波持続時間

- この初期の拡張不全の異常は，弾性反跳が消失し，左室が吸い込み力を発生できなくなることにより起こる．この結果，IVRT が延長し，僧帽弁の開放が遅れる．僧帽弁解放後，吸い込み力の減少によって E 波が低下し，DT が延長する（拡張早期の充満時間が長くなる）．左房容量は比較的多くなり，心房収縮による拡張後期充満が増加する（1回拍出量の 30% 以上）．弛緩能の低下はあるが，コンプライアンスと充満圧は比較的正常である．
- この時期の患者は，運動時に拡張期充満時間が短縮することにより症状が出る．このパターンは，前負荷の低下，後負荷の増加，急性心筋虚血，左室肥大，閉塞性肥大型心筋症，吸入麻酔薬，そして人工心肺時間の延長で表れる可能性がある．

（II）偽正常化	
僧帽弁流入血流	正常パターンに戻る，E 波が大きくなる，E/A 比 1-1.5，IVRT<100 ms，DT<220 ms
組織ドプラ e'	e'↓（<8 cm/s），E/e'比↑
肺静脈血流	S 波の鈍化（S/D<1），肺静脈血流 A 波持続時間>僧帽弁流入血流 A 波持続時間

- この段階になるとコンプライアンスと弛緩能の両方が異常となり，拡張期全体を通して左房圧が上昇して文字通り偽正常化し（可逆性の拘束性病態），左室充満を維持する．従って，血液は吸い込まれるというよりは，押されることにより僧帽弁を通過する．

（III-IV）拘束性	
僧帽弁流入血流	拡張早期の急速な左室充満（大きな E 波，短い DT<150 ms，IVRT<60 ms），左室硬度の上昇と心房機能不全により，心房の寄与が低下する（小さくて持続時間の短い A 波），E/A 比↑↑（>1.5-2）．
組織ドプラ e'	e'↓，E/e'比↑（>15）
肺静脈血流	S/D<1，肺静脈血流 A 波持続時間↑（心房収縮時に，左房からコンプライアンスの高い肺静脈血管床への逆行性血流が長い時間持続するため）肺静脈血流 A 波持続時間が僧帽弁流入血流 A 波持続時間よりも 30 秒以上長ければ左室拡張末期圧は上昇している．

- この病態は末期の心疾患で発生する．
- 左室のコンプライアンスが悪化するにつれて拡張不全は進行し，少しの容量負荷でも左室圧が大きく上昇するようになり，拘束性充満パターンに発展する．前負荷軽減処置（硝酸薬，利尿薬，間欠的陽圧換気）を行っても不可逆的な状態はグレードIVである．左室弛緩とコンプライアンスは異常で，充満圧は非常に高くなっている．
- 拘束性拡張パターンは以下の疾患で起こる：末期の虚血性心疾患，非代償性うっ血性心不全，拘束型心筋症

拡張不全のグレード

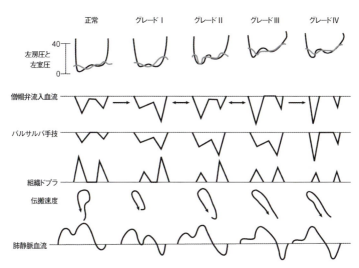

拡張不全の ステージ	正常[a] 若年者	正常[a] 成人[b]	弛緩能低下	偽正常化	拘束性
E/A	1.88±0.45	1.5-0.96±0.4	<0.75	0.75-1.5	>1.5
DT（ms）	142	166-200±29	>220	150-200	<150
IVRT（ms）	50±9	67-87±7	>100	60-100	<60
S/D	1.8±0.8	0.98-1.39±0.47	1	<1	<1
Am：Ap 持続時間		Am≧Ap	Am>Ap	Am<Ap	Am≪Ap
PV AR（cm/s）	16±10	21-25±9	<35	≧35[a]	≧25[a]
Vp（cm/s）	>55	>45	<50	<50	<50
e'（cm/s）	20.6±3.8	19.8-12.9±2.9	<8	<8	<8
E：e'		<10	<10	≧10	≧10
e'/a'		e'>a'	e'<a'	e'<a'	e'<a'

斜体字は正常と偽正常化の鑑別項目
E/A：僧帽弁流入血流の早期波と心房収縮波の比，DT：減衰時間，IVRT：等容性弛緩時間，S/D：肺静脈血流の収縮期波と拡張期波の比，AR：肺静脈血流心房収縮逆流液速度，Vp：カラーMモードの伝搬速度，e'：組織ドプラの僧帽弁輪速度
[a] ASE ガイドライン 2009，[b] 年齢の高い成人

拡張不全のドプラ評価アルゴリズム

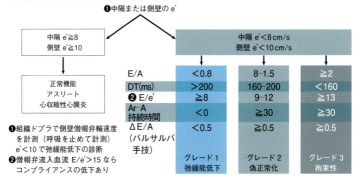

臨床応用

- 拡張不全の一般的な原疾患：高血圧，冠動脈疾患，拘束型または拡張型心筋症，収縮性心膜炎，心臓手術患者（30-75%）
- 拡張不全は多くの臨床的状況で合併症や死亡の独立した原因となる．
- 拡張期心不全は心拍出量低下と充満圧の上昇による症状を示し，多くの場合，左室収縮能は保たれているが拡張能の低下が認められる．
- 拡張不全の患者は通常心不全症状を示さないが，心房細動で心房機能が消失すると症状が現れる．
- 不整脈や僧帽弁疾患の患者では拡張不全の評価は困難になる．実証されている指標をいくつか表に挙げている．
- 麻酔薬は拡張能に様々な影響を及ぼす；弛緩能を低下させる可能性のあるもの（ハロタン，イソフルラン，デスフルラン）や，コンプライアンスを低下させる可能性のあるもの（ハロタン）がある．

前負荷

- 中等度の前負荷の増加では正常な弛緩能の心臓には影響しない．
- 正常な拡張能の患者では僧帽弁入血流，Vp，組織ドプラは前負荷依存性があるが，拡張不全の患者ではVp，組織ドプラは前負荷非依存性である．

後負荷

- 正常な収縮能の患者では後負荷が増加すれば，DTは短縮する（弛緩能が良い）が，収縮能が低下している患者では後負荷の増加でDTは延長する．

心房細動	
E 波最大加速度	$\geqq 1900$ cm/s^2
IVRT	$\leqq 65$ ms
肺静脈血流 D 波の DT	$\leqq 220$ ms
E/Vp 比	$\geqq 1.4$
中隔 E/e'比	$\geqq 11$

肥大型心筋症	
平均 E/e'	$\geqq 14$
Ar-A 持続時間	$\geqq 30$ ms
三尖弁逆流最高速度	$\geqq 2.8$ m/s
左房容積/体表面積	>34 ml/m^2

拘束型心筋症	
DT	<140 ms
E/A	>2.5
IVRT	<50 ms
平均 E/e'	>14

僧帽弁狭窄症	
IVRT	<60 ms
IVRT /E 波時間 -e'時間	>4.2
僧帽弁入血流 A 波速度	<1.5 m/s

僧帽弁逆流	
Ar-A 持続時間	$\geqq 30$ ms
IVRT	<60 ms
IVRT /E 波時間 -e'時間	<5.6
平均 E/e'	>14

肺高血圧	
側壁 E/e'	>13（心疾患による）
側壁 E/e'	<8（非心疾患による）

洞性頻脈	
僧帽弁入血流 E 波	非常に高い
IVRT	$\leqq 70$ ms
肺静脈血流収縮期充満率	$\leqq 40\%$
平均 E/e'	>14

Nagueh SF, et al. J Am Soc Echocardiogr 2016；29：277-314 より引用

特定の病態

拡張不全の各パターンは，様々な病態（単一の病態でも）と関連している．多くの患者は弛緩能低下から始まり，拘束性充満へと進展していく．

- **冠動脈疾患**では，エネルギー基質の利用が制限され，弛緩能が低下する．急性心筋虚血では弛緩能が低下するが，心筋梗塞では間質線維化と瘢痕形成により，硬度が増加する．
- **拘束型心筋症**は，一連の疾患群（アミロイドーシス，放射線治療後，糖原病，筋ジストロフィ）で，小さな左室腔，弛緩異常，そして硬度増加の特徴がある．壁圧増加は，浸潤や線維化によるもので，心筋細胞の肥大によるものではない；従って，心電図の QRS 電位は正常か，もしくは低くなっている．
- **肥大型心筋症**は，心筋線維の無秩序な配列が特徴で，全体的または部分的に左室壁圧が増大する．刺激伝導路の異常のために心筋の脱分極が同期せず，左室硬度の増加と弛緩能低下が起こる．

弛緩能低下
心筋虚血
心筋肥大
心拡大
右室の過負荷
肺動脈圧↑

コンプライアンス低下 （拘束性）
心筋梗塞
心筋肥大
拘束型心筋症
収縮性心膜炎
心タンポナーデ

臨床応用

- **収縮性心膜炎**は拡張不全の原因であるが機序が異なり、肥厚した硬い心膜の束縛効果により、左室硬度が増加する。弛緩能は正常であるが主に右心不全症状がでる。呼吸による胸腔内圧の変動が心室腔へ伝達されないため、心臓への血液流入が極端に変動する。その結果、ドプラ計測値は安静時と類似しているが、呼吸性変動が顕著になる。
- **亜急性心タンポナーデ**では、通常収縮性心膜炎に似た徴候と症状を示す。よりコンプライアンスの高い右心系が圧迫され、拡張期血流が妨げられる。僧帽弁流入血流の E 波速度の呼吸性変動が顕著になる（＞30％）のが特徴であり、患者の臨床的状況を考慮しながら検査するべきである。
- **大動脈弁狭窄**では、圧負荷による求心性肥大を来し、弛緩能低下から拘束性パターンへと進展する可能性がある。同時に僧帽弁逆流（僧帽弁流入血流 E 波↑）、僧帽弁輪石灰化（e'↓）、または線維化（コンプライアンス異常）があると拡張不全の評価が困難になる。
- **大動脈弁逆流**では、初期には容量負荷（コンプライアンス増大、正常左室圧下での容量負荷）に対応するように遠心性肥大を来す。時間経過と共に、弛緩能低下と左室硬度増大から左室圧上昇と肺うっ血を来す。
- **僧帽弁狭窄**は、左室機能には影響せず、収縮能と拡張能は保たれる。左房圧は上昇する（A 波速度＞1.5 m/s）。
- **僧帽弁逆流**は、容量負荷から左房拡大と左室拡大を来す。時間経過と共に左室は固くなる。表に記載されているように拡張不全を評価する (p.124).

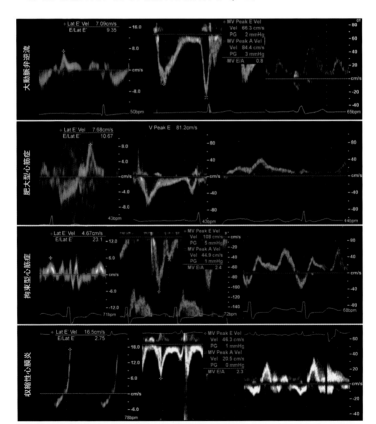

右室拡張能

エコー評価

- 右室収縮不全があれば，右室の拡張能評価を行うべきである．右室の拡張不全は予後不良の指標となる．
- 右室拡張不全の重要な計測項目を以下に示す：
  - 三尖弁流入血流（TVI）
  - 側壁部三尖弁輪の組織ドプラ
  - 肝静脈血流（HVF）
  - 下大静脈サイズ＋虚脱性
- 三尖弁流入血流 E/A 比，E/e'比，DT，そして右房サイズが右室拡張能に最適な測定項目である．

右室拡張能の指標 TTE	平均値
TVI E 波	54 cm/s
TVI A 波	40 cm/s
TVI E/A	1.4
TVI E 波 DT	174 ms
右室 IVRT	48 ms
TV e'	14 cm/s
TV a'	13 cm/s
E/e'比	1.2
e'/a'	4

E 波速度は左室より右室の方が低い．DT は右室の方が長い．　出典：Rudeski LG. J Am Soc Echocardiogr 2010；23：685-713.

三尖弁流入血流（TVI）

- 中部食道四腔断面像/右室流入流出路像で三尖弁弁尖の先端部に 1-3 mm のサンプルボリュームを置き，パルスドプラ計測をする．
- 呼気終末で，スペクトル波形全体が表示されるように，掃引速度を 50-100 mm/s にし，基線とスケールを設定する．
- E 波と A 波の速度，E 波のピークから DT を測定する．
- 右房と右室の圧較差と，三尖弁を通過する右室充満を反映する．

正常値は上の表の通り

- 心拍数，年齢，呼吸による影響あり．
- 頻脈：E 波は変化しないが，A 波が低下し，右室充満の右房の寄与率が下がる．
- A 波，右室充満の右房の寄与率，そして E/A 比に対する加齢による影響は，僧帽弁流入血流に比べて小さい．
- 呼吸性変動：吸気時に E 波 ↑
- 三尖弁逆流が多い場合は不正確である．

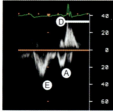
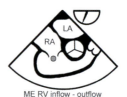

ME RV inflow - outflow

三尖弁輪組織ドプラ

- 経胃長軸像で三尖弁付着部の 1cm 側壁側，もしくは中隔側に 5-10 mm のサンプルボリュームを置き，組織ドプラ計測を行う．
- ドプラビームの角度誤差を最小化する．
- 掃引速度を 50-100 mm/s にし，呼気終末に計測
- S'，E'，A'波を同定する．

正常値は上の表の通り

- 収縮期と拡張期の心筋速度を評価する．

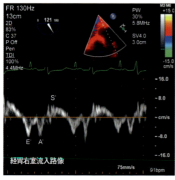
経胃右室流入路像

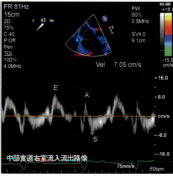
中部食道右室流入流出路像

右室拡張能

肝静脈血流（HVF）	正常
● 経胃像で肝静脈内に 1-3 mm のサンプルボリュームを置き，パルスドプラ測定を行う． ● スペクトル全体が表示されるように掃引速度を 50-100 mm/s に設定し，基線とスケールを調節する． ● 呼気終末に測定する． ● 左房充満を反映する．	● S 波，D 波，A 波速度と，A 波持続時間を測定する． ● 正常肝静脈血流： 　- S/D>1 　- 心房逆流波持続時間（Adur）<S 波速度の 1/2

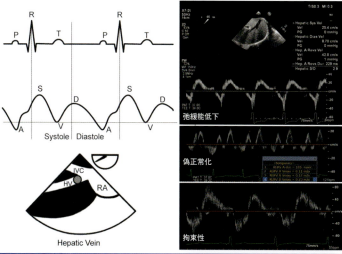

右室拡張不全のグレード

	弛緩能低下	偽正常化	拘束性
三尖弁流入血流	E/A 比<0.8[a]	E/A 比 0.8-2.1[a]	E/A 比>2.1[a]
三尖弁組織ドプラ	e'<a[b]	E/e'比>6[a]	DT<120 ms[a]
肝静脈血流	S/D>1[b] Adur>S 波速度の 50%[b]	S/D<1[a]	S 波逆転[b]

DT：減衰時間　[a] Rudski LG, et al. J Am Soc Echocardiogr 2010；23：685-713.　[b] Denault A, et al. Can J Anesth 2006；53：1020-29.

右室拡張不全

- 右室拡張不全は左室の拡張能より評価が困難である．
- 右室拡張不全は右心疾患，肺疾患，左心不全，そして全身疾患などの様々な病態で現れる．
- 右室拡張不全のグレードは三尖弁流入血流，肝静脈血流，そして三尖弁輪の組織ドプラにより評価される．
- 軽度の右室拡張不全は，TTE で以下の場合と定義される：三尖弁流入血流 E/A<1，肝静脈血流 S/D>1，三尖弁輪組織ドプラ Et<At，または心房逆流波（AR）持続時間が肝静脈血流 S 波速度の半分以上．三尖弁流入血流 E/A>1，肝静脈血流 S 波が減少もしくは逆転していれば中等度または重度の右室拡張不全が存在する．
- TEE でもこのアルゴリズムに基づいて右室拡張不全を評価できる．心房細動，ペーシングまたは非洞調律，重度の三尖弁逆流，三尖弁輪形成後の患者は除外する．

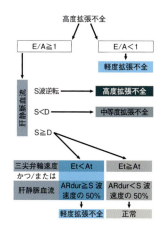

7
自己弁

大動脈弁の解剖	130
大動脈弁の機能	131
大動脈弁の TEE 画像	132, 133
大動脈基部の寸法	134
大動脈基部のモデル	135
大動脈二尖弁	136
大動脈弁の弁尖数	137
大動脈弁狭窄	138-141
大動脈弁逆流	142-145
僧帽弁の解剖	146
僧帽弁の機能	147
僧帽弁の TEE 画像	148, 149
僧帽弁逆流	150-157
僧帽弁狭窄	158, 159
三尖弁の解剖	160
三尖弁の機能	161
三尖弁の TEE 画像	162, 163
三尖弁逆流	164, 165
三尖弁狭窄	166
カルチノイド	167
肺動脈弁の解剖	168
肺動脈弁の TEE 画像	169
肺動脈弁逆流	170
肺動脈弁狭窄	171

大動脈弁の解剖

大動脈基部の解剖
- 大動脈弁は，左室と大動脈に接合している大動脈基部の一部分である．円柱型の大動脈基部は上行大動脈の拡大した近位部に位置し，弁尖が左室へ付着する部位から ST ジャンクションまで広がる．
- 大動脈基部は以下の 3 つから構成されている：(1) 大動脈弁，(2) バルサルバ洞，(3) 弁尖間三角
- 左室流出路は，心室中隔の筋性部と線維性の僧帽弁前尖から成り，大動脈基部の最下部を形成している．弁尖間三角と大動脈弁尖の基部は，それぞれ左室流出路周囲径の 50% を占有している．

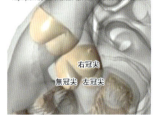

大動脈弁尖の付着部
- 無冠尖：僧帽弁前尖，及び心室中隔膜様部に近接
- 右冠尖：心室中隔膜様部，及び左室の前方部分に近接
- 左冠尖：僧帽弁前尖，及び左室の前方部分に近接

バルサルバ洞
- 無：左房，右房，及び心膜横洞に近接
- 右：右房，及び自由心膜に近接
- 左：左房，及び自由心膜に近接

弁尖間三角
- 無/右：右房，右室，及び三尖弁（中隔尖）に近接
- 右/左：大動脈−肺動脈間の間隙に近接
- 左/無：左房，及び僧帽弁前尖に近接

出典：Ho S. Eur J Echocard 2009；10：i3−10.

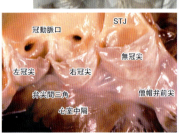

大動脈弁
- 正常の大動脈弁は 3 つの弁尖から構成されている．それぞれの弁尖は同様な三日月様の形状をしており，区別が困難である．
- 各弁尖は，体部，自由縁，基部（バルサルバ洞壁に付着するヒンジ点）に分けられる．各弁尖の自由縁は，拡張期に半月弁半月とアランチウス結節（半月弁結節）で接合し，弁逆流を防ぐ．交連部は 2 つの隣り合った弁尖の縁が大動脈に接合する部位である．
- 弁尖は，それらを取り囲んでいるバルサルバ洞に関係して名前がつけられている：左冠尖は肺動脈の近傍，右冠尖は最も前方，無冠尖は心房中隔付近にある．

弁尖間三角
- 大動脈基部にある，隣り合った大動脈弁尖のヒンジラインと左室の間の三角形の空間で，3 か所存在する．
- 大動脈基部の一部分であるが，左室流出路から始まって，交連部で ST ジャンクションに達する．この薄い線維性の領域は収縮期に左室圧を受けるため，動脈瘤化しやすい．

バルサルバ洞
- 左室流出路と ST ジャンクションの間の近位胸部大動脈の突出した部位であり，線維組織で構成されている．解剖学的には，それぞれの洞は前（右冠尖），左後（左冠尖），右後（無冠尖）と名付けられていて，冠動脈の有無で同定できる．
- バルサルバ洞は拡張期に最大となって（右＞無＞左），閉鎖した弁尖へのストレスを分配するのを助け，また，冠動脈へ灌流する血液のリザーバーとなる．

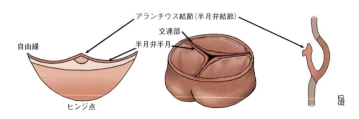

大動脈弁の機能

大動脈基部の機能
- 大動脈基部が正常に機能することにより，収縮期に血流が左室から上行大動脈へと，制限を受けることなく一方向に流れる．大動脈弁は受動的な弁の仕組みをもち，左室と大動脈の最小限の圧の差で開閉する．大動脈基部は心周期の間に形状が変化し，血流をアシストする．
- 等容性収縮期の間，僧帽弁は閉鎖している．左室の収縮と共に左室圧は上昇し，弁尖間三角を広げって大動脈弁口は小さな中心性の三角形となるが，順行性の血流はない．
- 収縮期に左室圧が急速に上昇し，大動脈弁を広げて，大動脈弁口はさらに大きな三角形となる．前方への血流により大動脈弁口は円形となる．弁輪部（大動脈基部の入口）の左室心筋の収縮により交連部（大動脈基部の出口）が拡大し，漏斗状となって血流をアシストする．収縮期に左室圧が低下するにつれて，大動脈弁の閉鎖が始まる．
- 等容性弛緩期には左室圧は大動脈圧より低くなり，大動脈弁は閉鎖する．
- 拡張期には大動脈弁は閉鎖したままである．拡大した交連部が元に戻って左室が弛緩するにつれて大動脈弁輪は拡大し，静的な均衡が保たれる．STジャンクションの径は大動脈弁輪径より 10-15% 小さいため，大動脈基部は円錐台の形状となる．

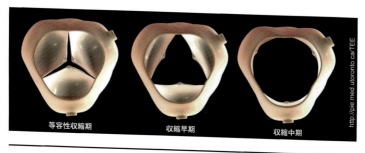

等容性収縮期 　　　収縮早期 　　　収縮中期

大動脈基部輪
大動脈基部は4つの輪で構成されている：3つの円形の輪と，1つの王冠状の輪である．真の大動脈弁輪というものは存在しない．

1. ST ジャンクション（STJ）
- バルサルバ洞が上行大動脈と接する部位で，大動脈基部の上縁（または出口）を構成する．STJは完全な円形ではなく，突出したバルサルバ洞に沿って波状になっている．
- STJ の拡大により大動脈弁尖の接合不良が起こり，中心性の大動脈弁逆流が起こる．

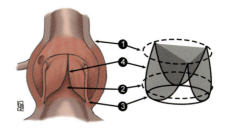

2. 解剖学的心室-大動脈間輪
- この輪は，左室心筋と線維弾性の大動脈壁の境界である．大動脈弁尖の付着部のヒンジ点が輪を横切ることに注意する．バルサルバ洞の基部の近傍に位置する円形の輪である．

3. 大動脈弁輪（仮想弁輪）
- 左室流出路内で3つの大動脈弁尖の付着部の基部を合わせて作られる仮想の輪であり，大動脈弁輪と呼ばれている．楕円形の形は心周期の間に変化し，収縮期に最小となる．
- 弁輪が拡大することにより交連部の高さが減少するが，大動脈弁逆流を起こすには至らない．

4. 生理学的心室-大動脈間輪
- 大動脈弁尖のヒンジの付着部によって形成される王冠状の輪である．
- この輪は，血行動態的な境界，または左室とバルサルバ洞との間の生理学的な心室-動脈接合部を表す．
- 大動脈の一部分である弁尖間三角は左室圧に曝されている．

大動脈弁の TEE 画像

- 大動脈弁は，標準的な TEE 断面像を用いて容易に描出可能である．大動脈弁尖と基部の解剖は，中部食道像で検査するのが最適である．
- 大動脈弁機能が適切かどうかは，中部食道像でのカラードプラと経胃像でのスペクトルドプラで評価される．起こりうる疾患として，大動脈弁逆流，大動脈弁狭窄がある．

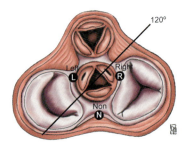

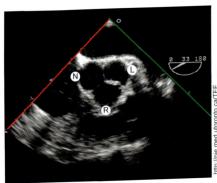
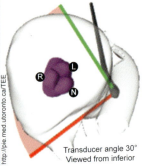

中部食道大動脈弁短軸像（30-60°）
　大動脈弁は心臓の矢状面から 30°傾斜した位置にある．トランスデューサの走査角を変化させ，大動脈弁がスクリーンの中央に描出され，3 つの弁尖が対称になるようにする．表示されているのは拡張期で，弁尖，交連部，接合線がわかる．正常な大動脈弁では，カラードプラで収縮期にフローが見え，拡張期には見えない．大動脈弁逆流があると，逆流ジェットが中心性なのか交連部からなのかが判断できる．プローブを前進させると左室流出路を，後退させると冠動脈を観察することができ，大動脈基部全体を短軸像で描出することが可能である．

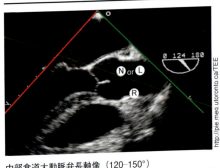
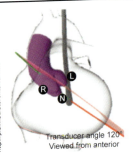

中部食道大動脈弁長軸像（120-150°）
　トランスデューサの走査角を 120-150°にすると描出され，大動脈基部が長軸像で表示される．右冠尖は常に前方に描出され，プローブに近い後方にあるのは無冠尖または左冠尖である．拡張期にバルサルバ洞内の弁輪の上部で弁尖は正常に接合し，適切な長さの分だけ重なる．大動脈基部の計測が可能である（p.134 参照）．弁尖の形態，逸脱，基部の形態が簡単に確認できる．カラードプラで左室流出路と上行大動脈内に正常の層流血流が表示される．拡張期の異常なカラーフローは大動脈弁逆流を示唆し，逆流ジェットの方向がわかる（中心性か偏心性）．収縮期の順行性の乱流血流は狭窄を示唆し，狭窄部位（弁下，弁性，弁上）がわかる．

大動脈弁の TEE 画像

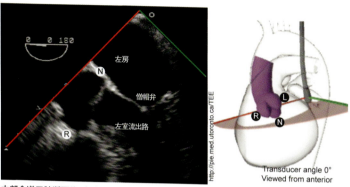

中部食道五腔断面像（0°）
　四腔断面像からプローブを後退させることによって得られ，右冠尖，無冠尖，左室流出路，心室中隔が描出される．カラードプラにより，拡張期に大動脈弁逆流の存在がわかる．収縮期には，乱流血流が左室流出路（弁下狭窄）や弁（大動脈弁狭窄）に見られる．

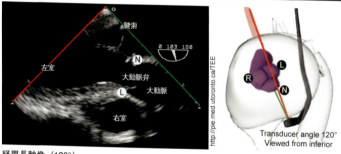

経胃長軸像（120°）
　プローブを胃内に進め，走査角を増加させることで得られる．特に機械弁の弁尖の動きを観察するのに有用である．カラードプラと連続波ドプラにより，狭窄や逆流の病変がわかり，圧較差を計測することができる．

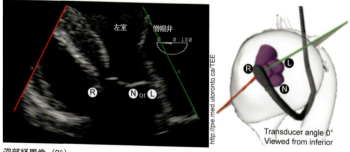

深部経胃像（0°）
　プローブを胃内深くまで進め，先端を前屈させることで得られる．経胃長軸像と同様の情報が得られる．カラードプラと連続波ドプラにより，狭窄や逆流の病変がわかり，圧較差を計測することができる．人工弁機能や弁周囲逆流を評価するのに有用である．

中部食道大動脈弁短軸像（30°）と外科医の視像

2Dや3Dの中部食道大動脈弁短軸像において，大動脈弁は収縮期に三角形に開放し，拡張期に閉鎖してメルセデスベンツ型となる．90°回転するとSurgeon's view（外科医の視像）となる．

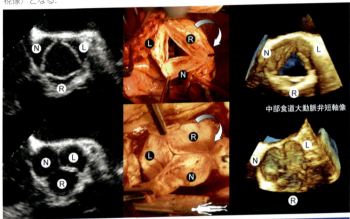

大動脈基部の寸法

- ASEのガイドラインでは，中部食道長軸像で，心周期の異なる2点で計測することが推奨されている．サイズの正常値は，年齢，性別，体表面積，計測方法によって異なる．過大評価を避けるために，長軸像に対して垂直に計測する．
- 基部の高さ（正常値<22mm）はSTJと大動脈弁輪間の水平距離であり，大動脈温存手術や経カテーテル大動脈弁留置術（TAVI）にとって意味をもつ．
- 大動脈弁輪径の最大径は，中部食道大動脈弁長軸像で計測され，無/左冠尖が描出されないのが望ましい．

	男性	女性
収縮期：内側縁から内側縁への距離		
弁輪径	2.6±0.3	2.3±0.2
拡張期：前方縁から前方縁への距離		
バルサルバ洞	3.4±0.3	3.0±0.3
STJ	2.9±0.3	2.6±0.3
上行大動脈	3.0±0.4	2.7±0.4

出典：Lang R, et al. JASE 2015；28：1-39.

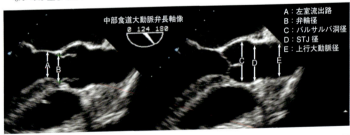

A：左室流出路
B：弁輪径
C：バルサルバ洞径
D：STJ径
E：上行大動脈径

大動脈弁尖の寸法

各弁尖は，重なり合って大動脈弁口を覆うのに十分なサイズが必要である．各弁尖の高さは，収縮期に中部食道大動脈弁長軸像で測定可能である．弁尖の接合の長さは拡張期に測定可能である．

大動脈弁尖の寸法
自由縁長＝28-34mm
弁尖の高さ＝13-16mm
弁尖の基部＝42-59mm（1.5×自由縁長）
弁尖の面積：無冠尖＞右冠尖＞左冠尖

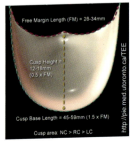

大動脈基部のモデル

- Siemens の eSie Valves®は，エコー機器に内蔵されたソフトウェアで，僧帽弁や大動脈弁の 3D データの解析ができる．患者に特異的な，大動脈弁の生理学的動的 3D モデルを構築することができる唯一のソフトウェアである．（A）このソフトウェアは半自動であり，画像が自動的に抽出，配列，確認され，僧帽弁と大動脈弁の動的モデルを作成することができる．
- 大動脈弁僧帽弁複合体を同時に解析して表示できるのが特色である．（B）作成された疑似 3D モデルを実際の 3D 心エコー図に重ねたり，カラードプラで血流を同時に表示することもできる．さらに，形態学的定量評価や動的な変数の測定結果が多数表示される．

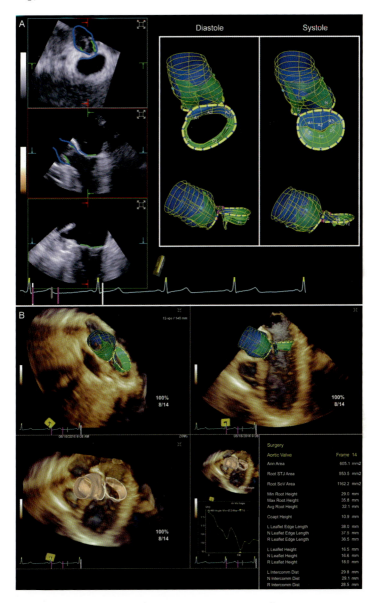

大動脈二尖弁

- 2つの大動脈弁尖で形成される異常な大動脈弁である.
  - 先天性の癒合：左＋右（86%），右＋無（12%），左＋無（3%），弁尖の大きさは様々である.
  - 後天性：交連部が癒合し，弁尖の大きさは不均等である.
  - 交連部の位置（4時と10時の方向）を表記したり，前尖-後尖，右尖-左尖のように表現される.
  - 大動脈弁尖は肥厚している.
- 縫線（raphe）は弁口に対して90°となることが多い.
  - Sieversの分類は，縫線（raphe）の数（0，1，2）に基づいている.
- バルサルバ洞は通常3つある.
- 冠動脈口の位置（180°離れていることが多い）
  - Type1：2つの冠動脈が同じ弁尖側から起始する.
  - Type2：2つの冠動脈が別の弁尖側から起始する.
- 関連病変 ─ 大動脈弁逆流，動脈管開存，心室中隔欠損
  ─ 大動脈病変：拡大，瘤，解離
  ─ 大動脈二尖弁には大動脈縮窄が合併することがある一方で（<10%），大動脈縮窄のうち50%は大動脈二尖弁である.

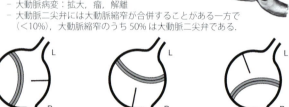

大動脈二尖弁のTEE画像

- 大動脈弁尖の数は，中部食道大動脈弁短軸像で収縮期に確認できる．（B）正常の大動脈弁は，3つの弁尖が開いて三角形の弁口となり，3つの交連部をもつ．大動脈二尖弁の弁口は卵円形または魚の口様に見え，2つの交連部をもつ（D）．拡張期には，raphe（C）がメルセデスベンツサインを作り，正常の大動脈弁のようである（A）.
- 正常の大動脈弁はバルサルバ洞の中心部で開閉する．中部食道大動脈弁長軸像で，大動脈二尖弁の収縮期の開放はしばしば偏心性で，弁尖はドーム状（矢印）で開放は不完全となる．拡張期には，弁尖の大きさが異なるために接合線は偏心性であり，弁尖体部は逸脱することもある（拡張期ドーミング）.

> **大動脈二尖弁のTEE**
> - 収縮期の楕円形の開放（短軸像）
> - 収縮期の弁尖のドーミング（長軸像）
> - 拡張期の偏心性の閉鎖線（長軸像）
> - 弁尖の逸脱による拡張期のドーミング（長軸像）

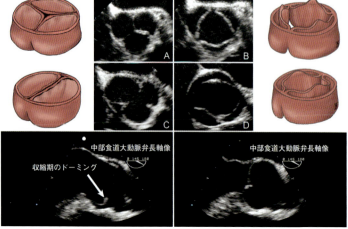

大動脈弁の弁尖数

大動脈一尖弁
- 大動脈弁尖数の稀な（0.02%）先天性異常である．一尖弁には二種類ある；交連部がないものと，交連部が1つのものである．交連部のないタイプは，大動脈と横の接点がなく，中心にピンホールの弁口がある．ほとんどは交連部が1つのタイプで，交連部（後交連）で大動脈との横の接点があり，偏心性の楕円形の弁口となる．
- 両タイプの大動脈一尖弁は大動脈弁狭窄となりやすい．大動脈瘤，大動脈解離，大動脈縮窄，動脈管開存などの他の異常を合併することがある．

中部食道大動脈弁短軸像と長軸像のカラードプラとの比較図で，拡張期の交連部が1つの狭窄した大動脈一尖弁が表示されている．

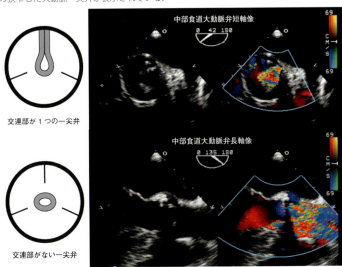

大動脈四尖弁
- 最も稀な（0.013%）大動脈弁尖数の異常である．弁尖のサイズによって，7つの解剖学的な異形が報告されている（下図）．最も頻度が高いのは，4つの弁尖のサイズが等しいタイプまたは，3つの大きな等しい弁尖と1つの小さな弁尖のタイプのものである．
- この異常は偶発的で，大動脈弁逆流や，稀に狭窄を起こす．
- 心室中隔欠損，心房中隔欠損，動脈管開存，大動脈弁下膜性狭窄，僧帽弁の奇形，冠動脈の異常などの他の先天性異常を合併することがある．

（A，B）3つの等しい弁尖と1つの小さな弁尖のタイプの大動脈四尖弁の拡張期と収縮期の中部食道大動脈弁短軸像が示されている．収縮期には4つの弁尖全てが広く開放していることに留意する．

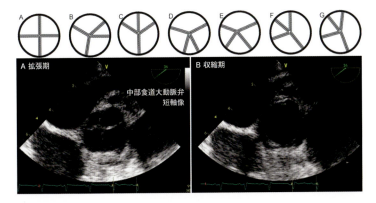

大動脈弁狭窄

評価
1. 病因：弁性，弁下部，弁上部
   - 弁性：退行性/石灰化，リウマチ性，先天性二尖弁
   - 弁下部：膜性，閉塞性肥大型心筋症，僧帽弁前尖の収縮期前方運動
   - 弁上部：先天性の上行大動脈狭窄
   - 大動脈の硬化は肥厚した大動脈弁尖によるが，血行動態的に重要ではない．
2. 断層像の特徴
   - 病因：退行性，リウマチ性
   - 弁の石灰化の位置
   - 短軸像や長軸像での一つまたは全ての弁尖の開放制限
   - 短軸像：弁尖数（三尖，二尖）プラニメトリ法（石灰化例では困難）
   - 長軸像：弁尖の収縮期ドーミング（開放が 15mm 未満，角度が 90°未満）
   - 弁輪径計測（収縮期），拡張期の基部の計測（p.134 参照）
   - 冠動脈開口部の位置
3. ドプラ
   - カラードプラ：狭窄部位での乱流
   - パルスドプラ：狭窄部位の同定
   - 連続波ドプラ：最大/平均の速度及び圧較差計測（血流により変化する）
     - 過小評価する場合：左室機能低下，僧帽弁逆流，ドプラビームと血流方向が平行ではない，左右短絡
     - 過大評価する場合：心拍出量増大，大動脈弁逆流
     - 左室流出路通過最大血流速度>1.5m/s，または大動脈弁通過最大血流速度<3.0m/s の場合，修正ベルヌーイ式から算出する．
     - 最大圧較差＝4（大動脈弁通過最大血流速度）^{2}−（左室流出路通過最大血流速度）^{2}
   - 連続波ドプラ：左室流出路と大動脈弁の VTI を測定し，連続の式を用いて大動脈弁口面積を計算する．
4. 狭窄の重症度（下記，表参照）
5. 関連する所見
   - 左室肥大，心室中隔の肥厚
   - 左室の局所壁運動異常：心基部後壁の低収縮
   - 左室機能は保たれる．左室収縮能低下があると大動脈弁狭窄の重症度を過少評価する可能性がある．
   - 大動脈弁の狭窄後拡張
   - 僧帽弁逆流
   - 僧帽弁輪石灰化

大動脈弁狭窄の重症度（EACVI，ASE ガイドライン）				
	大動脈硬化	軽度	中等度	高度
最大血流速度（m/s）	≦2.5	2.6–2.9	3.0–4.0	>4.0
平均圧較差（mmHg）	–	<20	20–40	>40
大動脈弁口面積（cm²）	–	>1.5	1.0–1.5	<1.0
弁口面積指数（cm²/m²）	–	>0.85	0.6–0.85	<0.6
速度の比	–	>0.50	0.25–0.50	<0.25

Baumgartner H, et al. J Am Soc Echocardiogr 2017；30：372–92 より引用

注：EACVI（European Association of Cardiovascular Imaging）

外科医に伝えるべきこと
人工心肺前
- 大動脈弁の病因：リウマチ性，石灰化，二尖弁
- 弁輪径（ステントレス弁では，ST ジャンクションが弁輪径より 10% 以上大きくないことが望ましい）
- 大動脈弁口面積の測定（PPM：患者−人工弁ミスマッチ），圧較差
- 大動脈：狭窄後基部拡張，石灰化があると低侵襲アクセスが困難
- 冠動脈開口部
- 石灰化が僧帽弁前尖まで伸展すると弁尖の可動性が制限され，僧帽弁逆流となる．
- 左室肥大（求心性），左室機能
- 中隔肥大（僧帽弁前尖の収縮期前方運動，左室流出路径）

人工心肺離脱後
- 人工弁の安定性，弁尖の可動性
- 弁周囲逆流，弁口逆流
- 最大/平均圧較差
- 僧帽弁前尖の収縮期前方運動による左室流出路狭窄の有無や心室中隔欠損（稀）
- 左室機能，右室機能，心腔内圧較差の残存（死亡率上昇）

大動脈弁狭窄

断面像	断層像での観察可能部位	カラードプラでの観察可能所見	スペクトルドプラ
中部食道五腔断面像(0°)	大動脈弁，弁下部	左室流出路の乱流血流	血流と超音波ビームが平行ではない．
中部食道大動脈弁短軸像(30°)	大動脈弁，プラニメトリ法による弁口面積	大動脈弁	
中部食道大動脈弁長軸像(120°)	弁下部/弁上部/大動脈弁	左室流出路/大動脈弁/弁上部	
経胃長軸像(120°)	弁下部/弁上部/大動脈弁	左室流出路/大動脈弁/弁上部	連続波ドプラ（大動脈弁），パルスドプラ（左室流出路）
深部経胃像(0°)	描出困難	左室流出路/大動脈弁/弁上部	連続波ドプラ（大動脈弁），パルスドプラ（左室流出路）

石灰化した大動脈弁
- 弁尖体部の線維性石灰化
- 肥厚し硬化した弁尖，重度の石灰化
- 不規則な開口の弁口
- 交連部の癒合は稀
- 中部食道大動脈弁短軸像での音響陰影
- 僧帽弁輪石灰化

リウマチ性大動脈弁
- 交連部の癒合
- 肥厚・石灰化した自由縁
- 両面の石灰化した結節
- 星型の弁口
- 通常，僧帽弁にまで病変が及ぶ．

大動脈二尖弁
- 弁尖サイズが不均等
- 縫線（raphe）がある．
- 体部の石灰化
- 収縮期に楕円形に開口する（魚の口様）．
- 大動脈病変を合併する．

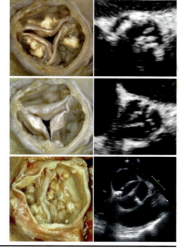

（A）中部食道大動脈長軸像のカラードプラで，収縮期の開放制限及び大動脈弁から上行大動脈への乱流血流が示されている．（B）上行大動脈の狭窄後拡張が認められ，上行大動脈置換術の適応の可能性がある．（C）左室肥大のために，1回拍出量の減少，拡張能障害，下壁の壁運動低下が認められる．（D）二次性の機能的僧帽弁逆流と一次性の器質的僧帽弁逆流の鑑別が必要である．後者の場合，僧帽弁形成術の追加が必要である．

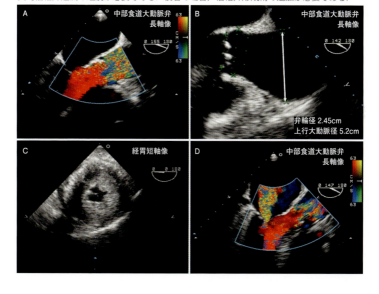

血流速度
経胃像における連続波ドプラ計測（深部経胃像，経胃長軸像）
- ゲインを調整してピークを同定する．
- スケールを調整して，エイリアシング（折り返し現象）が起きないようにする．
- ドプラビームと血流の方向が平行にならないと，スペクトル波形は不完全となる．

濃い（信号強度の大きい）速度波形を描出し，ピークを同定する．
- 早期にピークがあれば大動脈弁狭窄は軽度であるが，収縮中期にピークがあれば重症度は高い．
- 波形により狭窄の程度が区別される．
  - 収縮中期が滑らか：弁性狭窄
  - 後期にピークのある短剣型：左室流出路狭窄（p.312参照）

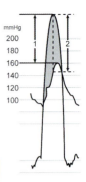

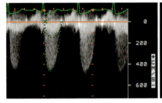

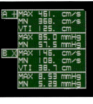

圧較差
- 左室と大動脈の圧較差を収縮期に計測する．
- 波形をトレースし，VTIと圧較差（最大と平均）を求める．
  - 最大瞬間圧較差は，ベルヌーイ式より計算される．
  - 簡易ベルヌーイ式：（$\Delta P = 4V^2_{max}$）　$V_{proxymal} < 1 m/s$ の場合
  - 修正ベルヌーイ式：（$\Delta P = 4V^2_{max} - V^2_{proxymal}$）　$V_{proxymal} > 1.5 m/s$ の場合または大動脈弁通過血流速度$< 3.0 m/s$の場合
  - 心臓カテーテル検査より得られる"Peak to Peak"の圧較差は，上図の1，2で示されているように，ドプラで計測される最大瞬間圧較差より小さい．
  - 平均圧較差は，駆出時間中の瞬間圧較差の平均である．
  - ドプラとカテーテルによる平均圧較差は相関する．
  - 大動脈弁狭窄の定量評価には，平均圧較差の方が最大圧較差よりも正確である．
- 狭窄した弁口の圧較差は動的で，流速に影響される．
  - 流速が遅いと圧較差を過小評価する：高い体血管抵抗，低い心拍出量，高度の僧帽弁逆流/狭窄，シャント
  - 流速が早いと圧較差を過大評価する：低い体血管抵抗（敗血症），高度の大動脈弁逆流，高い心拍出量（貧血，透析，動静脈瘻，甲状腺機能亢進症）
  - これらの状況を踏まえて大動脈弁口面積を評価する．
- 上行大動脈径が小さい場合（$< 30 mm$）にのみ，圧回復現象が認められる．

大動脈弁口面積
- 収縮期の弁口であり，プラニメトリ法による解剖学的（幾何学的）面積，またはドプラ法による機能的（有効）面積として求められる．
- 有効大動脈弁口面積は，弁（縮流部）を通過する血流を表しているので，幾何学的面積より小さい．有効大動脈弁口面積は主要な予後予測因子である．
- ドプラ法を用いて，標準的な連続の式，簡易連続の式，速度比（無次元指数）により有効大動脈弁口面積を評価することができる．後者は比較的流流の影響を受けないが，有効性を示すデータは限られている．

プラニメトリ法
- 中部食道大動脈弁短軸像を用いる．
- 収縮期に大動脈弁口をトレースする．
- 解剖学的な大動脈弁口面積を表す．
- 石灰化が高度の場合，計測に限界がある．
- 最も狭い部分で測定した場合に正確な値が得られる．

速度比（VR）

$VR = VTI_{LVOT}/VTI_{AV}$

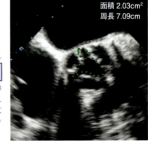

面積 2.03cm²
周長 7.09cm

　左室流出路通過血流のVTI/大動脈弁通過血流のVTI < 0.25 は高度の大動脈弁狭窄を示唆する．これは無次元指数であり，血流の影響を受けず，有効大動脈弁口面積のサイズを表す．左室機能低下を伴う大動脈弁狭窄の重症度評価に用いられる．

大動脈弁狭窄

> **大動脈弁口面積算出のための連続の式**
> 大動脈弁口面積＝左室流出路通過血流の VTI×0.785×（左室流出路径）^{2}/大動脈弁通過血流の VTI

簡易連続の式
　VTI の代わりに，最高血流速度を用いる．左室流出路と狭窄した大動脈弁を通る血流波形の形が同じであると仮定するため，左室流出路と大動脈弁の VTI の比は，最高血流速度の比とほぼ同じとなる．

左室流出路通過血流速度
　経胃像でのパルスドプラ計測．滑らかな速度波形を描出する．
- 明瞭なピークを得る．
- 速度範囲が狭い（ドプラスペクトルの幅が狭い）．
- ピーク速度の同定
- 最頻値をトレースし，VTI を求める．

計測時の注意点：不適切な測定部位に注意する．spectral broadening（スペクトルの幅が広い）．大動脈弁に近接しすぎた場合，過大評価となる．

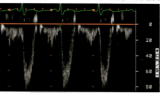

左室流出路径
　中部食道大動脈弁長軸像をズームし，均一な大動脈基部を描出する．
- 内腔と組織の境界を明瞭にする．
- 内側縁と内側縁を計測する．
- 収縮中期に計測する．
- 大動脈弁の平面と平行になるように，大動脈弁から 1cm 以内の部位で計測する．

断面積を正円と仮定して計算する．
不正確な測定は誤差の原因となる．

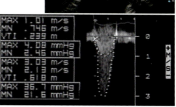

ダブルエンベロープ法
　大動脈弁（外側）と左室流出路（内側）の血流波形を含む一つの連続波ドプラの波形を表示する．それぞれの波形をトレースして VTI を求め，連続の式に代入して有効大動脈弁口面積を計算する．

圧較差の低い大動脈弁狭窄

- 圧較差の低い大動脈弁狭窄は，EF が低い場合や正常の場合（僧帽弁逆流，1回拍出量が小さい）にも起こりうる．
- 低圧較差，低 EF の大動脈弁狭窄は，平均圧較差<40mmHg，左室駆出率<50％，1回拍

血流速度が遅く，圧較差が小さい場合
有効弁口面積<1.0cm^2
LVEF<50％
平均圧較差<40mmHg
1回拍出量係数<35cm^3/m^2

　出量係数<35cm^3/m^2 の場合に高度（大動脈弁口面積<1.0cm^2）と定義される．左室機能障害や1回拍出量が低いために狭窄した弁を完全に開放するための前方への血流が不十分となり，圧較差が低くなって大動脈弁口面積を過小評価する．
- ドブタミン負荷心エコー法により，弁尖の開放が制限された真の大動脈弁狭窄（大動脈弁の異常）と，血流が制限された偽性大動脈弁狭窄（大動脈弁は正常）を区別できる．ドブタミンを増量（2.5〜20μg/kg/min）することにより，1回拍出量が変化し，大動脈弁通過流流速度，平均圧較差，大動脈弁口面積が変化する．弁口の狭窄であれば大動脈弁口面積や圧較差は増加しないが，偽性大動脈弁狭窄症であれば，大動脈弁口面積は 0.3cm^2 以上増加または 1.0cm^2 以上に増加する．ドブタミン負荷心エコー法は，EF が低くて，安静時の大動脈弁通過血流速度≧4.0m/s または平均圧較差≧40mmHg の患者には適応とならない．これは高い後負荷に対する正常な左室の反応を表しており，狭窄を解除すれば改善する．
- 左室が小さくて肥大しており，1回拍出量係数<35cm^3/m^2 の場合には，大動脈弁口面積が 1.0cm^2 未満でありながら，低流速（<4m/s），低圧較差（<40mmHg）で，EF が保たれている場合もある．

圧較差，速度，大動脈弁口面積による，大動脈弁狭窄の鑑別

圧較差が 異常に低い	圧較差が 異常に低い	最大流速>4m/s かつ大動脈弁口面積>1.0cm^2	最大流速≦4m/s かつ大動脈弁口面積≦1.0cm^2
左室機能不全 僧帽弁逆流 左室肥大 （1回拍出量低下）	大動脈弁逆流 高心拍出量	高心拍出量 中等度〜高度の大動脈弁逆流 体表面積が大きい	低心拍出量 高度の僧帽弁逆流 体表面積が小さい

大動脈弁逆流

評価

1. 逆流の原因：
   - 大動脈弁または大動脈の先天性または後天性の病因による．
   - 大動脈弁逆流の外科的な分類は機能的な大動脈弁の解剖（弁尖の動き）に基づく．

	大動脈弁	大動脈
後天性	リウマチ性 石灰化と付随する大動脈弁狭窄 心内膜炎（疣贅，穿孔） 外傷 中毒，放射線照射	瘤（バルサルバ洞，上行大動脈） 大動脈解離 自己免疫性：SLE，強直性脊椎炎 大動脈炎：梅毒，高安動脈炎 外傷
先天性	先天性の弁尖数異常（二・四・一尖弁） 心室中隔欠損	大動脈弁輪拡張症（弁輪の拡大） 結合組織病（マルファン，エーラス・ダンロス）

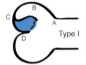 Type I Type II  Type III

出典：El Khoury G. Curr OPin Cardiol 2005；20：115-21.

Type I	Type II	Type III
弁尖の動きは正常 バルサルバ洞内の弁輪部，または弁輪上部で接合する．	弁尖の動きが過剰 弁尖体部は弁輪部より下方に落ち込む．	弁尖の動きが制限される． 中心性の弁尖接合不全となる．
サブタイプ： ・STJ・バルサルバ洞・弁輪部の拡大 ・弁尖の穿孔	弁尖の逸脱または翻転	石灰化 リウマチ性

2. 断層像での確認項目：
   - 大動脈弁：弁尖数，接合（短軸，長軸），拡張期の弁尖粗動（fluttering），弁尖閉鎖の欠如，逸脱，石灰化/癒合，二尖弁
   - 基部の径：左室流出路，大動脈弁輪，バルサルバ洞，STジャンクション，大動脈（p.134参照）
3. ドプラでの確認項目：
   - カラー：左室流出路内の拡張期乱流ジェット
     ジェットの方向（長軸）：中心性または偏心性，ジェットの発生部位（短軸）：中心または交連部
   - カラー：ジェット幅/左室流出路径（長軸），ジェット面積/左室流出路断面積（短軸），縮流部幅（vena contracta）
   - 連続波ドプラ：波形の濃さ（信号の強さ），PHT，減衰勾配
   - 連続波ドプラ：左室流出路通過血流速度の上昇>1.5m/s
   - パルスドプラ/連続波ドプラ：大動脈弓/下行大動脈/腹部大動脈での拡張期逆流
   - 有効逆流弁口面積（ERO），逆流率（RF），逆流量（RV）の計算
4. 左室は拡大し，左室機能は様々である．
5. 関連する所見（僧帽弁への間接的な影響）：僧帽弁の早期閉鎖，僧帽弁前尖の逆方向へのドーミング，僧帽弁前尖の粗動（fluttering），前収縮期（拡張期）僧帽弁逆流，僧帽弁前尖の jet lesion
6. 各種パラメータを統合して逆流の重症度を決定する．

大動脈弁逆流の重症度(ASE)					
	方法	軽度	中等度	高度
定性評価	左室流出路のジェット幅	小さい	中間	大きい
	血流の収束	無/小さい	中間	大きい
	連続波ドプラ波形の濃さ	薄い	濃い	濃い
	PHT (ms)	>500	200-500	<200
	下行大動脈の血液逆流	早期にわずか	拡張期の半分程度	汎拡張期
半定量評価	縮流部幅 (mm)	<3	3-6	>6
	逆流ジェットと左室流出路の面積比[a](%)	<5	5-59	≧60
	逆流ジェットと左室流出路の幅の比[a](%)	<25	25-64	≧65
定量評価	逆流量 (ml)	<30	30-59	≧60
	逆流率 (%)	20-30	30-49	≧50
	有効逆流口面積 (cm^2)	<0.10	0.1-0.29	≧0.30
カラードプラはナイキスト限界を50-70cm/sとしている，[a]中心性の逆流の場合				

Zoghbi W, et al. J am Soc Echocardiogr 2017；30：303-71 より引用

大動脈弁逆流

断面像	断層像での確認項目	カラードプラ	連続波ドプラ
中部食道五腔断面像(0°)	基部のサイズ	大動脈弁逆流の方向	中部食道像では，ビームとジェットが平行にならない
中部食道大動脈弁短軸像(30°)	接合，弁尖数	大動脈弁逆流の部位，重症度	
中部食道大動脈弁長軸像(120°)	接合，基部の測定	大動脈弁逆流の方向，ジェットの長さ，幅	
経胃長軸像(120°)	弁尖の可動性	弁周囲逆流	ビームとジェットが平行に近くなる連続波ドプラ波形の減衰勾配の計測
深部経胃像(0°)			

大動脈弁尖の逸脱

正常の弁尖は弁輪上部で接合する（点線の部分）．弁尖の一部分が弁輪下部に落ち込むことを逸脱といい，3つのタイプがある．
1. 翻転：弁尖先端が左室流出路内にある．
2. 完全型：自由縁が左室流出路内にある．
3. 部分型：弁尖体部が左室流出路内にある．

長軸像では，弁尖が弁輪下部に落ち込む所見が観察される．短軸像では，弁尖接合部に2本の線または間隙が観察される．カラーを用いることで大動脈弁逆流の部位が同定できる．

大動脈弁逆流ジェットの方向/部位

短軸像において，大動脈弁逆流は拡張期の中心性または交連部からの連続性血流であり，どの弁尖（右冠尖，左冠尖，無冠尖）が病変かがわかる．長軸像で偏心性ジェットが認められた場合，二尖弁，弁尖逸脱または弁尖の穿孔を考慮する．大動脈弁逆流ジェットは，病変となる弁尖の対側方向に向かう．

大動脈弁逆流の二次的所見

- 大動脈弁：早期開放
- 左室 − 拡大して球状となる．
  − 過収縮，壁運動低下（後期）
  − 左室流出路通過血流速度＞1.5m/s
- 僧帽弁 − 僧帽弁の早期閉鎖
  − 僧帽弁前尖の反対方向へのドーミング，僧帽弁前尖の粗動
  − 拡張期僧帽弁逆流

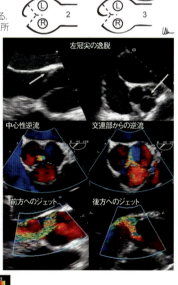

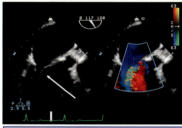

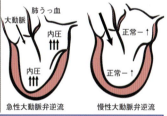

外科医に伝えるべきこと

人工心肺前
- 逆流のメカニズム：病変は基部か弁か，大動脈基部径
- 弁尖：数，形態，接合，逸脱，石灰化，穿孔
- 大動脈弁逆流の部位，方向（中心性，交連部からの偏心性），重症度
- ロス手術：肺動脈弁輪径（大動脈弁輪径との差が10-15%以内であることが望ましい），肺動脈弁逆流

人工心肺離脱後
- 弁尖温存：弁輪より上位での弁尖接合（長軸像），残存逆流の部位と重症度
- 人工弁：人工弁機能，圧較差，弁周囲逆流
- 左室機能

大動脈弁逆流

大動脈弁逆流ジェットの構成成分

- 中部食道大動脈弁長軸像のカラードプラで逆流ジェットの方向が評価でき，(1) 逆流ジェット面積，(2) 縮流部幅，(3) 血流の収束 (PISA法) を用いて重症度が決定される．
- 逆流ジェットの見え方は，超音波装置の設定 (ナイキスト限界) や患者の血行動態によって異なる．

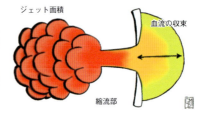

逆流面積または幅 （ナイキスト限界を50–60cm/sに設定）

- 左室内への逆流の到達距離や面積は，患者の血行動態や超音波装置の設定の影響を受けるので，重症度評価の信頼性は低く，現在では用いられていない．
- ジェットの幅は，下図に示されているように中心性の大動脈弁逆流の重症度をより正確に評価することができる．

(A) 逆流ジェットの幅と左室流出路の幅の比は Perry の指数と呼ばれる．中部食道大動脈弁長軸像のカラーMモードで，カーソルを大動脈弁に対して可能な限り平行にして測定される．中部食道大動脈弁長軸像で，逆流ジェット幅を同じレベルの左室流出路の幅で割ることで求められる (大動脈弁から1cm以内で測定)．
(B) ジェットの断面積も Perry の指数と同様であるが，中部食道大動脈弁短軸像を用いる．ジェットの短軸像での断面積を左室流出路の面積で割ることで求められる．下図に示されているように，大動脈弁レベルではなく，弁から1cm以内の左室流出路で測定する．

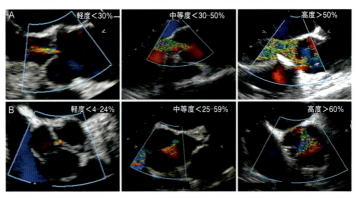

縮流部 (Vena Contracta) （ナイキスト限界を50–60cm/sに設定）

- 逆流弁口またはやや下流のジェットの最も狭い部分であり，層流で速度が最大となる部分である．縮流部幅は，弁口が固定されているために血流速度や駆動圧に影響されない．弁口が血行動態によって動的に変化する場合は縮流部幅も変化する可能性がある．縮流部幅は大動脈弁逆流の重症度分類の鋭敏で半定量的な測定項目であり，有効逆流弁口面積 (EROA) と相関する．
- 縮流部幅は，大動脈弁尖の間の血流の収束域の下部で測定することが望ましい．縮流部をTEEの中部食道像で正確に測定するのは難しい．その理由として，カラードプラのビームと血流の方向が平行とならないために血流の収束域が明瞭に描出できないことが挙げられる．偏心性ジェットでは，ジェットの長軸に対して垂直に測定する．縮流部は複数のジェットの評価には有用ではない．縮流部幅は血流の影響をほとんど受けず，逆流量や逆流率と比較して，容量の変化や心拍数の変化の影響も受けにくい．

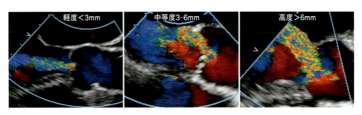

大動脈弁逆流

血流の収束（ナイキスト変数）
- 逆流弁口近位部の高流速血流が求心性の半球を形成し，血流加速（flow acceleration）と呼ばれる．ナイキスト限界（Vr）を調整して，円形の収束血流が得られるようにし，折り返し半径（r）を計測する．
- 近位部等流速表面（PISA）法を用いて（a）EROA，(b) 逆流量，(c) 逆流率の計算を行い，大動脈弁逆流の重症度を定量化することができる．

有効逆流弁口面積（EROA）(p.59 参照)
- 血行動態的な逆流の起始部の面積である．縮流部の断面積に一致し，ジェットの最狭部であり，解剖学的な逆流弁口よりやや狭い．EROA は，(a) PISA 法または (b) 容量計測法を用いて計算される．
  (a) PISA 法
   - 弁を通過する大動脈弁逆流血流を計算する：
     大動脈弁逆流血流（ml/s）＝$6.28 \times r^2 \times Vr$(cm/s)
   - EROA を計算する：
     EROA（cm^2）＝大動脈弁逆流血流(ml/s)／大動脈弁逆流血流の最大速度（cm/s）
  (b) 容量計測法
   - 逆流量（RegV）(ml)＝（大動脈弁を通過する1回拍出量）－（実際の1回拍出量）
   - EROA（cm^2）＝RegV(ml)/大動脈弁逆流血流の VTI(cm)

逆流量 (p.60 参照)
- RegV は EROA を通過する血液量であり，(a) PISA 法または (b) 容量計測法を用いて計算される．
  (a) RegV（ml）＝EROA(cm^2)×大動脈弁逆流血流の VTI(cm)
  (b) RegV（ml）＝（大動脈弁を通過する1回拍出量）－（実際の1回拍出量）

逆流率 (p.60 参照)
- 逆流率（RegF）は逆流弁を前方に通過する全血液量に対する逆流量の割合である．
  (RegF＝RegV/大動脈弁を通過する1回拍出量)

スペクトラルドプラ解析
連続波ドプラ（CWD）
- 深部経胃像か経胃長軸像で，大動脈弁逆流血流に対して平行にカーソルを当てて（カラードプラを用いるのも有用である），良好なスペクトル波形を得る〔最大圧較差＞40mmHg（最大血流速度＞3m/s)〕．
- 連続波ドプラ波形の濃さは逆流量の定性評価の簡便な指標である；重症度が上がるほど波形が濃くなる．
- 逆流ジェットの減衰率から PHT と減速勾配を計算し (p.57 参照)，大動脈弁逆流を定量評価する．EROA が大きいと，大動脈と左室の圧較差は急速に等しくなり，逆流速度の傾きは急峻となり，PHT は短縮する．(A) 軽度，中等度，高度の PHT の例を示す．

パルスドプラ（PWD）
- 大動脈内の血流の逆流は，大動脈弁逆流の重症度の定量評価の鋭敏な指標である．
- 下行大動脈の血液逆流が遠位で起こるほど，大動脈弁逆流の重症度は高くなる．
- 逆流速度の絶対値や，逆流があること自体は重症度を反映しない（パルスドプラの角度に影響されるため）．前方血流に対する逆流量の比（VTI 比）は，より良い指標となる．(B) 軽度，中等度，高度の，大動脈内の血液逆流の例を示す．

連続波ドプラ波形が薄い	連続波ドプラ波形の濃さが中等度	連続波ドプラ波形が濃い
軽度の逆流－平らな波形	中等度の逆流－傾きが大きくなる	高度の逆流－急峻な勾配
減速勾配＜2m/s	減速勾配 2-3.5m/s	減速勾配＞3m/s
PHT＞500ms	PHT 200-500ms	PHT＜200ms

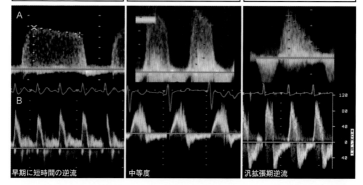

| 早期に短時間の逆流 | 中等度 | 汎拡張期逆流 |

僧帽弁の解剖

僧帽弁装置
僧帽弁装置は解剖学的な用語で，僧帽弁機能に関連する心臓の構造物を表す用語である．線維性骨格，弁輪，弁尖，腱索，乳頭筋と心室壁の複合体から構成される．正常の僧帽弁機能は，僧帽弁装置の全ての構成要素の統合された機能に依存する．

線維性骨格（3つの部分）
弁輪と線維三角の組織の密な複合体で，心基部周囲に広がる．2つの線維三角は右線維三角（無冠尖付近）と左線維三角（左冠尖付近）で，より小さな Tendon of Conus（動脈円錐腱）が右冠尖と肺動脈の間にある．4つの線維性の輪が弁を形成し，大動脈弁輪と肺動脈弁輪は王冠状の形をとり，僧帽弁と三尖弁は不完全な楕円形をしている．左右の線維三角間の領域は大動脈カーテンと呼ばれる硬い線維性組織をもち，大動脈弁と僧帽弁に共通している．

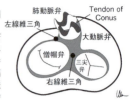

僧帽弁輪
僧帽弁輪の線維性組織は不完全で，後方に向かうほど薄くなり，拡大しやすくなる．
- 通常は P2 が逸脱しやすい．
- 鞍馬（saddle-shape）型（双曲線の放物線）
  - 中部食道長軸像 120°で弁輪部が最も高い．
  - 交連部が最も低い．
- 形が変化する．（収縮期に縮小する）．
  - 円形になる（拡張期）：40% 程度大きくなる．
  - "D"型になる（収縮期）：小さくなる．
- 拡張期に弁輪径を計測する．
  - 中部食道大動脈弁長軸像（120°）
  - 正常値：29±4mm

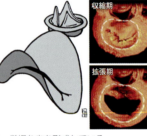

僧帽弁尖
線維弾性組織のカーテンが僧帽弁輪から広がり，僧帽弁尖を形成している．
- 4つの解剖学的な弁尖
  - 前尖（AMVL）：僧帽弁輪の 1/3 を占める．
  - 後尖（PMVL）：僧帽弁輪の 2/3 を占め，3つの弁帆（scallop）から成る．
  - 前交連（AC）
  - 後交連（PC）
- 弁尖の命名法（p.147 参照）
- 弁尖の厚さ≦4mm
- 弁輪内面積　4–6cm^2
- 僧帽弁尖の表面積は，弁輪内面積の2倍である．
- 弁尖の接合面積は大きく（30％），1cm 程度である．

腱索
線維性の糸状構造物で，乳頭筋または左室自由壁（後尖のみ）から僧帽弁尖に体系的に伸びている．順番に名付けられている．
- 支持腱索（stay chordae）は二次腱索であり，僧帽弁前尖に付着し，僧帽弁の幾何学的形状にとって重要である．
- 一次腱索：弁尖の自由縁に付着
- 二次腱索：弁尖の左室側に付着
- 三次腱索：左室壁から後尖のみに付着

乳頭筋（PM）
乳頭筋は左室自由壁から発生する2つの大きな肉柱である．
- 腱索は前乳頭筋から僧帽弁の前方半分に，後乳頭筋から僧帽弁の後方半分に付着する．
  - 前外側乳頭筋：A2, A1, AC, P1, P2
  - 後内側乳頭筋：A2, A3, PC, P3, P2
- 前外側乳頭筋は二重血流支配で，後内側乳頭筋は単一血流支配である．

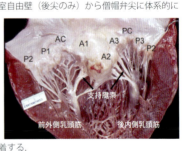

僧帽弁の機能

僧帽弁機能
- 拡張期に乳頭筋及び左室心筋は弛緩するため，左房圧が左室圧を上回り，僧帽弁は受動的に開放する．
- 収縮期には，乳頭筋が収縮することで腱索が牽引され，僧帽弁尖が左房内に逸脱するのを防ぐ．弁尖と腱索の長さは一定である．余剰な弁尖部分があるために接合面積が大きくなり，半円形のアーチ状となる．

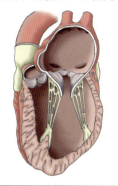
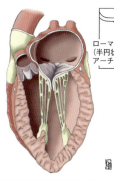
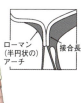

僧帽弁尖の命名
Carpentier の分類
- ASE と SCA に用いられていて，僧帽弁後尖を P1（外側），P2（中間），P3（内側）の 3 つの scallop に，前尖を対応する A1（外側），A2（中間），A3（内側）に分ける．

Duran の分類
- どちらの乳頭筋から出た腱索が付着しているかに基づいている．
- 僧帽弁後尖：P1（外側），PM（中間），P2（内側）に分けられる．PM はさらに PM1（前外側乳頭筋から）と PM2（後内側乳頭筋から）に分けられる．
- 僧帽弁前尖：A1（前外側乳頭筋から）と A2（後内側乳頭筋から）に分けられる．その他，前外側交連（C1），後内側交連（C2）がある．PM1（前外側乳頭筋から），PM2（後内側乳頭筋から），線維三角間距離（T1-T2）

解剖学的	Duran	Carpentier
弁尖命名法		
後尖 (scallops)		
外側	A1	P1
中部	PM (1/2)	P2
内側	P1	P3
交連部		
前外側	C1	AC
後内側	C2	PC
前尖 (segment)		
	A1, A2,	A1, A2, A3

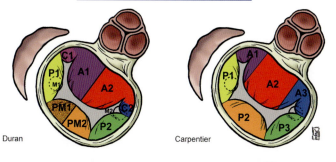

Duran　　　　　　　　　Carpentier

僧帽弁の TEE 画像

- 僧帽弁は6つの標準的な TEE 画像（中部食道四腔断面像，中部食道交連部像，中部食道二腔断面像，中部食道大動脈弁長軸像，経胃基部短軸像，経胃二腔断面像）で評価される．90°を超えると，前尖が画面右側，後尖が左側と反対に表示される．交連部像（60°）では，プローブを右側に回転させると前尖側が，左に回転させると後尖側が描出される．
- 中部食道像を休系的に評価することで，それぞれのセグメント/弁帆（scallop）を同定できる．
- 僧帽弁セグメントの描出は，TEE トランスデューサの走査角に基づくのではなく，各画像で構造物を確実に同定することが重要である．最もわかりやすいのは，中部食道四腔断面像での A2, P2，中部食道交連部像での P3, A2, P1，中部食道大動脈弁長軸像での A2, P2 である．
- 中部食道四腔断面像で，プローブを後退させると僧帽弁の前方部分（A1, P1）が，前進させると後方部分（A3, P3）が描出される．
- 経胃短軸像では僧帽弁は後方から描出されるので，後尖がプローブに近い近距離音場に，前尖は遠距離音場にある．

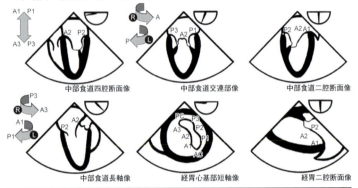

Surgeon's View（外科医の視像）と 3D TEE

左房切開を通して外科医が見る僧帽弁像は，2D TEE の中部食道像から想像される左下の図を 90°反時計回転したものである．左下写真では僧帽弁前尖が上，後尖が下に位置し，弁形成用リングが認められる．右図はリアルタイム 3D TEE での僧帽弁で，左房を通して見た Surgeon's View が描出されている．この画像では，後尖の弁帆（scallop）を明瞭に観察できる．大動脈弁は画像上部にあり，左心耳（LAA）は左側にあることに注意する．

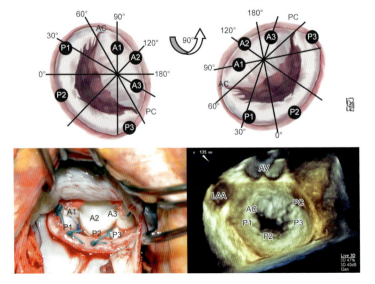

僧帽弁の TEE 画像

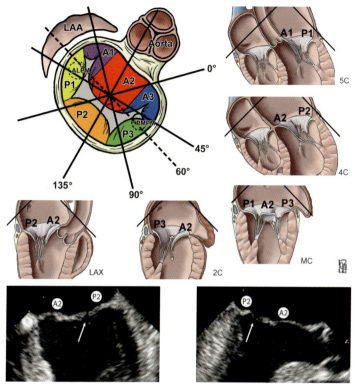

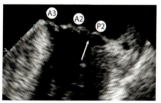

中部食道四腔断面像（0°）
前屈（五腔断面像）：A1/A2＋P2/P1
後屈（四腔断面像）：A3/A2＋P2/P3

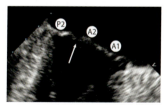

中部食道大動脈弁長軸像（120-135°）
A2 と P2 が確実に描出される.
弁輪の高位の部分が描出されるため, 逸脱の評価に適している.

中部食道 45°像
前尖が画面の左側に描出される.
前尖（A3, A2）は長く, 短い P2 と接合する（矢印）.

中部食道二腔断面像（90-105°）
前尖は画面の右側に描出される.
前尖（A1, A2）は長く, 短い P2 と接合する（矢印）.

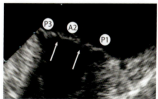

中部食道僧帽弁交連部像（60-75°）
3 つに分かれたセグメントが描出される（P3, A2, P1）.
2 つの接合部が見える（矢印）.
中央の可動性のある A2 が拡張期に画面上から消失する.
左房が描出される.

出典：Omran AS, et al. J Am Soc Echocardiogr 2002；15：950-7.

僧帽弁逆流

評価

1. 逆流の病因:
   - 40% の患者では正常所見である (わずかの僧帽弁逆流).
   - 一次性僧帽弁逆流 (器質的):僧帽弁装置の構成成分のいずれかの異常
     - 弁尖:退行性,粘液腫様変性,リウマチ性,心内膜炎,先天性
     - 弁輪:僧帽弁輪石灰化
     - 腱索:断裂,延長,短縮
     - 乳頭筋:断裂
   - 二次性僧帽弁逆流 (機能的):構造的には正常な僧帽弁尖 (p.153 参照)
     - 弁輪拡大　　　　　- 大動脈弁狭窄,僧帽弁前尖収縮期前方運動 (SAM)
     - 左室機能不全
   - 拡張期僧帽弁逆流:拡張期に左室圧が左房圧を超える.
2. 断層像の特徴及び計測項目
   - 弁尖:肥厚 (>5mm),石灰化,接合不良,逸脱,翻転,疣贅
   - 弁輪:僧帽弁輪石灰化,サイズ (拡張中期径 29±4mm)
3. ドプラ所見:
   - カラー:左房から左室への収縮期乱流血流,僧帽弁下部に血流加速が認められる.
     - 3 つの構成要素:逆流モザイクの面積,縮流部幅 (再狭部の幅),近位部の血流収束 (PISA)
     - ジェットの方向:中心性,後方,前方
   - 連続波ドプラ:ベースライン上部に描出される収縮期血流 (流速 5–6m/s).波形の濃さ∝重症度.放物線状の輪郭または収縮早期にピークを有する.高度の逆流では三角形様波形
   - パルスドプラ:中等度–高度の逆流では経僧帽弁流入血流速度>1.5m/s (僧帽弁狭窄がない場合).A 波 (拡張後期波) が優位な場合,高度の逆流は除外される.
   - パルスドプラ:肺静脈血流の収縮期逆行性血流は,特異度は高いが感度が低い (左房拡大では見られないことがある).偏心性逆流ジェットは,対側の肺静脈内に観察される.
4. 左房拡大 (前後径>55mm),左房/右房比>1 となる.
5. 左室容積や収縮能は重要な予後予測因子であり,手術適応決定因子でもある.容量負荷のために左室は拡大してくる.
   - 左室径:収縮末期径>55mm,容量負荷のために拡大する.
   - 収縮能:初期のうちは保たれるが,時間経過と共に悪化する.
6. 逆流の重症度 (2017 ASE) (次頁参照)
   - 3 つのグレードに分類される (中等度と高度はオーバーラップする).
   - 機序を考える (一次性または二次性).
   - 左房/左室サイズで慢性かどうかを判断する.
   - 逆流の持続時間とタイミング.
   - 臨床的に妥当と考えられる収縮期血圧 (>120) で評価し,心拍数やリズムに注意する.
   - 全てのパラメータには限界があり,不正確なので,統合的なアプローチ法を用いる.
   - 軽度以上の僧帽弁逆流であれば,可能であれば定量評価をする.
     - 容量負荷の評価のために逆流量を計算　　　- EROA で病変の重症度を評価する.
   - 僧帽弁逆流の重症度に対して高い陽性反応的中度をもつ特異的な基準
     - 僧帽弁の構造的な欠損　　　　　- 複数の静脈で,肺静脈血流 S 波の逆転
     - 縮流部幅≧7mm

外科医に伝えるべきこと

人工心肺前
- 逆流のメカニズム (Carpentier 分類の Type I,II,IIIa,IIIb)
- 弁尖の病変:粘液腫様変性,石灰化,逸脱/翻転部位
- 弁輪径,僧帽弁輪石灰化の有無
- 逆流ジェットの方向と重症度,肺静脈血流 (収縮期成分の減高,逆行性血流)
- 左房および左室サイズ,機能

人工心肺離脱後
- 修復後の僧帽弁形態,人工弁機能
- 残存僧帽弁逆流,経僧帽弁流入血流の制限 (–狭窄)
- 修復後の合併症:SAM,後壁の壁運動 (回旋枝の損傷の可能性),房室間溝の解離及び大動脈弁無冠尖の損傷
- 左室/右室機能,三尖弁逆流の重症度

僧帽弁逆流

ドプラ法による僧帽弁逆流の重症度評価（AHA/ASE）				
方法		軽度	中等度	高度
定性評価	カラーによる逆流面積[a]	小さい	様々	大きい
	血流の収束[b]（cm）	<0.3	中間	≧1.0
	連続波ドプラ波形の濃さ	薄い	一部濃い	全体的に濃い
半定量評価	縮流部幅（cm）	<0.3	中間	≧0.7
	肺静脈血流（S波）	正常	正常/減高	逆流
	僧帽弁流入血流	A波	様々	E波
定量評価	有効逆流口面積（cm²）	<0.20	0.20-0.39	≧0.4
	逆流量（ml）	<30	30-59	≧60
	逆流率（%）	<30	30-49	≧50

逆流の重症度は生理的状況下（適切な収縮期血圧，後負荷，左室機能）で評価する．
適切なナイキスト限界（[a]50-70cm/s），カラーゲイン（[b]40cm/s）を用いる．
Zoghbi W, et al. J Am Soc Echocardiogr 2017；30：303-71 より引用

逆流ジェット面積
- モザイクの面積をトレース
- ナイキスト限界 50-60cm/s
- 生理的状況に影響されるため信頼性は低い．
- 偏心性ジェットや急性の僧帽弁逆流では過小評価する．
- 複数のジェットに対しても用いることができる．

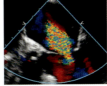
中等度 4-10cm²

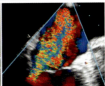
高度 >10cm²

連続波ドプラ
- 流入血流波形と比較した逆流波形の濃さ（信号の強さ）．
- 明瞭な輪郭を得る．
- 流速が速い（>5m/s）．
- 僧帽弁流入血流 E波 >1.5m/s

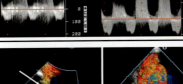

縮流部幅
- 最も狭い部位のジェット径，血流加速部位より上の部分を計測
- ナイキスト限界 50-60cm/s
- 偏心性ジェットでも有用である．
- 複数ジェットでは測定できない．
- 中部食道大動脈弁長軸像または四腔断面像で計測するのが望ましい．
- EROA，逆流量と相関する．

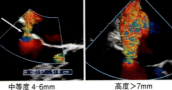
中等度 4-6mm　高度 >7mm

肺静脈血流のドプラ解析
- 軽度の僧帽弁逆流では正常波形である．
- 波形が減高するのは非特異的所見である．
- S波の逆流は高度の僧帽弁逆流に特異的である．
- 複数の肺静脈で見られる．
- 偏心性僧帽弁逆流では，対側の肺静脈内を観察する．

PISA法
近位部血流収束部の半径
- ナイキスト限界 40cm/s
- 偏心性ジェットでは不正確となる．
- 複数ジェットでは測定できない．
- EROAを計算する（p.59参照）．

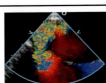
中等度 4-10mm

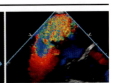
高度 >10mm

僧帽弁逆流

弁尖の可動性の範囲に基づいて，僧帽弁逆流の機序を分類する.

Carpentier の分類
Type Ⅰ：弁尖の動きは正常
弁輪拡大
弁尖穿孔，cleft
疣贅
Type Ⅱ：弁尖の動きが過剰
僧帽弁逸脱
腱索延長
Type Ⅲ a：弁尖の動きが制限される（収縮期＋拡張期）
乳頭筋断裂
リウマチ性
腱索病変（全身性エリテマトーデス，エルゴタミン）
弁尖の退縮（カルチノイド）
交連部の癒合
Type Ⅲ b：弁尖の動きが制限される（収縮期のみ）
乳頭筋の偏位＋左室のリモデリング

僧帽弁尖の過剰な動き

- 僧帽弁輪は鞍馬（saddle-shape）型で，0°及び 120°の部分が最も高い位置（左房側）にある.
- 正常な弁尖先端の接合は弁輪より下部の左室内に存在する.
- 僧帽弁尖の一部が収縮期に弁輪部を超えて左房側に存在する場合は弁尖の動きが過剰であるとされ，以下のように定義される.

弁尖のうねり（billowing）
弁尖体部の一部分が収縮期に弁輪部を超えるが，接合部分（矢印）は弁輪より下である.

弁尖の逸脱（prolapse）
弁尖体部，先端（矢印）が収縮期に弁輪部を超えて左房側に侵入し，接合しない. 弁尖先端は左室側を向いている.

弁尖の翻転（flail）
弁尖先端は弁輪部を超えて，左房側を向いている. 可動性のある断裂した腱索（矢印）が付着していることがある.

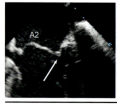
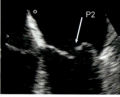
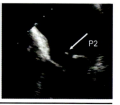

逆流ジェットの方向と僧帽弁逆流の機序

ジェットの方向により，僧帽弁逆流の機序が判断できる：
- 前方ジェット
  - 典型的には後尖が逸脱し，前尖の可動制限や穿孔が認められることはほとんどない. 逆流ジェットは前尖に沿って左房を這い，右肺静脈に到達する.
- 後方ジェット
  - 典型的には前尖が逸脱し，後尖の可動制限や穿孔が認められることはほとんどない. 逆流ジェットは後尖に沿って左房を這い，左肺静脈に到達する.
- 中心性ジェット
  - 典型的には両弁尖の逸脱，弁輪拡大あるいは左室機能不全（両尖の可動制限）により発生する. いくつかの，または 4 本全ての肺静脈が影響を受ける可能性がある.

コアンダ効果：偏心性の僧帽弁逆流ジェットは，運動エネルギーを失うことなく左房壁に沿って這うように進むため，重症度の過小評価につながる可能性がある.

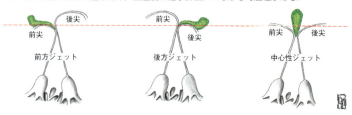

僧帽弁逆流

機能的僧帽弁逆流

- 近年の AHA のガイドラインでは、一次性の器質的僧帽弁逆流に比べて機能的僧帽弁逆流ではカットオフ値が低く設定されている（p.109 参照）．2017 年の ASE のガイドラインでは，逆流機序によって重症度分類の基準値が区別されていない．

評価指標	一次性僧帽弁逆流	二次性僧帽弁逆流
EROA（cm^2）	≧0.4	≧0.2
縮流部幅（cm）	≧0.7	≧0.7
逆流率（％）	≧50	≧50
逆流量（ml）	≧60	≧30

出典：AHA/ACC Guidelines. JACC 2014；63(22)：e57-188．

- 縮流部幅は，中部食道大動脈弁長軸像または四腔断面像（その他の断面像では重症度を過大評価する可能性がある）で，僧帽弁逆流ジェットの径を血流加速部位の上部で弁接合線に対して垂直に測定したものである（ナイキスト限界はいくらでもよい）．これは，逆流口面積の代用となる線形測定値である．
- EROA は一次性僧帽弁逆流では円形だが，機能的僧帽弁逆流では引き延ばされる．一次性僧帽弁逆流の高度のカットオフ値は 0.4cm^2 であるのに対して，慢性虚血性僧帽弁逆流のカットオフ値は 0.2cm^2 である．EROA 測定の代用として，3D エコーで縮流部の面積をトレースすることにより，より正確な測定ができるかもしれない．PISA 半径は EROA の計算に用いられるが，機能的僧帽弁逆流では早期と後期にピークをもつようにサイズが変化するため，注意が必要である．
- 一次性器質的僧帽弁逆流（＞60ml）か二次性機能的僧帽弁逆流（＞30ml）かによって，逆流量の予後因子には違いがある．二次性機能的僧帽弁逆流ではより少ない逆流量でも重症度が高くなる．

（A-C）機能的僧帽弁逆流の 3D TEE のデータセットが多断面再構成法（MPR）で示されている．（A）緑の平面の中部食道四腔断面像と（B）赤い平面の中部食道二腔断面像は僧帽弁逆流ジェットの直行した断面像である．（C）青い平面は四腔断面像と二腔断面像の縮流部を表示している．引き延ばされた形の縮流部面積をトレースすると 1.22cm^2 となり，高度の僧帽弁逆流である．

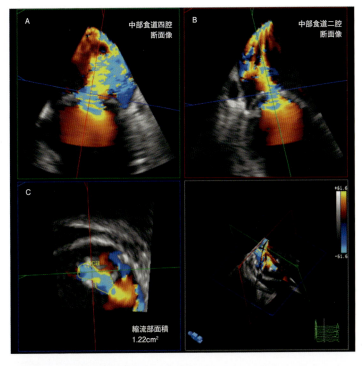

後方への僧帽弁逆流ジェット

偏心性の後方へ向かう僧帽弁逆流ジェットが示されている．(A, B) 僧帽弁前尖の逸脱/翻転（図中の赤色部分）により，後方へ向かう逆流ジェットとなる（図中の緑色部分）．さらに，別の走査角からの中部食道像を示す．逆流ジェットの外観は断面像によって異なる．逆流ジェットが左房壁に沿って後方に向かう様子が，0°（中部食道四腔断面像）及び137°（中部食道大動脈弁長軸像）の走査面で最も明瞭に描出されている．僧帽弁逆流の重症度は，適切な生理的状況下での縮流部幅の測定やEROAの計算で定量評価される．逆流面積のトレースは推奨されず，コアンダ効果のために過小評価となる．左肺静脈血流の異常所見が考えられる．

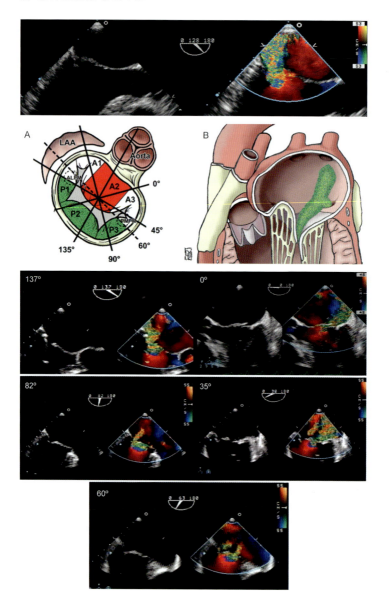

僧帽弁逆流

前方への僧帽弁逆流ジェット

偏心性の前方へ向かう僧帽弁逆流ジェットが示されている．(A，B) 僧帽弁後尖の逸脱/翻転（図中の赤色部分）により，前方へ向かう逆流ジェットとなる（図中の緑色部分）．さらに，別の走査角からの中部食道像を示す．逆流ジェットが左房壁に沿って前方に向かう様子が，0°（中部食道四腔断面像）及び 129°（中部食道大動脈弁長軸像）の走査面で最も明瞭に描出されている．僧帽弁逆流の重症度は，縮流部幅の測定や逆流量で定量評価される．完全なスペクトルドプラ波形を測定するのは困難であり，PISA 法を用いての EROA の計算は難しいことがある．右肺静脈血流の異常所見が考えられる．

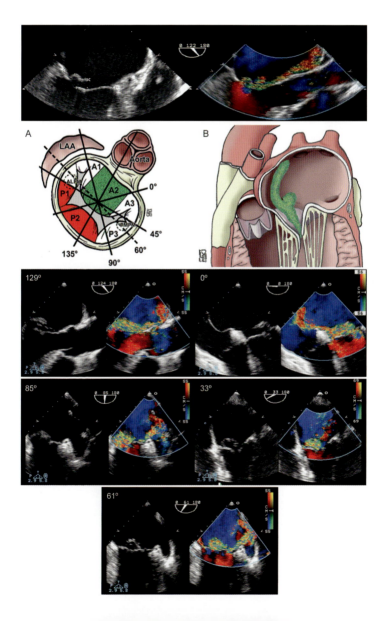

僧帽弁逆流

Barlow 病

ムコ多糖体の沈着により弁尖組織が過剰になる僧帽弁の変性疾患である．下図に示すのは，Barlow 病の（A）左房側から見た 3D 画像，（B）術野所見及び（C）2D TEE の中部食道僧帽弁交連部像における両尖逸脱と高度の中心性僧帽弁逆流 である．（D）僧帽弁輪は左房側に偏位している場合があり，修復が難しくなる．（E）静止した僧帽弁の 3D 再構成画像で，両尖逸脱が認められる．他の弁の逸脱を合併する可能性がある：三尖弁（30%），肺動脈弁（10%），大動脈弁（2%）

出典：Eriksson M, et al. J Am Soc Echocardiogr 2005；18：1014-22.

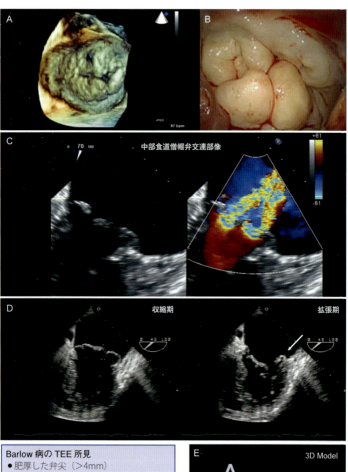

Barlow 病の TEE 所見
- 肥厚した弁尖（>4mm）
- 両尖逸脱
- 中心性または偏心性の僧帽弁逆流
- 弁輪拡大（収縮末期径>36mm）
- 弁輪の左房側への偏位
- 腱索の延長と肥厚
- 腱索断裂は稀である．
- 心房中隔欠損（二次孔）と関連
- 形成術は複雑である．

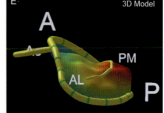

僧帽弁逆流

線維弾性変性

　線維弾性組織の欠乏が特徴である僧帽弁の変性疾患であり，弁尖や腱索が薄くなる．下図に示されているのは 2 名の患者の弁尖先端（P2）の翻転と腱索断裂（矢印）を伴う孤立性の P2 病変であるが，弱くなった腱索は断裂することがあり，セグメントが翻転する．（A，B）リアルタイム 3D TEE での Surgeon's View（左房から見た画像）．（C）中部食道四腔断面像の断層像とカラー像の比較で，前方へ向かう高度の僧帽弁逆流が観察される．（D）静止した僧帽弁の 3D 再構成画像で，逸脱したセグメントが表示されている．

出典：Anyanwu A and Adams D. Semin Thorac Cardiovasc Surg 2007；19：90-96.

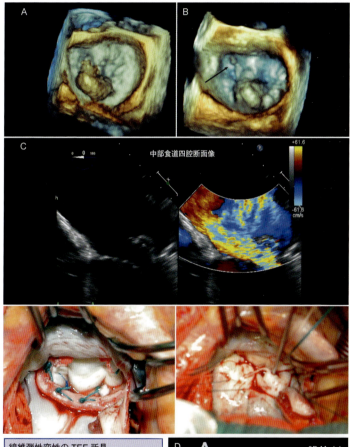

線維弾性変性の TEE 所見
- 僧帽弁尖の厚さは正常である．
- 単一セグメントの逸脱/翻転
- 逸脱したセグメントは肥厚していることがある．
- 偏心性の僧帽弁逆流
- ±弁輪拡大
- 弁輪の偏位はない．
- 通常腱索断裂がある．
- 形成術は容易である場合が多い．

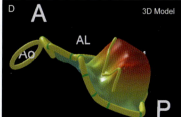

評価

1. 狭窄の病因
   - 弁性狭窄：リウマチ性（75%），石灰化（25%），カルチノイド，SLE，先天性，薬剤性
   - 弁下狭窄：腫瘤，粘液腫
2. 断層像の特徴及び計測項目
   - 弁輪：石灰化，サイズ（拡張末期）
   - 弁尖：石灰化，肥厚（>4mm），可動性，拡張期ドーミング（ホッケースティックサイン）
   - 腱索：石灰化，肥厚，弁下部病変の程度
   - 経胃心基部短軸像における僧帽弁口面積のプラニメトリ法（過小評価の可能性がある）
3. ドプラ所見
   - カラー：拡張期の乱流血流，近位部の血流加速
   - パルスドプラ/連続波ドプラ：最大血流速度>3m/s，最大/平均圧較差
     - 僧帽弁流入血流は拡張期の経弁圧較差で決定され，左房のコンプライアンス，左室の拡張能障害，心拍数，心拍出量の影響を受ける．
     - 経僧帽弁流入血流速度の上昇は，高心拍出量，僧帽弁逆流及び拘束性パターンの拡張能障害でも認められる．
     - 僧帽弁逆流を合併すると，最大圧較差が大きく（>20mmHg），平均圧較差が小さくなる（<10mmHg）．
   - PHT法による自己僧帽弁口面積の測定（p.58参照）
4. 狭窄の重症度（高度の基準）
   - 最大血流速度>3m/s
   - 平均圧較差>10mmHg
   - 僧帽弁口面積<1.0cm^2（断層像でのプラニメトリ，PHT法）
5. 左房拡大（長軸像で前後径>45mm），もやもやエコー，左心耳血栓
6. 左室機能：小さい内腔，充満不足（流入血流の減少），局所壁運動異常（心基部後壁）
7. 肺高血圧による右心系の変化
   - 肺動脈収縮期圧（三尖弁逆流ジェットより推定）
   - 右室機能：拡張，肥大，心室中隔の奇異性運動
   - 合併する三尖弁逆流の重症度によって，外科的介入を必要とすることがある．

重症度評価（EAE/ASEガイドライン）				
	弁口面積 （cm^2）	平均圧較差 （mmHg）	PHT （ms）	肺動脈収縮期圧 （mmHg）
正常	4-6		40-70	20-30
軽度	>1.5	<5	70-150	<30
中等度	1.0-1.5	5-10	150-200	30-50
高度	<1.0	>10	>220	>50
出典：Baumgartner H, et al. J Am Soc Echocardiogr 2009；22：1-23.				

　僧帽弁狭窄の重症度は一つの方法ではなく，複数のアプローチを用いて評価されるべきである．プラニメトリ法は，僧帽弁逆流の合併のためにドプラで測定した圧較差が信頼できない時に用いられるべきである．僧帽弁口面積は複数の方法で評価することができるが，どれもリミテーションがあるので，どれがベストの選択であるかは，画像の質や他の病変による．

- プラニメトリ法：石灰化が高度な場合は困難である．
- PHT法：左室拡張末期圧が上昇している場合（大動脈弁逆流，左室機能不全）や，左房圧が上昇している場合（心房中隔欠損）は避ける．
- 連続の式：左室流出路狭窄，僧帽弁逆流，心房細動では避ける．
- PISA：大動脈弁逆流，僧帽弁逆流，人工弁，心房細動の場合に用いる．

外科医に伝えるべきこと

人工心肺前
- 石灰化 vs. リウマチ性僧帽弁
- 腱索の病変
- 弁輪径（拡張期）
- 僧帽弁輪石灰化（MAC）
- 左房径（高度拡大>50mm），左心耳血栓の有無
- 右室機能，三尖弁逆流の重症度，三尖弁輪径

人工心肺離脱後
- 最大/平均圧較差
- 残存僧帽弁逆流の有無
- 人工弁機能

僧帽弁狭窄

僧帽弁狭窄の観察に適した断面像	断層像の特徴及び計測項目	カラー/スペクトルドプラ所見及び計測項目
中部食道四腔断面像（0°） 中部食道僧帽弁交連部像（60°） 中部食道二腔断面像（90°） 中部食道大動脈弁長軸像（120°）	弁輪：石灰化，径 弁尖：石灰化，肥厚，可動性 腱索：石灰化，肥厚	拡張期の乱流血流 PISA 経僧帽弁流入血流：最大/平均圧較差 PHT
経胃短軸像（0°）	石灰化，プラニメトリ	交連部起源の僧帽弁逆流のカラー血流
経胃二腔断面像（90°）	弁下装置	

僧帽弁狭窄における僧帽弁の特徴に基づいたスコアリングシステム				
重症度	可動性	弁尖の肥厚	弁下組織の肥厚	石灰化
1	弁尖先端の可動制限	4-5 mm	ほとんどなし	ほとんどなし
2	弁尖基部-中部は正常	5-8 mm	腱索の1/3	弁尖辺縁
3	弁尖基部は正常	5-8 mm	腱索の2/3	弁尖中部
4	可動性なし	>8-10 mm	全体	弁尖全体

このスコアリングシステムは，リウマチ性僧帽弁の形態学的変形の重症度を定量化し，経皮的バルーン僧帽弁切開術（PTMC）後の予後予測因子として確立されていた．弁スコア<8は予後が良いとされている．スコアの上昇は予後の悪化（死亡率上昇，再狭窄，心不全，開心術の必要性の上昇）と関連する．
出典：Wilkins G. Br Heart J. 1988；60：300.

（A）リウマチによる弁尖先端の癒合のため，左房圧が上昇し，比較的可動性のある前尖体部は左室側に押し出されて拡張期にドーミングし，ホッケースティック様の外観となる．（B）弁下組織の腱索は短縮・肥厚し，弁尖運動は制限される．（C）カラードプラで近位部の血流加速及び狭窄した僧帽弁を通過する前方への乱流血流が認められる．（D）スペクトルドプラ波形のトレースにより最大/平均圧較差が計算され，PHT の測定により僧帽弁口面積が計算される（p.58参照）．（E）中部食道四腔断面像で左房拡大ともやもやエコーが，（F）中部食道僧帽弁交連部像で左心耳内血栓が描出されている．

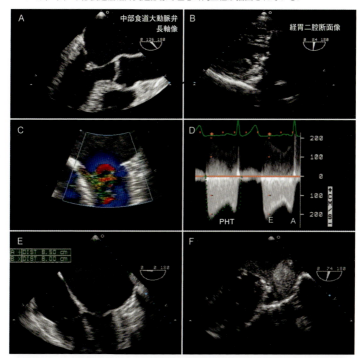

三尖弁の解剖

三尖弁装置は構造的には僧帽弁と類似していて，弁輪，弁尖，腱索，乳頭筋，右室を含む．

三尖弁輪
- 不完全な線維性の弁輪に各弁尖が付着する．
- 中隔尖のヒンジ点は僧帽弁輪より心尖部寄りである．この特徴により，中部食道四腔断面像で三尖弁と僧帽弁を区別することができる．
- 三尖弁輪は不均一な三次元構造をしていて，前方と後方の位置が高く，内側と外側の位置が低い（下図参照）．
- サイズは膨張性
  - 三尖弁輪径（TAD）：収縮末期径 28±5mm，拡張末期径 31±4mm
  - 弁輪径の計測は，2D では 3D に比べて過小評価する．
  - TEE において，経胃右室流入路像は中部食道像よりも計測に適している．
- 三尖弁の面積：10±2.9 cm^2，三尖弁口面積：4.8±1.6 cm^2，周径：12–14cm
- 三尖弁輪短縮率（TAFS）：正常値>25%
  - TAFS＝拡張末期（TAD）－収縮末期（TAD）/拡張末期（TAD）

三尖弁尖
- 大きさが異なる 3 つの弁尖をもつ．
  - 前尖>中隔尖>後尖
  - 3 つの交連部は不完全で，各弁尖を分けるが，弁輪部とは接点をもたない．
- 正常の弁尖厚は 3mm である．

腱索
- 収縮期に弁尖を支持し，逸脱を防ぐ．
- 乳頭筋から各弁尖に付着する．
  - 前乳頭筋から前尖，後尖に付着
  - 後乳頭筋から後尖，中隔尖に付着
  - 中隔乳頭筋から中隔尖，前尖に付着
- 僧帽弁とは異なり，中隔壁から直接中隔尖に付着する場合もある．

乳頭筋
- 右室には 3 つかそれ以上の乳頭筋がある．
  - 前乳頭筋（最大），後乳頭筋，±中隔乳頭筋
  - 前乳頭筋と後乳頭筋はモデレーターバンドからつながっている．

右室
- どのような原因でも，圧負荷や容量負荷により右室が拡大すると三尖弁輪が拡大する．
- 左心不全や肺高血圧もまた，三尖弁輪拡大を起こす可能性がある．

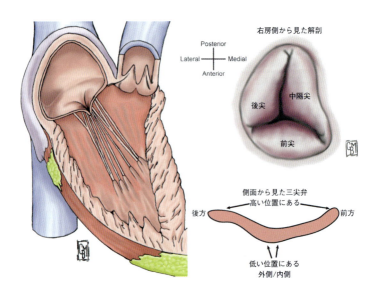

三尖弁の機能

三尖弁機能

正常の経三尖弁流入血流はカラードプラで拡張期層流血流（青色）であり，パルスドプラで計測すると，全ての弁の中で最も低流速（70cm/s）である．

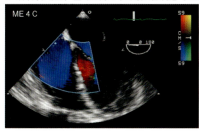 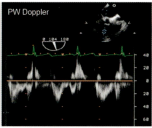

三尖弁輪機能とサイズ

- 三尖弁輪は僧帽弁よりも複雑な三次元構造をしていて，前側/後側が最も高く，内側/外側が最も低い位置にある．弁輪径は収縮期に20%減少する．中隔尖は線維三角によって固定されていて，可動性があまりない．拡張期に，三尖弁輪は前尖と後尖が弁周囲縁に沿って降下し，前尖と後尖の高さが中隔尖の高さに近づく．右室心尖部に向かう収縮期の側壁の三尖弁輪降下は三尖弁輪収縮期移動距離（TAPSE）として測定され，右室収縮能の指標である（p.94参照）．

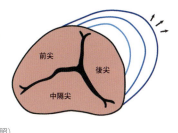

- 三尖弁輪は，弁輪の前尖と後尖が右室自由壁に付着する部位である前壁と側壁の部分から拡大する．弁輪は，始めは三角形を保っているが，弁輪拡大に伴って円形へと変形する．機能性三尖弁逆流でも，弁輪面は平坦になる．三尖弁輪径，弁尖の接合不良，三尖弁逆流の程度の間の相関はほとんどない．

三尖弁の外科的修復

- 三尖弁手術は，一次性または二次性の三尖弁病変に対して，単独または左心系の弁手術と同時に行われる．高度の三尖弁逆流では外科的介入を必要とする．軽度から中等度の機能的三尖弁逆流があると生存率は低下する．
- 以下の場合に三尖弁の修復が考慮されるべきである：軽度から中等度の機能的三尖弁逆流，左心系の弁手術時に三尖弁輪拡大がある場合（収縮期径≧40mmまたは≧21mm/m^2），TAFS＜25%，右心不全，肺高血圧
- 三尖弁の修復は三尖弁径を減少させて逆流を消失させることから成り立っている．右房切開して完全または部分的なリングによる弁形成をすることが必要となる．部分的なリングが弁輪の拡大した前後の部分に装着されているのが図で示されている．三尖弁の外科的なオリエンテーションに注意する．他には，三尖弁輪周囲をプレジェット付きまたはなしの糸で縫縮するDeVega法が用いられることもある．

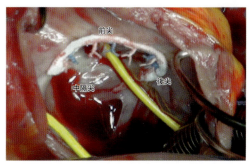

三尖弁の TEE 画像

- 三尖弁は，標準的な TEE 断面像である中部食道四腔断面像，中部食道右室流入流出路像，中部食道上下大静脈像，冠静脈洞像，経胃右室短軸像，経胃右室流入路像で評価される．
- 正常の三尖弁尖は薄くて遠距離音場にあり，描出が難しいことが多い．複数の断面像を用いた体系的な評価により各弁尖を区別することができる．
- スペクトルドプラと血流の向きは，中部食道右室流入流出路像（p.16 参照）か中部食道修正上下大静脈像（p.17, 37 参照）で最良となることが多い．

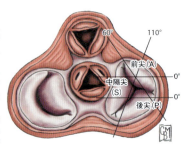

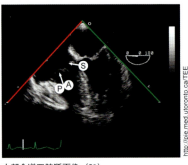
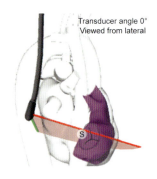

中部食道四腔断面像（0°）
　この標準的な断面像は，三尖弁の径が最大になるようにプローブを位置させることにより得られ，弁輪径を測定することができる（正常の収縮末期径 28±5mm，拡張末期径 31±5mm）．描出される三尖弁尖は中隔尖と，プローブ先端の前屈/後屈の程度によって前尖または後尖のどちらかである．カラードプラにより三尖弁逆流の存在と方向がわかる．

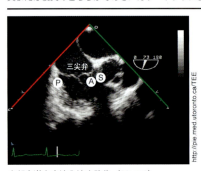
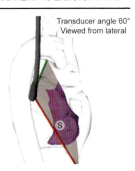

中部食道右室流入流出路像（60-75°）
　中部食道四腔断面像から，三尖弁を中心にトランスデューサの走査角を回転させる．後尖が遠距離音場に，中隔尖または前尖が大動脈弁の近くに描出される．カラードプラにより三尖弁逆流が描出され，方向は心房中隔に向かうことが多い．三尖弁流入血流にとっても逆流ジェットにとっても，超音波ビームと血流の方向が平行となるためドプラ評価に適している．

TEE 断面像	画面左側に表示	画面右側に表示
中部食道四腔断面像（0°）	前尖（前屈），後尖（後屈）	中隔尖
中部食道右室流入流出路像（60°）	後尖	中隔尖，前尖（右回転）
中部食道上下大静脈像（120°）	後尖，中隔尖（前屈）	前尖
中部食道冠静脈洞像（0°）	後尖	中隔尖
経胃右室流入路像（90-120°）	前尖	後尖

三尖弁の TEE 画像

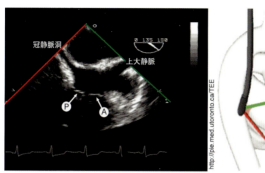
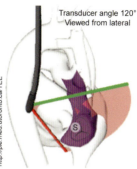

修正上下大静脈像（110-140°）
　90°の上下大静脈像からトランスデューサの走査角を 110-140°に増加させることで得られる断面像．三尖弁が中央に表示される．前尖が右心耳の横に描出され，もう一方は後尖である．三尖弁流入血流にとっても逆流ジェットにとっても，超音波ビームと血流の方向が平行となるためドプラ評価に適している．

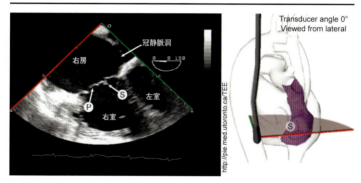

冠静脈洞像（0°）
　プローブを中部食道四腔断面像から胃食道接合部まで前進させ，冠静脈洞から右房・三尖弁への血流を描出することで得られる．中隔尖が心室中隔の横に，そして後尖が描出される．

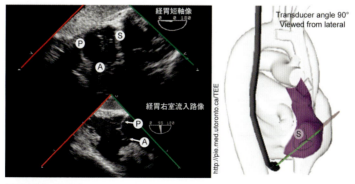

経胃短軸像（0-40°）
　3つの弁尖が同時に描出される．
ドプラ評価には適さない．

経胃右室流入路像（90-120°）
　弁下装置及び腱索の観察
ドプラ評価には適さない．

三尖弁逆流

評価

1. 三尖弁逆流の病因は主に後天性で，先天性は稀である．
   - 90%以上の成人で生理的な三尖弁逆流が見られる．
   - 右室機能不全・左心系病変（僧帽弁狭窄・逆流），肺高血圧（アイゼンメンジャー症候群，肺性心）の結果弁輪拡大が起こり，機能的三尖弁逆流が起こることもある．
   - 一次性三尖弁逆流は三尖弁尖の構造的異常により起こる．
     - 退行性，粘液腫様変性（粘液腫様変性僧帽弁の患者の 25%に三尖弁病変あり）
     - リウマチ性：弁尖肥厚，狭窄より逆流の方が多い．
     - カルチノイド：肥厚し，短縮した可動性不良な弁尖
     - 弁内膜炎
   - カテーテル，ペーシングカテーテル
   - 外傷
   - 先天性：エプスタイン奇形（p.250 参照），三尖弁異形成
2. 断層像の特徴及び診断項目
   - 弁尖：肥厚，石灰化，逸脱，接合不良，翻転
   - 弁輪：拡大＞収縮末期径 34mm（正常＜28mm）
3. ドプラ所見
   - カラー：乱流（モザイク）の逆流血流であり，通常は心房中隔方向に向かう．
     - 高度の右左機能不全では，層流（赤）の逆流血流となる．
     - 3 つの要素を確認する：面積，縮流部幅，PISA 半径
   - 連続波ドプラ：収縮期にトランスデューサに向かう血流が認められる．
     最大速度と三尖弁逆流の重症度は関係しない．
   - パルスドプラ：肝静脈血流の収縮期逆流は感度 80%である．
   - パルスドプラ：三尖弁流入血流が増加し，E 波＞1m/s となる．
4. 関連する所見
   - 右房，右室，下大静脈及び肝静脈の拡大
   - 心室中隔の奇異性運動（容量負荷による），心房中隔の左房側への突出（D 型）
5. 逆流の重症度
   - カラー面積：中心性ジェットのみ（偏心性ジェットは評価に適さない）
     単一では重症度を決定しない．
   - 縮流部幅＞0.7cm，EROA≧0.4cm²，逆流量≧45ml は高度の逆流である．
   - 肝静脈血流の収縮期逆流
     - 慢性三尖弁逆流で右房拡大が存在する場合では見られないこともある．
     - 心房性不整脈，心室ペーシング，房室解離では信頼性は低い．
   - 下大静脈径＞2cm，呼吸性変動なし，急性三尖弁逆流では下大静脈径は正常である．

三尖弁逆流の重症度（ASE）		軽度	中等度	高度
定性評価	ジェット面積（cm²）[a,b]	＜5	5-10	＞10
	血流の収束	小さい	中間	大きい
	連続波ドプラ波形の濃さ	薄い，放物線	濃い，様々な形	濃い，三角形
半定量評価	ジェット面積（cm²）	明確な定義なし	明確な定義なし	＞7
	縮流部幅（cm）[a]	＜0.3	0.3-0.69	≧0.7
	PISA 半径（cm）[c]	≦0.5	0.6-0.9	＞0.9
	肝静脈血流	S 波優位	S 波減高	S 波の逆転
	経三尖弁流入血流	A 波有意	様々	E 波有意
定量評価	EROA（cm²）	＜0.20	0.20-0.39	＞0.4
	逆流量（ml）	＜30	30-44	≧45

ナイキスト限界：[a](50-70cm/s)，[b]偏心性ジェットには適応できない
Zoghbi W, et al. J am Soc Echocardiogr 2017；30：303-71 より引用

外科医に伝えるべきこと
- 弁尖の形態：粘液腫様，逸脱，心内膜炎
- 弁輪径：正常の収縮末期径 28±5mm，拡張末期径 31±5mm
- 三尖弁逆流ジェットの数，方向，重症度（逆流ジェット面積/右房面積）

人工心肺離脱後
- 弁輪径
- 三尖弁逆流の重症度
- 経三尖弁流入血流（狭窄の有無）

三尖弁逆流

三尖弁逆流の重症度
- （A）カラードプラ（ナイキスト限界61cm/s）により，モザイクを伴う中等度の三尖弁逆流ジェットが適切な右室機能の存在下に描出されている．逆流面積のみで三尖弁逆流の重症度評価をするべきではない．（B）カラードプラにより，右室機能不全を伴う高度の三尖弁逆流の層流血流が描出されている．
- 肝静脈像で，高度の三尖弁逆流による肝静脈血流の収縮期逆流が，（C）カラードプラ（ナイキスト限界48cm/s）のモザイクと（D）パルスドプラのS波（矢印）として描出されている．
- 三尖弁逆流波形の濃さは重症度の指標である（下図参照）．高度の三尖弁逆流では，波形は三角形で早期にピークがあり，経三尖弁流入血流と同じくらいの濃さである．

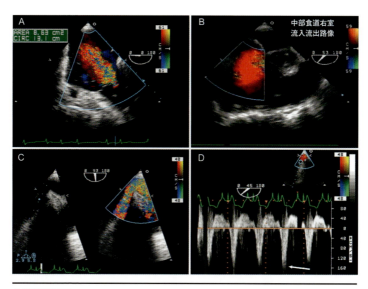

右室収縮期圧
- 三尖弁逆流の重症度を反映するのは，逆流ジェットの最高血流速度ではなく，閉鎖した三尖弁越しの右房と右室の最大瞬間圧較差である．この圧較差を右房圧に加えると右室収縮期圧が計算でき，肺動脈収縮期圧を表す（p.56参照）．
- 層流の三尖弁逆流ジェットの場合，右房と右室が一つの部屋のように働くので，右室収縮期圧を過小評価する．

（A，B）ここで示されているのは同程度の濃さをもった三尖弁逆流のスペクトルドプラ波形であるが，最大速度が異なっている．（A）速い血流速度は肺高血圧（52mmHg）を示唆する．（B）肺動脈収縮期圧は正常である（23mmHg）．

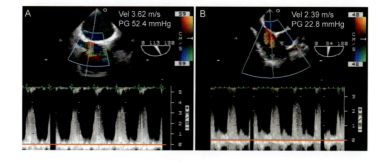

評価

1. 狭窄の病因：
   - 弁性：リウマチ（+僧帽弁），カルチノイド（+肺動脈弁）
   - 物理的閉塞：腫瘍，疣贅，血栓，心外からの圧迫
2. 断層像の特徴
   - 弁尖：肥厚
   - 弁尖の可動性の低下，弁尖先端のテザリング（拡張期のドーミング）
3. ドプラ所見
   - カラー：拡張期の乱流血流．三尖弁逆流を合併する場合がある（収縮期血流）．
   - 連続波ドプラ：経三尖弁流入血流拡張期早期波（E 波）最大速度＞1.0m/s
     （心拍数 70–80回/分で計測）
     平均圧較差 − 軽度＜2mmHg
     　　　　　 − 中等度 2–5mmHg
     　　　　　 − 高度＞5mmHg
     連続波ドプラの PHT より三尖弁口面積（TVA）を算出できる．
4. 関連所見：右房拡大，下大静脈拡張（＞2.3cm）
5. 狭窄の重症度（以下は高度の基準である）–ASE ガイドライン*
   - 三尖弁口面積＜1.0cm^2
   - 最大血流速度＞1.5m/s，平均圧較差＞5mmHg，VTI＞60cm
   - 通常の PHT 法による弁口面積の推定は適切でない（TVA＝190/PHT を用いる）．連続の式，PISA 法を用いる．

*出典：Baumgartner H, et al. J Am Soc Echocardiogr 2009；22：1–23.

（A，B）近位部の血流加速（ナイキスト限界 55cm/s）を伴う拡張期の三尖弁通過乱流血流及び連続波ドプラ計測による経三尖弁平均圧較差＞5mmHg から，高度の三尖弁狭窄が示唆される．

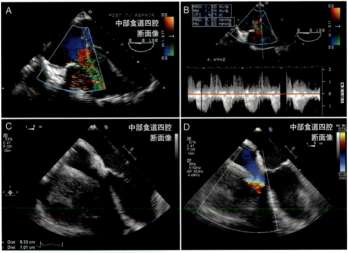

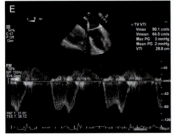

（C，D）中部食道四腔断面像で，大きな心外の血腫により三尖弁輪が外から圧迫されているのが描出されている．これにより，近位部の血流加速を伴って三尖弁を通過する拡張期の乱流血流がカラードプラで描出されている（ナイキスト限界 44cm/s）．
（E）連続波ドプラで平均圧較差は 2mmHg であり，中等度の三尖弁狭窄である．血腫の除去により，機能的三尖弁狭窄は解除された．

カルチノイド

　カルチノイドは，腸管や膵臓のカルチノイド腫瘍で産生されるセロトニンによる心疾患である．右心系の心内膜にセロトニンが蓄積し，弁機能不全と右心不全を起こす．

> **カルチノイドの TEE 所見**
> - 三尖弁尖
>   - 肥厚
>   - 固定され，可動性に乏しい．
> - 狭窄より逆流病変のことが多い．
> - 平均圧較差の上昇，軽度の三尖弁狭窄
>   - E 波 <1.0m/s
>   - 平均圧較差 1.0-2.0mmHg
> - 肺動脈弁病変の所見も三尖弁病変に類似する．
> - 心内膜のプラーク

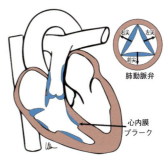

　（A）シャフトを右に回転させた修正中部食道四腔断面像で，収縮期の三尖弁が描出されている．弁尖は肥厚し，可動性不良で中心の接合も悪い．カラードプラ（ナイキスト限界 61cm/s）で高度の三尖弁逆流が描出されている．（B）肺動脈弁も肥厚し，機能が低下している．（C）スペクトルドプラにより肺動脈弁を通過する to and fro の血流が示されていて，高度の肺動脈弁逆流を示唆する．（D，E）上部食道大動脈弓短軸像のカラードプラ（ナイキスト限界 60cm/s）で収縮期と拡張期の乱流血流が示されている．

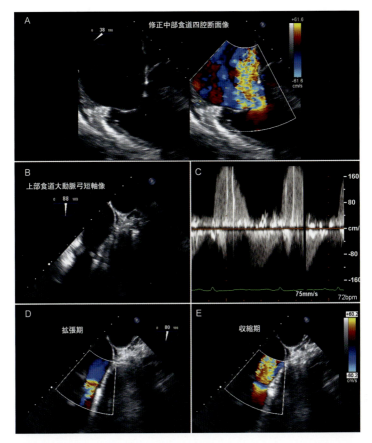

肺動脈弁の解剖

肺動脈基部複合体
- 大動脈基部複合体と同様に，肺動脈弁は，右室流出路から肺動脈につながる肺動脈基部複合体の一部である．
- 正常心において，肺動脈基部複合体は大動脈弁の上方，前方，左側に 90°の位置で存在する．円筒型の肺動脈基部は以下の 3 つから構成される：
  (1) 肺動脈弁，(2) 右室流出路の漏斗部，(3) 肺動脈

肺動脈弁
- 正常の肺動脈弁は 3 つの等しいサイズの三日月様の弁尖から成る半月様の弁である．
- 弁尖は以下との位置関係から名前がついている．
  - 大動脈弁との位置関係から：右尖，左尖，前尖
  - 大動脈弁と肺動脈弁の間の交連部との位置関係から：right facing, left facing, non-facing
- 肺動脈弁は大動脈弁と類似した形態でサイズはやや大きく，弁尖体部，接合部，及び中心結節は薄い．

右室流出路
- 肺動脈弁は円筒型の右室の筋性の漏斗部に囲まれていて心室中隔や三尖弁とは独立している．肺動脈弁には線維性支持組織はない．
- 心室筋は，解剖学的な心室動脈結合部で線維性の肺動脈洞と接している．それぞれの弁尖は，解剖学的な心室動脈結合部を横切って肺動脈の ST ジャンクションに伸びていて，王冠状の血行動態的心室動脈結合部を形成している．
- Interleaflet triangle は，肺動脈弁尖のヒンジラインより近位の動脈壁の 3 つの三角形をした領域で，右室流出路に組み込まれている．
- 弁尖の付着部で弁輪径の測定が行われるが（正常収縮末期径 21±3mm），明確な肺動脈弁輪というものは存在しない．

肺動脈
- 肺動脈はやや拡大し，バルサルバ洞を形成する．そのバルサルバ洞の近位部は弁尖のヒンジ点で，遠位部は肺動脈の ST ジャンクションである．
- ST ジャンクションは，交連部における弁尖と肺動脈壁の接合領域である．
- 肺動脈が拡大すると，肺動脈弁の接合が不良となり，肺動脈弁逆流が起こる．

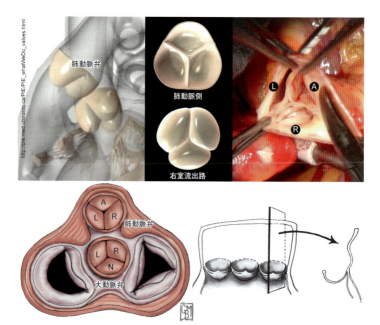

肺動脈弁のTEE画像

- 肺動脈弁の形態と機能は標準的な TEE 断面像を用いて評価される：中部食道右室流入流出路像，上部食道大動脈弓短軸像，修正経胃右室流入路像
- 正常の肺動脈弁は TEE で描出するのが難しいことが多く，TTE でより描出しやすい．
- ドプラによる血流測定に最適なのは，上部食道大動脈弓像と修正経胃肺動脈像である．
- 大動脈弁と肺動脈弁は，通常は互いに 90°の角度で存在する．中部食道右室流入流出路像では大動脈弁の短軸像（肺動脈弁の長軸像）が，中部食道大動脈弁長軸像では肺動脈弁の短軸像が描出されるが，肺動脈弁は前方にあるので描出が難しい．

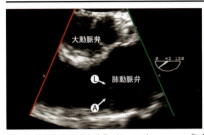
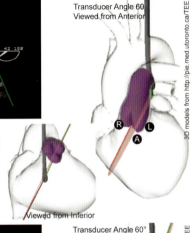

中部食道右室流入流出路像（45-60°）
図のようにプローブは中部食道に位置し，前方を描出する．走査角 60°では，超音波断面は肺動脈弁の前尖と左尖を横切る．ズームを用いることにより弁尖の描出が改善する．

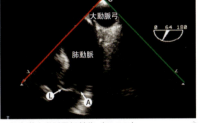
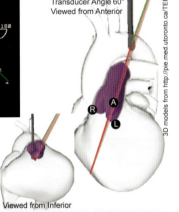

上部食道大動脈弓短軸像（60-90°）
プローブは上部食道に位置し，前方を描出する．走査角 60°では，超音波断面は肺動脈弁の前尖と左尖を横切る．弁尖はプローブに近く，画像は良好である．

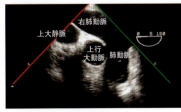
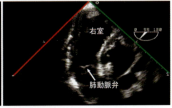

中部食道上行大動脈短軸像（0°）
肺動脈血流のドプラ評価に適している．
主肺動脈径の正常値：20±5mm

修正経胃右室像（30-60°）
ドプラ評価に適している．
正常の肺動脈弁通過最大血流速度は 0.5-1.0m/s である．

評価
1. 逆流の病因：
   - 80%の患者で生理的逆流が見られる．
   - 一次性　弁性：先天性，リウマチ，カルチノイド，外傷，心内膜，人工弁
   - 二次性　肺動脈や右室流出路の拡大（二次性），肺動脈圧の上昇
2. 肺動脈弁の断層像での特徴及び計測項目：
   - 肺動脈弁は前方に位置するため，TEEでは弁尖の描出は困難である．
   - 可動性不良で石灰化した弁尖，弁尖の異形成または欠如
   - 肺動脈弁輪または肺動脈の拡大
3. ドプラ所見：
   - カラー：右室流出路内の拡張期乱流血流が認められる．持続時間が短い場合がある．
   - パルスドプラ/連続波ドプラ：拡張期にベースラインから遠ざかる血流
     - 上部食道像や経胃像ではビームと血流の方向が平行となるため，スペクトルドプラの計測に適している．
     - 波形の濃さ，退縮勾配を評価する．
   - 肺動脈弁通過血流のパルスドプラ：大動脈弁通過血流と比較した場合に収縮期波の増高が認められる．
4. 関連所見
   - 右室が拡大して円形となる，心室中隔の左方移動
   - 三尖弁輪の拡大，三尖弁逆流
5. 逆流の重症度は定量評価困難である．
   - 軽度の肺動脈弁逆流は一般的な所見である．スワン・ガンツカテーテルが挿入されているだけでも軽度の肺動脈弁逆流を起こす．
   - 高度の肺動脈弁逆流：肺動脈弁逆流ジェット幅/肺動脈弁輪径＝0.7，肺動脈弁逆流波形の減衰時間＜260ms，肺動脈弁逆流波形のPHT＜100ms，パルスドプラで主肺動脈の顕著な血液逆流

肺動脈弁逆流の重症度（ASE）	軽度	中等度	高度
形態	正常	正常または異常	異常
右室サイズ	正常	正常または拡大	拡大
逆流ジェットのサイズ[a]	狭い，長さ＜10mm	中間	大きい，逆流口が太い
連続波ドプラの濃さ	薄い	濃い	濃い
肺動脈弁逆流指数		＜0.77	＜0.77
肺動脈収縮期血流	やや増加	中間	著明に増加
逆流率[b]	＜20	20-40	＞40

[a] ナイキスト限界（50-60cm/s），[b] MRIで測定．超音波では信頼性が低い．
肺動脈弁逆流指数（PI index）＝肺動脈弁逆流持続時間/拡張期時間
Zoghbi W, et al. J Am Soc Echocardiogr 2017；30：303-71より引用

　高度な肺動脈弁逆流では，カラードプラで主肺動脈内の汎（全）拡張期逆流（青色）が見られる．上部食道大動脈弓短軸像における連続波ドプラで順行性血流と逆行性血流の波形の濃さが等しくなる．

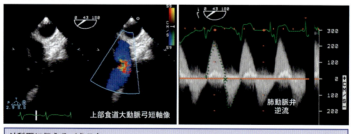

上部食道大動脈弓短軸像　　肺動脈弁逆流

外科医に伝えるべきこと
人工心肺前
- 弁の形態：石灰化，逸脱，心内膜炎
- 肺動脈の拡大：＞20mm
- 重症度の定量評価は困難である．カラー及びスペクトルドプラから総合的に判断する．
- 右室サイズ，機能
- 三尖弁輪径，三尖弁逆流の有無

人工心肺離脱後
- 人工弁機能：最大/平均圧較差，弁周囲逆流の有無
- 左冠動脈主幹部の血流評価

肺動脈弁狭窄

評価
1. 狭窄の病因：
   - 正常の肺動脈弁口面積/体表面積は $2cm^2/m^2$
   - 弁性：リウマチ，カルチノイド，人工弁
   - 先天性
   - 動的狭窄：漏斗部狭窄（右室肥大）
2. 断層像の特徴：
   - 弁：肥厚，石灰化，可動性不良，収縮期のドーミング
   - 右室流出路狭窄（漏斗部型肺動脈弁狭窄）
   - 右室肥大＞5mm（圧負荷），右室拡大
   - 肺動脈の狭窄後拡張（＞20mm）
   - 他の先天性病変
3. ドプラ所見：
   - カラー：狭窄部の収縮期乱流血流，肺動脈弁逆流を合併する場合がある．
   - パルスドプラで狭窄部位を判断する（弁性狭窄，弁下狭窄）．
     - 弁狭窄は早期/中期にピークがある．
     - 弁下狭窄は後期にピークがあり，短剣型となる．
   - 連続波ドプラでの血流速度及び最大圧較差の計測
     - 肺動脈弁逆流の合併があると，圧較差を過大評価する．
     - 上部食道大動脈短軸像か経胃像がドプラ計測に適している．
     - カラードプラを用いてカーソルが血流と平行になるように合わせる．
   - 肺動脈弁狭窄では，肺動脈収縮期圧が右室収縮期圧と等しくならない．
     - 肺動脈収縮期圧
       ＝右室収縮期圧（三尖弁逆流と右房圧から算出）－経肺動脈弁圧較差
4. 狭窄の重症度（高度の基準–ASE ガイドライン）
   - 最大血流速度＞4m/s
   - 最大圧較差＞64mmHg
   - 連続の式による弁口面積（＜$0.5cm^2$）

肺動脈弁狭窄の重症度（ASE）[a]			
	軽度	中等度	高度
肺動脈弁通過血流速度（m/s）	＜3	3–4	＞4
最大圧較差（mmHg）	＜36	36–64	＞64
弁口面積（cm^2）			＜0.5

[a] Baumgartner H, et al. J Am Soc Echocardiogr 2009；22：1–23 より引用

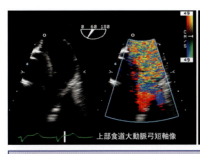
上部食道大動脈弓短軸像

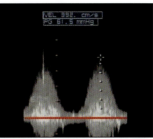

外科医に伝えるべきこと

人工心肺前
- 弁の形態：人工弁機能不全，石灰化
- 弁輪径 21±3mm（収縮期）
- 狭窄の重症度：最大及び平均圧較差
- 肺動脈の狭窄後拡張＞20mm
- 右室サイズと機能
- 右室収縮期圧の計算（上記参照）

人工心肺離脱後
- 人工弁機能：最大及び平均圧較差，弁周囲逆流の有無
- 左冠動脈主幹部の血流評価

8
人工弁，経カテーテル
人工弁留置，弁形成術

人工弁	174
機械弁	175
二葉弁	176
二葉弁／傾斜ディスク弁	177
生体弁	178
人工弁–患者不適合（PPM）	179
経弁圧較差	180, 181
人工弁機能不全	182, 183
Washing jet	184
弁周囲逆流	185
経カテーテル人工弁留置	186–189
Valve in Valve	190
Valve Devices	191
僧帽弁形成術	192, 193
大動脈弁形成術	194, 195
自己弁温存大動脈基部置換術	196, 197

人工弁

- 人工弁は，機械弁（二葉弁，傾斜ディスク弁，ケージ型ボール弁）と，生体弁または組織弁（ステント付き，ステントレス，ホモグラフト）の 2 つに分類される．
- 経皮的人工弁は，カテーテルを使用して留置される．金属フレームにウシもしくはブタ心膜で作られた三尖の弁が付着したものであり，自己弁の中や，人工弁の中にも留置することができる．
- 人工弁の種類は，(1) 抗凝固薬の必要性，(2) 耐久性，(3) 弁の機能などを考慮して選択される．
- 全ての人工弁には固有の問題点があるため，人工弁置換により患者寿命や生活の質は改善するが，姑息的であり完全な根治術とはいえない．人工弁機能不全は，人工弁自体の構造的な問題，心内膜炎，血栓，パンヌス形成，外科手技の問題などにより生じる．
- 外科手術時には，(1) 人工弁のサイズや弁高，(2) 弁の方向，(3) 留置するレベル（弁位もしくは弁上位）を正しく選択する．結節縫合により周囲組織と人工弁の縫合輪をしっかりと固定する．
- 人工弁置換術中の周術期 TEE は SCA/AHA の Class I の適応基準であり，ベースラインの人工弁機能を決定，再人工心肺が必要かどうかの判断，心機能のモニタリングを行う．

人工弁の種類

生体弁		機械弁	
ステント付き		傾斜ディスク弁	二葉弁
ブタ弁	ウシ心膜弁	Medtronic Hall Sorin Allcarbon Bjork-Shiley*	Edwards MIRA On-X Sorin Bicarbon SJM Regent Sorin Carbomedics
CE S.A.V. Medtronic Hancock Medtronic Mosaic SJM Epic	CE PERIMOUNT CE Magna SJM Trifecta Sorin Mitroflow		
ステントレス		ケージ型ボール弁：Starr-Edwards*	
Edwards Prima Plus（ブタ） Medtronic Freestyle（ブタ） SJM Quattro SJM T-SPV*		*現在は使用されていない 人工弁は会社名や製品にちなんで命名されている． CE：Carpentier-Edwards, Medtronic, On-X, SJM：St. Jude Medical, Sorin	
ホモグラフト：大動脈弁，僧帽弁			

人工弁の圧較差（PG）

弁のタイプ	僧帽弁位			大動脈弁位 [a]		
	Vmax (m/s)	Pmax (mmHg)	Pmean (mmHg)	Vmax (m/s)	Pmax (mmHg)	Pmean (mmHg)
Starr-Edwards 弁	1.9±0.4	14±5	5±2	3.2±0.6	38±11	23±8
St. Jude[a] 弁	1.6±0.3	10±3	4±1	2.4±0.3	25±5	12±6
Bjork-Shiley 弁	1.6±0.3	10±2	3±2	2.5±0.6	23±8	14±5
CE 弁	1.8±0.2	12±3	6±2	2.5±0.5	23±8	14±5
Hancock 弁	1.5±0.3	9±3	4±2	2.4±0.4	23±7	11±2
ステントレス弁	なし	なし	なし	2.2	19	3±1

- [a] 経弁圧較差は人工弁サイズによって変化する．
  （大動脈弁位）：19mm（20mmHg），23mm（12mmHg）
- 大動脈弁位 St. Jude 弁では，圧力回復現象のため圧較差は過大評価される．
- 弁のサイズとは，弁の外径を意味する（内径ではない）．
- 人工弁-患者不適合：正常な人工弁機能にもかかわらず，高い経弁圧較差を伴う（p.179 参照）．

人工心肺離脱後に外科医に伝えるべきこと
- 人工弁の動揺の有無
- 弁葉の可動性（断層像もしくはカラードプラ）
- 機能的弁逆流（washing jet，生理的逆流）
- 弁周囲逆流（カラードプラ）
- 最高及び平均経弁圧較差
- 有効弁口面積（大動脈弁位）
- 左室流出路（LVOT）狭窄（僧帽弁位人工弁の支柱による），SAM（大動脈弁位人工弁が小さい場合）

機械弁

弁の種類	順行性血流	エコー所見
Starr-Edwards（2007年製造中止） 	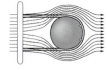 Photo courtesy of Edwards Lifesciences LLC, Irvine, California	**ケージ型ボール弁** • ボールは弁口よりも大きい． • 弁の外縁を通過する順行性の乱流血流 • 弁高が高い． • 弁口が小さく，経弁圧較差が大きい． • 血栓塞栓の危険性が高い． • 生理的弁逆流は軽微である． • washing jet はない． • 音響陰影を避けるため，長軸像で描出する．
Medtronic-Hall（下図），Bjork-Shiley（製造中止） 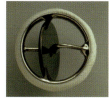	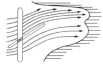 Photo ©Medtronic 2017	**傾斜ディスク弁** • ディスクは単一で，偏心性の支柱及びヒンジをもつ． • 開放角は60-70°である． • 後方からディスクの広い方の面にかかる圧でディスクが閉鎖する． • 大きさの異なる弁口（大/小）を通過する2本の順行性血流を有する． • 1本の大きな中心性ジェットと，閉鎖したディスクと縫合輪の接触部位から起始する2本の小さなジェットより構成される3本の washing jet を有する． • 音響陰影がある．
St. Jude（下図），Carbomedics，On-X 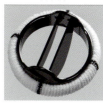	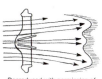 Reproduced with permission of St. Jude Medical, ©2017	**二葉弁** • 二葉の対称性のディスク，2つのヒンジをもち，弁高が低い． • 2つの弁葉がピボット様旋回運動をし，80°の角度まで開放する． • 順行性血流は3つの弁口を通過する． • 弁通過血流を制限しにくく，経弁圧較差が最も低い． • washing jet が見られる． • 逆流率は10％程度である．
St. Jude（下図），Medtronic-Hall 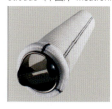	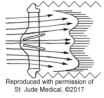 Reproduced with permission of St. Jude Medical, ©2017	**人工弁付き導管** • ダクロン導管に機械弁を縫着してあるのが一般的である． • 単一の人工弁（人工物）として縫合される． • 弁周囲逆流はなく，リークは全て心臓の外側に出現する． • washing jet は弁の種類によって異なる．

- 機械弁は縫合輪とオクルーダーから成り，オクルーダーの位置を保持するメカニズムをもつ．
- 弁開放時に順行性血流が通過する．
- 弁閉鎖時の逆行性血流は2つの要素で構成される：
  - オクルーダー閉鎖による生理的逆流
  - 血栓形成を防ぐための連続性の washing jet
- 各々の機械弁によって特異的な血流パターンがある．

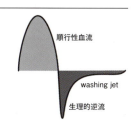

二葉弁

- 2つの対称的な弁葉とピボットを開放する2つのヒンジで構成される.
- 順行性圧力によりディスクが開放し (80°), 逆行性圧力により閉鎖する.
- 順行性血流は3つの弁口を通過する：中央の小さな弁口と外側の2つの大きな弁口
- washing jet により, 血液の停滞を防いでいる.
- 生理的逆流による逆流率が最も高い (10%).

弁の位置

- 機械弁が正しい位置に縫着されることは, 弁が適切に動くことや, 合併症を防ぐために重要である.
- **僧帽弁位**：腱索がディスクに巻き込まれないように弁を縫着する.
  - Anti-anatomic：一葉及び二葉弁によく用いられ, 自己弁の交連部から90°回転させた位置にピボットが位置するように留置する. 開放する弁葉は中部食道像交連部像で良好に描出される.
  - Anatomic：自己弁の交連部とピボットの位置を合わせて留置する. 開放する弁葉は中部食道長軸像で良好に描出される.
- **大動脈弁位**：左冠尖と右冠尖の間に一方のピボットを合わせて留置する. これにより, 冠動脈を閉塞することなくディスクの円滑な開放が可能となる. 開放する弁葉は経胃像で良好に描出される.
- 三尖弁位及び肺動脈弁位では弁の開閉にかかる圧力が不十分なため, 機械弁が使用されることは少ない.

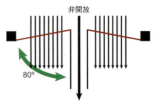
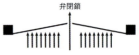
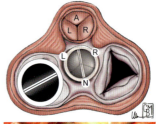
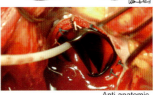

Anti-anatomic

僧帽弁位

二葉弁が拡張期に開放して層流血流が流入し (A), 収縮期に閉鎖して washing jet が見られている (B). Live 3D モードで弁が開放し (C), 閉鎖する様子 (D) が描出されている. また, 3D フルボリュームのカラードプラでヒンジポイントからの washing jet が描出されている (E).

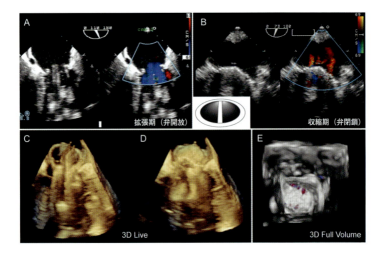

二葉弁 / 傾斜ディスク弁

177

TEE 評価
- 弁置換直後に評価し，二葉弁が適切に機能していることを確認する．
- 断層像
  - 両側弁葉が完全に開閉している．
  - 僧帽弁置換術後は中部食道像で容易に評価できる．
  - 大動脈弁置換術後は，中部食道像では音響陰影により適切な評価が難しいため，経胃像を用いる．
  - 弁の安定性を評価する．
- カラードプラ
  - 3 つの弁口全てを層流血流が通過する．
  - 縫合輪の内側に washing jet がある．
  - 弁周囲逆流は縫合輪の外側より生じる（p.185 参照）．
- スペクトルドプラ
  - パルスドプラもしくは連続波ドプラを使用して経弁圧較差を評価する．
  - エラーを防ぐため，大きい方の弁口で測定する．
  - 有効逆流弁口面積（EROA）か，大動脈弁置換術では無次元指数（DVI）を測定する．

> **二葉機械弁の TEE による評価**
> - 弁葉が対称的に可動する．
> - 2, 3 本の washing jet が見られる．
> - 弁口を通過する層流血流
> - 最大・平均圧較差
> - EROA，DVI

大動脈弁位
（A）深部経胃像で，二葉弁が収縮期に開放して層流血流（ナイキスト限界 57cm/s ）が通過している様子が描出されている．両側弁葉の開放を適切に描出するためには，プローブの操作や走査角の調整が必要となる．（B）中部食道像では音響陰影のために弁葉の動きを正確に評価しにくいことがある．

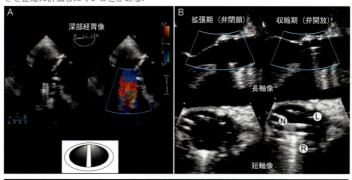

傾斜ディスク弁
- ディスクは単一で，偏心性の支柱及びヒンジをもつ．
- 開放角は 60–70°である．
- 大きさの異なる弁口（大/小）を通過する 2 本の順行性血流を有する．
- 2, 3 本の washing jet が見られる．
  - Medtronic-Hall（下図）：1 本の大きな中心性ジェットと，縫合輪とディスクの接する部位から起始する小さなジェット
  - Bjork-Shiley（TEE 画像参照）：縫合輪とディスクの接する部位から起始する小さなジェット

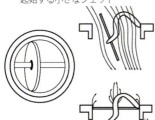

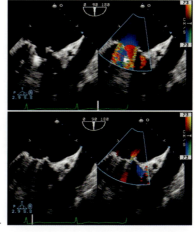

ステント付き生体弁

- 3つのステントもしくは支柱を有する.
- ウシ心膜(CE)もしくはブタ異種生体弁（Hancock）である.
- 3つの弁尖をもつ.
- ステントレス生体弁に比べて弁口面積が小さい.
- 大動脈弁輪の大きさに設計されている.
- ウシ心膜弁では中心性の生理的逆流を有する.

Carpentier-Edwards (CE) MagnaEase

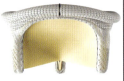

Photo courtesy of Edwards Lifesciences LLC, Irvine, California

Hancock

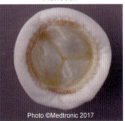

Photo ©Medtronic 2017

生体弁の支柱は以下の構造物を閉塞しないように留置する.

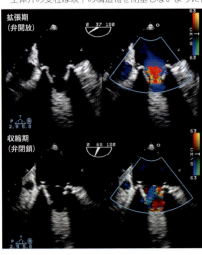

- 僧帽弁位：LVOT
- 大動脈位：冠動脈入口部

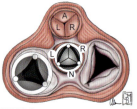

僧帽弁位
- 中部食道像で描出が容易である.
- 弁尖の開閉の評価
- 軽微な生理的僧帽弁逆流を有する.
- 最高/平均圧較差を計測する.
- ステントによるLVOT狭窄に注意する.
- 縫合輪外側からの弁周囲逆流は2つの断面像で（2方向から）観察する.

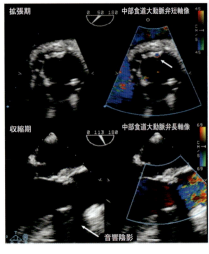

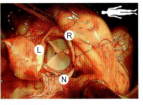

大動脈弁位
- 長軸像で支柱の音響陰影が描出される.
- 短軸像で弁尖の開閉及び支柱が観察できる.
- 軽微な中心性及び交連部の生理的逆流を有する（短軸像の矢印）.
- 経胃像において、連続波ドプラから最高/平均圧較差を計測する.
- 縫合輪外側からの弁周囲逆流は、人工弁下のLVOT内に観察される（短軸像、長軸像）.

人工弁−患者不適合（PPM）

ステンレス生体弁（FreeStyle™）
- ステントをもたない．
- ブタ大動脈弁による異種生体弁である．
- 3つの弁尖をもつ．
- ステント付き生体弁に比べて大きな弁口面積を有する．
- 大動脈弁位にのみに用いられる．
- STジャンクションに径を合わせて用いられる．

TEE所見
- 音響陰影を認める場合もある．
- 3つの弁尖は自己大動脈弁に類似している．
- 移植片は弁のみ（SPV），または弁＋基部（FreeStyle）である．
- 大動脈基部は元来，肥厚している．
- 軽微な生理的弁逆流を有する．
- 経弁圧較差は小さい．
- 弁周囲逆流の可能性はない．

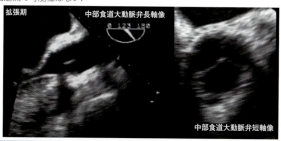

人工弁−患者不適合（PPM）
- PPMは人工弁の有効弁口面積（EOA）が患者にとって小さすぎる場合に起こり，経弁圧較差が異常に高くなる．
- 肥満患者にPPMが多い訳ではない．
- 大動脈弁置換術後については十分に研究されているが（下図），僧帽弁置換術後でも起こりうる．
  - 僧帽弁置換術後のPPMは，EOA指数（EOAI）≦1.2−1.3 cm^2/m^{2}の場合であり，患者の39−71%に生じる．
  - 肺高血圧が持続する場合，疑わしい．
- 大動脈弁置換術後のPPMにより短期及び長期の生存率は低下し，左室機能不全がある場合は顕著である．
- 以下により大動脈弁置換術後のPPMを防ぐことができる．
  - パッチによる基部の拡大
  - 弁輪上部に人工弁を縫着する．
  - 少し傾斜をつけて縫着する．

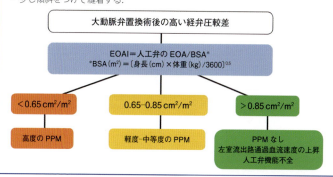

大動脈弁位人工弁

1. 断層像による評価：人工弁の開閉，石灰化
2. ドプラ所見
   - カラー：層流（正常），乱流，逆流（経弁逆流，弁周囲逆流）
   - 連続波ドプラ（下部参照）：血流の状況に影響を受ける．計測時に人工弁に近接し過ぎない方がよい．
     正常：三角形状の波形，早期のピーク，加速時間（AT）は短い＜80ms
     閉塞：円形の波形，中期のピーク，AT＞100ms，AT/ET（駆出時間）＞0.4
     弁が正常で圧較差が高い場合の鑑別：サイズが小さい，PPM，1回拍出量の増加，閉塞
   - 血流に影響されないパラメータ：EOA と DVI

   EOA＝（左室流出路断面積×左室流出路通過血流の VTI）/人工弁通過血流の VTI

   DVI＝パルスドプラでの左室流出路通過血流速度/連続波ドプラでの人工弁通過血流速度

3. 関連所見：左室の大きさと機能，冠動脈血流

機械弁及び生体弁による大動脈弁置換後狭窄の評価

評価方法	正常	狭窄の可能性	有意な狭窄
最高速度（m/s）	＜3	3-4	＞4
平均圧較差（mmHg）	＜20	20-35	＞35
DVI	≧0.30	0.29-0.25	＜0.25
EOA（cm²）	＞1.2	1.2-0.8	＜0.8
人工弁の連続波ドプラ波形	三角形 早期にピーク	三角形から中間	円形 対称である
加速時間（ms）	＜80	80-100	＞100

Zoghbi WA, et al. J Am Soc Echocardiogr 2009；22：975-1014 より引用

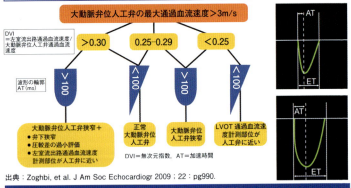

出典：Zoghbi, et al. J Am Soc Echocardiogr 2009；22：pg990.

大動脈弁位人工弁逆流の重症度評価

評価方法	軽度	中等度	高度
ジェット幅/左室流出路径（％）[a]	＜25	25-64	＞65
連続波ドプラ波形	薄い，なだらか	立ち上がりの角度↑	濃い，急な傾斜
PHT（ms）	＞500	200-500	＜200
パルスドプラによる左室駆出血流/肺血流比	軽度↑	中等度	大きく↑
下行大動脈における逆行性血流	拡張早期に軽度	中等度	汎拡張期 腹部大動脈で観察可能
逆流量（ml）	＜30	30-60	＞60
逆流率（％）	20-30	30-50	＞50

[a] ナイキスト限界 50-60cm/s
Zoghbi WA, et al. J Am Soc Echocardiogr 2009；22：975-1014 より引用

経弁圧較差

僧帽弁位人工弁

- 最高速度と平均圧較差は血流に依存し，高心拍出量状態，頻脈，小さいサイズの弁，弁狭窄や，逆流により増加する．
- VTI は心拍数に影響されない．
- EOA：－ PHT ではなく連続の式で評価する．
  - 生体弁や傾斜ディスク弁

> EOA＝心拍出量/人工弁通過血流の VTI
> ＝（左室流出路断面積×左室流出路通過血流の VTI）/人工弁通過血流の VTI

- PHT：－ 負荷の状態や大動脈弁逆流に影響を受ける．
  - 頻脈や I 度房室ブロックでは有効でない．
  - 人工弁置換術直後は有効ではない．

機械弁及び生体弁による僧帽弁置換後狭窄の評価			
方法	正常	狭窄の可能性	有意な狭窄
最高血流速度（m/s）	<1.9	1.9–2.5	>2.5
平均圧較差（mmHg）	≦5	6–10	>10
経僧帽弁流入血流の VTI/左室流出路の VTI	<2.2	2.2–2.5	>2.5
EOA（cm²）	>2.0	1.0–2.0	<1.0
PHT（ms）	<130	130–200	>200

- 僧帽弁逆流では左室が高心拍出状態となるが，体循環へ向かう血液量は減少する．
- 連続波ドプラによる逆流ジェット波形は早期にピークを有する．
- 弁周囲逆流は偏心性ジェットであり，縫合輪外側から発生する．起始部を確認する．

僧帽弁位機械弁における人工弁僧帽弁逆流（PHT 正常の場合）の TTE 所見			
方法	所見	感度	特異度
最大 E 波（拡張早期波）速度（m/s）	≧1.9	90%	89%
経僧帽弁流入血流の VTI/左室流出路の VTI	≧2.5	89%	91%
平均圧較差（mmHg）	>5.0	90%	70%
三尖弁逆流血流速度（m/s）	>3.0	80%	71%
左室 1 回拍出量	>30%	中等度	特異的
血流の収束	あり	低い	特異的

三尖弁位人工弁

1. 断層像での評価：弁の開閉
2. ドプラ所見：呼吸性変動があるので，下記の項目について 5 心拍以上で平均値を計算する（*の項目は三尖弁逆流により増加する）．
   - 最大速度*>1.7m/s
   - 平均圧較差*≧6mmHg
   - 圧半減時間≧230ms
   - EOA 及び経三尖弁位人工弁流入血流速度/右室流出路血流速度は有効ではない．
3. 関連所見：右室の大きさ及び機能．右房の大きさ．下大静脈径の呼吸変動．肝静脈血流

肺動脈弁位人工弁

1. 断層像での評価：弁尖の肥厚や可動性
2. ドプラ計測における人工弁狭窄の所見：
   - カラードプラ：順行性の乱流血流
   - 最大速度/平均圧較差
     ホモグラフト>2.5m/s，>15mmHg
     生体弁>3.2m/s，>20mmHg
   - 右室収縮期圧の上昇
3. 肺動脈弁逆流の評価は自己弁の場合と同様に行う（p.170 参照）．
   - カラードプラ：起始部の幅の広い逆行性血流
   - 連続波ドプラ：波形が濃い（信号強度が強い），中期から後期かけてピークをもつ，to and fro（往復）の血流である−正弦波様

人工弁機能不全

- 人工弁留置後，迅速に TEE を行い，人工弁機能・心室機能・合併症などを評価する．
- 複数の TEE 断面像（中部食道像や経胃像）や，カラードプラ，スペクトルドプラを用いて評価する．
- 冠動脈血流の評価のために術野での直接心エコーが必要となることもある．
- 晩期の人工弁機能不全は留置後数年で起こり，弁の摩耗や劣化の結果である場合が多い．

人工弁の TEE
人工弁
安定性
カラードプラで血流評価
逆流：経弁逆流，弁周囲逆流
圧較差
その他の所見
冠動脈/冠静脈洞損傷
新規の壁運動異常/左室＋右室機能
大動脈基部の血腫
房室溝解離

人工弁機能不全			
	早期	晩期	所見
狭窄	弁葉のスタック PPM 高心拍出量 左室流出路狭窄	パンヌス形成 石灰化 血栓 PPM	カラードプラで乱流 圧較差↑ EOA の計測 弁の可動性 石灰化
逆流	縫合部 弁葉のスタック 弁周囲逆流	変性 弁周囲逆流 溶血	カラードプラ 圧較差↑ 経弁逆流もしくは弁周囲逆流
腫瘤	縫合糸	血栓 疣贅	可動性のある腫瘤
弁輪部	血腫 縫合部	離開 膿瘍 瘻孔 仮性瘤	弁輪部の肥厚 異常なカラーフロー

弁逆流

（A）中部食道像で，高度弁周囲逆流を伴う晩期の僧帽弁位機械弁の離開（矢印）が描出されている．弁は周囲組織とは無関係に異常な rocking motion をしている．（B）中部食道大動脈弁長軸像で，新たに留置した僧帽弁位生体弁の中等度の経弁逆流が描出されている．（C）中部食道大動脈弁長軸像で，感染した僧帽弁位生体弁の弁尖に付着した疣贅（矢印）と高度の経弁逆流が描出されている．

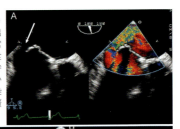

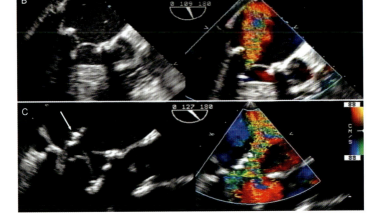

人工弁機能不全

弁葉のスタック
- 二葉弁もしくは傾斜ディスク弁
- 原因：弁下装置，縫合による．
- 確認される項目：
  - 弁葉が固定されている：開放位，閉鎖位，もしくはその中間でスタック
  複数の断面像で確認する．
  - 乱流血流，または弁を通過する血流がない．
  - 部分的に開放する部位から逆流がある．
- 治療：
  - デブリや縫合糸を除去
  - 弁を回転する．

(A) 中部食道像で僧帽弁位機械弁（St. Jude）の弁葉が部分的にスタック（矢印）しているのが描出されており，カラードプラで拡張期血流は見られない．

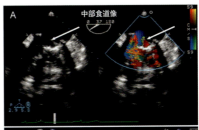

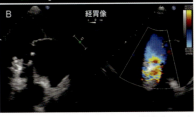

(B) 経胃像で大動脈弁位機械弁（St. Jude）の弁葉がスタックしているのが描出されており，カラードプラで弁口を通過する収縮期の血流加速を認める．

血腫
- 人工弁の縫合線の周りに血液または浮腫（矢印）が認められる．
- これは一般には数日で吸収される．この早期所見の記録は重要である；患者が発熱した場合も膿瘍と混同してはならない．

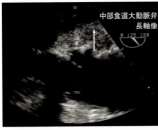
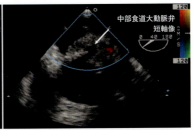

房室溝解離
- 左室と僧帽弁輪が分離し，心臓外に血液が流出する合併症である．術野のおびただしい出血により明白となる．
- 中部食道四腔断面像で，機械弁による僧帽弁置換術後の心臓外への収縮期血流（緑）が描出されている．
- 治療としては，人工弁を除去し，損傷部位をパッチにより再建する．

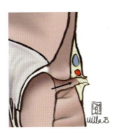
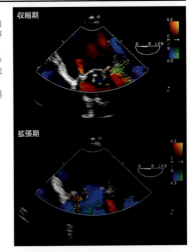

Washing jet

二葉弁
- Washing jet は正常な逆流ジェットであり，ヒンジもしくは弁葉とステントの間より起始する．二葉弁では，縫合輪の内側に 4 本の washing jet が見られる．
- 両方の弁葉の開閉が見える断面像では 4 本の広がるジェットが描出され，閉鎖したディスクに平行な断面像では 2 本の集束するジェットが描出される．

(A) 中部食道長軸像で，僧帽弁位機械弁の一つのディスクと集束するジェットが描出されている．(B) 中部食道僧帽弁交連部像で，4 本の washing jet が描出されている．(C) 中部食道大動脈弁長軸像で，大動脈弁位機械弁の集束するジェットが，(D) 短軸像では 4 本の washing jet のうち 2 本が描出されている．

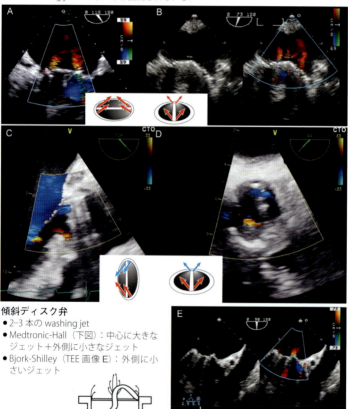

傾斜ディスク弁
- 2-3 本の washing jet
- Medtronic-Hall（下図）：中心に大きなジェット＋外側に小さなジェット
- Bjork-Shilley（TEE 画像 E）：外側に小さいジェット

弁周囲逆流
- 縫合輪/弁輪間の密着が不十分
- 発生率：大動脈弁置換術（1-17％），僧帽弁置換術（-30％）
- 危険因子：弁輪の石灰化
- 偏心性逆流は定量評価が難しい．
- 軽微な逆流は一般に認められることもあり，プロタミン投与により消失する．
- 修復されないと溶血や離開を引き起こす可能性がある．

弁周囲逆流の TEE 所見
washing jet と識別する．
縫合輪の外側
偏心性逆流
定量評価が困難
複数の断面像で評価

washing jet	弁周囲逆流
● 縫合カフの内側	● 縫合輪の外側
● 逆流持続時間が短い．	● 逆流持続時間が長い．
● パターンは人工弁の種類によって異なる．	● 偏心性逆流
	● 血流加速がある．

弁周囲逆流

弁周囲逆流の部位
弁周囲逆流の部位は TEE で同定可能である．

僧帽弁
- 僧帽弁の弁周囲逆流は，カラードプラ（ナイキスト限界 50–60cm/s）で中部食道四腔断面像から長軸像に至るまで複数の断面像を用いて 180°観察することにより容易に同定できる．
- 複数の断面像より，リークの大きさや部位が同定できる．
- 僧帽弁 A2 の中央を12 時方向とした時計文字盤として，何時の方向から逆流があるかを外科医に報告する．

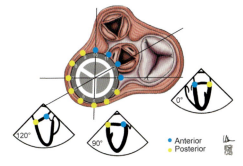

大動脈弁
- 大動脈弁の弁周囲逆流の同定は，中部食道像（長軸像，短軸像）のみでは困難なので，経胃像も用いられる．
- このリーク部位も，時計文字盤（下図のように）や，バルサルバ洞（無冠尖，右冠尖，左冠尖），ステントポスト，冠動脈との位置関係で表現する．

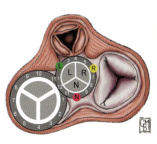
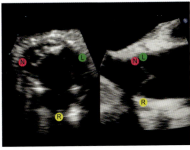

（A, B）中部食道大動脈弁長軸像と短軸像で，大動脈弁位二葉弁の（A）後方（11 時方向）の弁周囲逆流と（B）前方（8 時方向）の弁周囲逆流が描出されている．（C）僧帽弁位機械弁の弁周囲逆流が走査角 145°で描出されている（P2 の近傍，8 時方向）．（D）僧帽弁位生体弁で，前方に少量の弁周囲逆流がある．

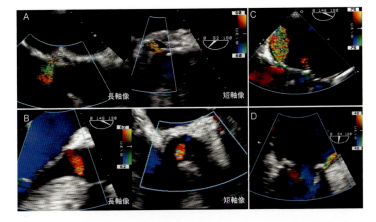

経カテーテル人工弁留置

- 経カテーテル大動脈弁留置術（TAVI）では，2種類の人工弁が使用されている．（A）Edwards SAPIEN XT™もしくは SAPIEN 3™ は，ウシ心膜で作られた弁が外側に取り付けられている経カテーテル心臓弁（THV）で，バルーンカテーテルを拡張させて展開する．（B）Medtronic CoreValve®はブタ心膜で作られた弁で，カテーテルに内包されており，カテーテルを引き抜くと自動的に展開する．
- TAVI は，カテーテルに人工弁を装着して留置する手法であり，逆行性の経大腿動脈アプローチか，順行性の経心尖部または経大動脈アプローチ（THV のみ）で行う．透視下もしくは TEE，または両方を用いて慎重に人工弁を留置する．

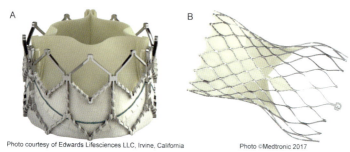

Photo courtesy of Edwards Lifesciences LLC, Irvine, California　　Photo ©Medtronic 2017

人工弁サイズ	20	23	26	29	31
（単位は全て mm）			SAPIEN XT™		
弁輪径	16-18	18-21	22-24	25-27	-
二尖弁		23	23-25	25	
弁高	13.5	14.3	17.2	19.1	
冠動脈までの距離		10	10	11	-
			CoreValve®		
弁輪径	-	17-19	19-22	22-26	25-28
二尖弁		20	20-23	23-26	26
弁高	-	45	55	53	52
バルサルバ洞径	-	25	27	29	29
上行大動脈径	-	≦34	≦40	≦43	≦43

出典：Hahn R, et al. J Am Coll Cardiol Imag 2015；8：261-87．

TAVI の TEE

- 全身麻酔で TAVI を施行する場合には TEE を使用する．鎮静のみの場合は，透視下に人工弁の位置を決定し，留置前後に TTE が行われる．
- TEE は，人工弁の展開前，展開中，そして展開後に重要な役割を果たす．
- 人工弁サイズは CT から得られた大動脈弁輪径に基づいて決定される．大動脈弁や基部の径の測定には，2D TEE よりも 3D TEE の方が信頼性が高い．
- 合併症は致死的であり，TEE で迅速に確認可能である．

TAVI の TEE			
展開前	展開中	展開後
大動脈弁の形態を評価　石灰化（2D+3D）　可動性（長軸像，短軸像）　弁輪径右室/左室機能僧帽弁（僧帽弁逆流）左室流出路/基部の形態冠動脈入口部アテローム疾患	ワイヤーの位置バルーン拡張後の大動脈逆流人工弁の位置	人工弁機能　安定性　カラードプラ　圧較差　DVI　弁周囲逆流　左室機能　僧帽弁逆流　合併症

出典：Klein A, et al. Anesth Analg 2014；119：784-98．

経カテーテル人工弁留置

(A) 3D TEE による大動脈弁輪径の測定は，多断面再構成法により大動脈弁の短軸と長軸を調整して行うので信頼性が高い．大動脈弁輪から冠動脈入口部までの距離も測定可能である．この症例で長軸像と冠状断面像による 3D の大動脈弁輪径の平均値は 22mm である．
(B) この測定値と中部食道大動脈弁長軸像から得られた測定値 19mm を比較する．弁輪径は交連部で最大であるので，無冠尖または左冠尖はこの画像で描出されないのが理想である．
(C) 狭窄した自己大動脈弁がバルーンにより拡張されている様子が，中部食道大動脈弁 Live 3D 画像で描出されている．
(D) 未展開の Edwards SAPIEN™ THV が搭載されたカテーテルを，左室流出路内に弁の半分もしくは 2/3 が入る位置に合わせる．展開中に THV はやや前方（順行性血流の方向）に動き，最終的な人工弁の位置は自己大動脈弁輪の中心となる．
(E) 展開中の人工弁による塞栓を防ぐために高速心室ペーシングを行い，その間にバルーンを膨らませる．

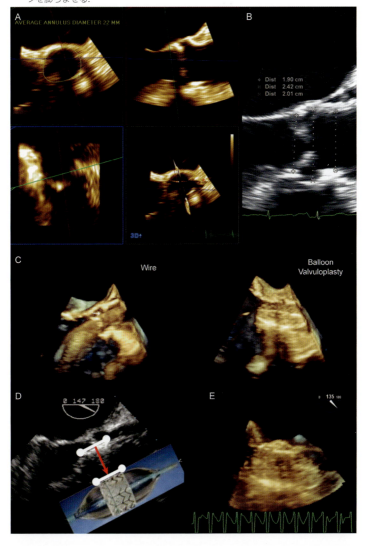

人工弁展開後のTEE評価：
- 人工弁の位置や動揺の有無
  - 人工弁の位置が高い場合は，冠動脈を閉塞する可能性がある．
  - 人工弁の位置が低い場合は，僧帽弁機能を障害する可能性がある．
- 弁尖の動きや人工弁通過血流の評価は，中部食道像でのカラードプラや経胃像でのスペクトルドプラで行う．
- 弁周囲逆流は一般的に生じる．

> TAVI後のTEE
> 人工弁の位置
> 安定性
> 弁尖の動き
> カラードプラで血流の評価
> 圧較差
> DVIの測定
> 弁周囲逆流

（A，B）人工弁の展開中に起こった大動脈弓中部への人工弁による塞栓，（A）透視画像，（B）上部食道大動脈弓長軸像，（C，D）Edwards SAPIEN™ THVの弁周囲逆流，（C）中部食道大動脈弁短軸像，（D）中部食道大動脈弁長軸像，（E，F）CoreValve®，（E）深部経胃像，（F）中部食道大動脈弁長軸像での後方の弁周囲逆流

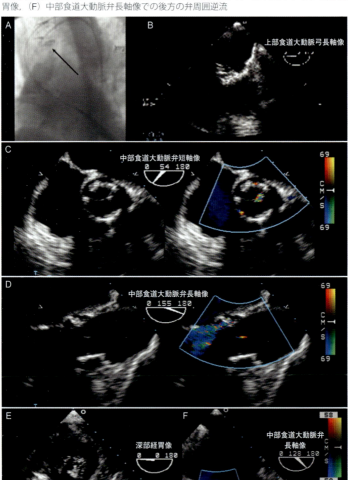

経カテーテル人工弁留置

- 人工弁に関連する問題以外にも，TAVI後には表に示すような早期，晩期の合併症がある．致命的なものもあり，迅速な診断が必要である．
- 左室機能不全は人工弁展開時のペーシング中の低血圧により生じる．全体的もしくは局所壁運動異常の評価を行う．

TAVIの合併症
心室機能不全
新たな局所壁運動異常
僧帽弁逆流の重症度
心嚢液貯留
心タンポナーデ
大動脈解離
大動脈破裂
冠動脈閉塞
左室仮性瘤

(A) この中部食道大動脈弁長軸像で描出されているように，人工弁が低い位置に展開されると，正常な弁尖運動が妨げられて僧帽弁逆流が悪化する．
(B) 経胃中部短軸像で描出されている心嚢液貯留（矢印）はカテーテル操作中の心室穿孔または大動脈弁輪破裂により起こり，心タンポナーデとなる．
(C) ガイドワイヤー操作による医原性の大動脈解離が起こった患者である．上部食道大動脈弓長軸像と短軸像で，ワイヤー（矢印）が小さい方の解離腔に描出されている．このため，人工心肺下に修復手術が必要となった．
(D) バルーンによる弁形成術中に起こった石灰化病変による急性左冠動脈主幹部閉塞で，血管造影により診断された．局所的もしくは全体的な左室機能不全となる可能性があり，緊急の冠動脈ステント留置が必要である．
(E，F) 心尖部アプローチによる術後早期の左室心尖部仮性瘤
(E) 中部食道四腔断面像
(F) 中部食道四腔断面像のカラードプラ

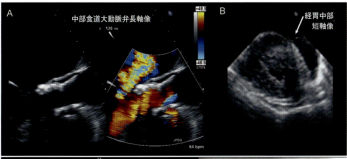

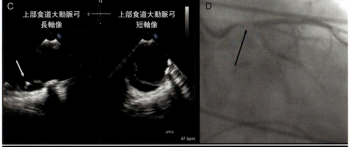

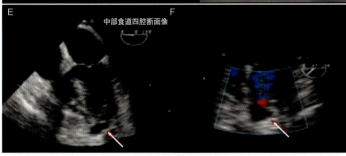

Valve in Valve

- 人工弁置換術後で外科的リスクが非常に高い患者には，現在は Valve in Valve 法（VIV）が選択肢となっている．この手法では，以前に外科的に留置された人工弁の内側に経カテーテル弁を留置する．
- どの弁に対しても施行されており，大動脈弁と肺動脈弁が最も一般的で，僧帽弁も増加傾向であるが，三尖弁ではあまり施行されていない．
- 手技のガイドとして，以下の評価を TEE で行うことができる．（1）現存の病変部位，（2）ガイドワイヤーの位置，（3）経カテーテル人工弁の位置，（4）展開した弁の位置，（5）人工弁機能

(A) 大動脈弁位の Valve in Valve：13 年前に 27mm の FreeStyle 弁で大動脈弁置換術を施行された 72 歳の患者が，高度の大動脈弁逆流と僧帽弁逆流，難治性の慢性心不全を認めている．弁輪径が大きいため，29mm の CoreValve® を大腿動脈から逆行性に元々の人工弁内に留置することができた．軽度の弁周囲逆流が認められている．
(B) 僧帽弁位の Valve in Valve：12 年前に僧帽弁置換術（Hancock）を受け，その後人工弁機能不全（僧帽弁逆流と僧帽弁狭窄）のために左室機能低下，心原性ショック，及び腎不全となった 46 歳の患者．経中隔アプローチで，バルーン拡張後に右室ページング下に 29mm Edwards SAPIEN™ THV を留置することができた．

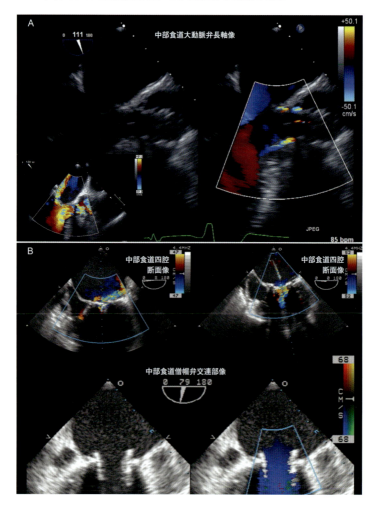

Valve Devices

MitraClip®
- MitraClip®（Abbott Laboratories，Abbott Park，IL，USA）は edge to edge 法により僧帽弁弁尖をクリップする手技で，僧帽弁の形態を変化させ，一次性（器質的）や二次性（機能的）の僧帽弁逆流を減少させる．
- クリップは経皮的カテーテルを使用して経中隔アプローチで運ばれ，前尖と後尖の中央部を接合させる．
- TEE は，（1）元々の僧帽弁の形態の評価，（2）クリップ運搬のガイド，（3）施行後の僧帽弁機能の評価，に有用である．
- (A) 中部食道像で，僧帽弁にクリップがかけられている収縮期の画像が描出されている．
- (B) 中部食道僧帽弁交連部像で，クリップ留置後に僧帽弁の2つの弁口が開放し，層流血流が流入している様子が描出されている．

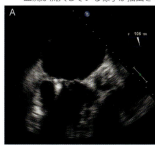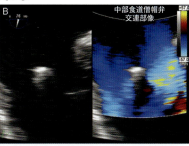

施行前の TEE	手技中のガイド	施行後の TEE
僧帽弁逆流の評価（中等度−高度） 　中心性の僧帽弁逆流である． 僧帽弁の形態 　弁尖の中心部に石灰化がない． 　リウマチ病変や心内膜炎がない． 後尖長＞10mm 僧帽弁口面積＞4cm² 翻転した弁尖の幅＜15mm 弁尖の翻転距離＜10mm Coaptation depth（僧帽弁輪から接合部までの距離）＜11mm Coaptation length（僧帽弁尖接合部長）＞2mm	経中隔穿刺 　心房中隔の上方/後方 　僧帽弁から 4–5cm（一次性僧帽弁逆流） 　僧帽弁から 3.5cm（二次性僧帽弁逆流） 左房内にカテーテルがある． 僧帽弁より上に MitraClip® がある． 左室の中に MitraClip® が進められている． 弁尖を捕捉している． 適切に挿入されている． クリップの開放	デバイスの安定性 残存僧帽弁逆流 肺静脈血流 2つの弁口 経僧帽弁圧較差 左室機能

出典：Wunderlich NC, Siegel RJ. Eur Heart J Cardiovasc Imaging 2013；14（10）：935–49.

FORMA® デバイス
- 高度三尖弁逆流（TR）に対する経カテーテル治療法である．
- FORMA® デバイス（Edwards Lifesciences, Irvine CA, USA）は，発砲充填ポリマーのバルーンであるスペーサーにより逆流弁口部を塞ぎ，自己の弁尖の接合部に面を与えることで三尖弁逆流を軽減する．
- ペースメーカー挿入と同様に，左腋窩静脈より挿入する．デバイスは右室心尖部に固定される．
- TEE は右室心尖部への固定のガイドに有用である．
- 三尖弁逆流は軽減されるが，消失する訳ではない．

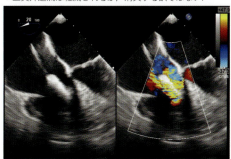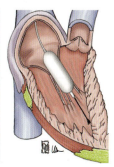

僧帽弁形成術

僧帽弁手術の適応（Class1B）*
- 症候性の慢性高度僧帽弁逆流（一次性），LVEF＞30%
- 無症候性の慢性高度僧帽弁逆流（一次性），LVEF 30–60% かつ/または 左室収縮末期径≧40mm
- 他の心臓手術を施行する慢性高度僧帽弁逆流（一次性）

*出典：AHA/ACC Guidelines. JACC 2014；63（22）：e57–188.

僧帽弁形成術が困難であることの予測因子
- 中心性逆流
- 弁輪石灰化
- 高度の弁輪拡大
- 両尖の逸脱，もしくは複数のセグメントの逸脱（＞3）

僧帽弁形成術後の SAM の危険因子
❶ 後尖長＞19mm
❷ 前尖長/後尖長（AL/PL 比）＜1.3
❸ 心室中隔–弁尖接合点間距離（C-sept）＜25mm
❹ 僧帽弁輪–大動脈弁輪角≦130°

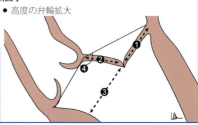

弁輪形成術

弁輪の後方が拡大して中心性の弁尖接合不全のある場合に行われる．弁輪組織に弁輪形成用リングを縫着する．縫着は，交連部と後尖とが互いに近くなるように行われ，後尖弁輪が縮まるようにする．形成用リングには，全周性あるいは非全周性リング，軟性リングあるいは硬性リングが使用される．僧帽弁輪に縫着されたリングは，中部食道四腔断面像，僧帽弁交連部像，二腔断面像，大動脈弁長軸像で描出することができる．非全周性リングは前方部分が欠けているため，中部食道四腔断面像ではわかりにくいが，走査角 60–120°の断面像では欠けているのがわかりやすい．

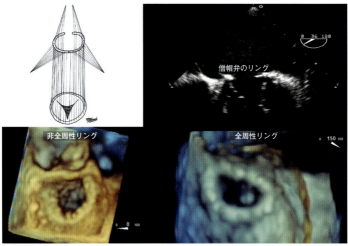

人工腱索

腱索の修復には，Gortex を用いて人工腱索を作成する．乳頭筋先端から僧帽弁弁尖に，適切な長さとなるように縫着される．

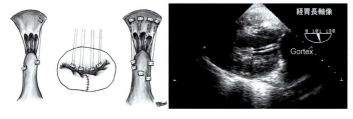

僧帽弁形成術

矩形切除（＋Sliding 形成術）
- 腱索断裂による後尖逸脱の修復術である．腱索断裂部と弁尖の一部分を切除し，弁尖を寄せて弁輪部の再建を行う．形成した部分を補強し，弁輪部を残存組織に適応させるために，リングを用いた弁輪形成術（全周性あるいは非全周性リング）が施行されることが多い．
- 修復後には，後尖 P2 セグメントが短くて可動性が少ないように見える（中部食道四腔断面像，中部食道大動脈弁長軸像）．大きな前尖が，可動性が少ない P2 セグメントに接合するように動く．

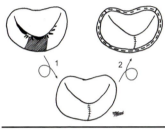
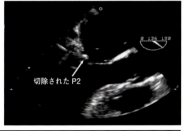

Alfieri 法
- 僧帽弁前尖逸脱，両尖逸脱，交連部病変，高度の弁輪石灰化を伴う後尖逸脱を修復するテクニックである．逸脱する弁尖の自由端を，それに対応する反対側の弁尖の自由端と縫合して固定し（Edge to Edge），2つの開口部（弁口）を形成する．逸脱部位が交連部に近い場合には弁の開口が小さくなる．
- 以下に示す症例では，P2 及び A2 セグメントが互いに縫合されている．中部食道僧帽弁交連部像のカラードプラで固定された弁尖が描出されている．経胃心基部短軸像では，弁尖が"8"の字を形成しているように見える．各弁口のプラニメトリにより僧帽弁口面積が求められる．

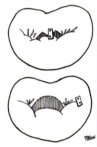
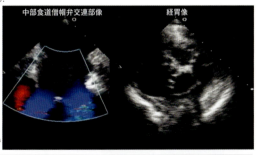

前尖形成術
- 腱索断裂による前尖逸脱の修復術である．断裂した腱索を含む部分の三角切除を行い，弁尖を再縫合する．弁機能補助のために，必要であれば人工腱索も組み合わせる．
- 中部食道大動脈弁長軸像で描出されているのは，A2 を切除し，全周性リングで弁輪形成術を施行した症例である．

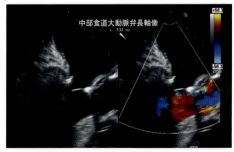

大動脈弁形成術

大動脈弁逆流の外科的分類は，El Khoury により大動脈弁の機能的な解剖と関連づけられている．この分類は大動脈弁尖の可動性に基づいていて，僧帽弁の可動性と僧帽弁逆流とを関連づけた分類（Carpentier 分類，p.152 参照）に準じている．術式は大動脈弁逆流のメカニズムによって異なり，TEE で慎重に検査して決定する．

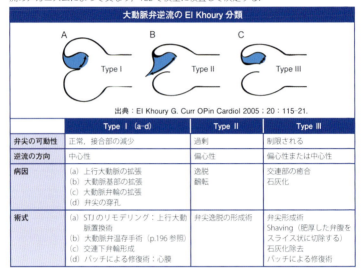

大動脈弁逆流の El Khoury 分類

出典：El Khoury G. Curr OPin Cardiol 2005；20：115-21.

	Type I (a-d)	Type II	Type III
弁尖の可動性	正常，接合部の減少	過剰	制限される
逆流の方向	中心性	偏心性	偏心性または中心性
病因	(a) 上行大動脈の拡張 (b) 大動脈基部の拡張 (c) 大動脈弁輪の拡張 (d) 弁尖の穿孔	逸脱 翻転	交連部の癒合 石灰化
術式	(a) STJ のリモデリング：上行大動脈置換術 (b) 大動脈弁温存手術（p.196 参照） (c) 交連下弁輪形成 (d) パッチによる修復術：心膜	弁尖逸脱の形成術	弁尖形成術 Shaving（肥厚した弁腹をスライス状に切除する） 石灰化除去 パッチによる修復術

大動脈弁及び大動脈基部の温存手術手技

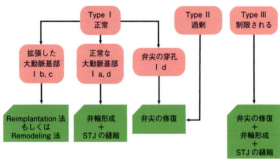

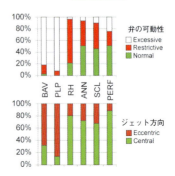

人工心肺前の大動脈弁逆流
- 病因（弁尖の異常あるいは大動脈基部の異常）
- 逆流の方向と重症度
- 大動脈基部の計測
- 左室サイズ，機能，局所壁運動異常の観察

人工心肺離脱後の大動脈弁逆流
- 形成の評価（残存逆流＜軽度）
- 大動脈基部形態の確認
- 左室機能　全体的/局所壁運動異常

PERF：穿孔，SCL：硬化，ANN：大動脈弁輪，
RH：リウマチ性心疾患，PLP：逸脱，BAV：二尖弁

出典：Cohen GI, et al. J Am Soc Echocardiogr 1996；9：508-15.

大動脈弁形成術

大動脈弁輪拡張に対する弁輪縫縮術/弁輪形成術

　交連部が下方に伸びるため，STジャンクションが拡張する．従って，交連部（弁尖ではなく）の周囲を縫合し，交連部領域を縮小する．この縫縮術により交連部が内側に移動し，弁尖の機能は温存される．縫合をより下部で行うと，縫縮部と弁尖接合部面積をさらに確保できる．

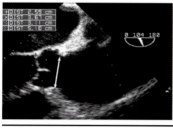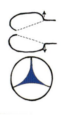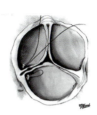

弁尖穿孔に対するパッチ閉鎖術

　弁尖穿孔により，弁尖レベルから起始する大動脈弁逆流ジェットが起こる．自己心膜を使用して穿孔部位を修復する．穿孔部位を直接縫合すると，弁尖が変形して接合不良を来す可能性がある．

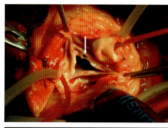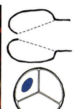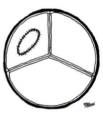

弁尖逸脱に対する弁尖吊上げ術

　弁尖逸脱は，交連部の支持の欠如もしくは伸長した弁尖により生じる．弁尖の自由縁を大動脈壁に縫合することにより伸長した弁尖を短くする．

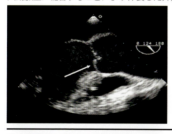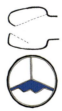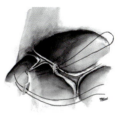

交連部逸脱に対する交連部吊上げ術

　大動脈基部まで及ぶ大動脈解離では交連部が破壊されており，弁尖逸脱を引き起こす．従って，交連部吊上げ術を含む形成術が行われる．

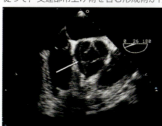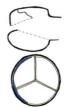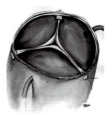

自己弁温存大動脈基部置換術

大動脈基部の手術には，自己弁を温存して大動脈基部を形成する手技がある．大動脈弁尖に石灰化や過度な菲薄化がなく，十分な可動性のある症例に施行可能である．大動脈基部サイズはさほど重要な要素ではない．大動脈弁温存手術には，(a) Reimplantation 法と (b) Remodeling 法がある．

	Reimplantation David/Feindel 法	Remodeling Yacoub/David Ⅱ 法
手技	真っ直ぐな人工血管に自己弁の交連部の支柱を吊り上げて吻合する．	自己の交連部の支柱に，切り込みを入れた人工血管を縫合する．
利点	止血しやすい． 弁輪部が安定する． 再手術が可能	縫合が 2 か所で済む． 新しいバルサバ洞ができる．
欠点	縫合が 3 か所になる． バルサルバ洞を欠く．	大動脈弁輪が支持されない． 再手術が困難

双方の術式には類似した工程がある．
1. 大動脈を ST ジャンクションの上部で切除する．
2. 大動脈基部を王冠状に切除し，交連部の支柱を温存する．
3. Reimplantation 法または Remodeling 法により，人工血管を縫合する．
4. 冠動脈を再建する．
5. 上行大動脈に再吻合する．

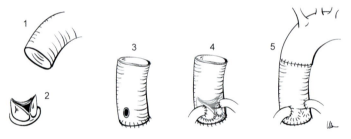

自己弁輪温存大動脈基部置換術の術中写真
(A) 真っ直ぐな人工血管に交連部を吻合する Reimplantation 法
(B) 切り込みを入れた人工血管が Remodeling 法で使用されている．

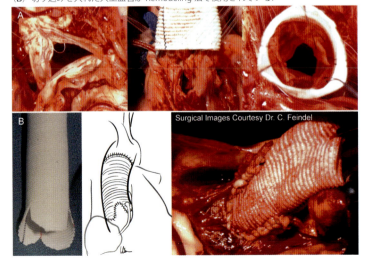

自己弁温存大動脈基部置換術

自己弁温存大動脈基部置換術中の TEE 評価

大動脈基部手術において，自己弁温存の決定は術中 TEE により行われる．自己弁温存手術の患者を選択する最も重要な判断基準は，大動脈弁尖の形態である．術者の視診による評価が最適である．

人工心肺前の TEE による評価
- 大動脈弁尖の異常を確認する．
  - 一尖/二尖/三尖または四尖弁（中部食道大動脈弁短軸像）
  - 菲薄化，穿孔，先端の湾曲
  - 石灰化
  - 逸脱
  - 大動脈基部での接合面

石灰化や明らかな弁尖逸脱がない場合には自己弁が温存できる可能性が高い．菲薄化や，先端の湾曲，穿孔のある場合には形成術には適さない．

- 大動脈弁逆流ジェットの重症度と方向を評価する．
  - 弁尖の接合が十分であれば大動脈弁逆流はない．
  - 大動脈基部が対称性に拡大すると，中心性の大動脈弁逆流ジェットとなる．
  - さらに弁尖に病変（逸脱，穿孔）があると偏心性の大動脈弁逆流ジェットとなり，自己弁温存手術は複雑になる．
- 拡張期に大動脈基部径を測定する．
  - 基部の高さ>20mm もしくは基部の高さ/弁輪径の比>1 の場合には，自己弁温存手術は適応外である．
  - 大動脈弁輪拡大（>28mm）がある場合，大動脈弁輪形成術が必要となる可能性がある．
  - ST ジャンクションが重度に拡大していると，正確な診断や測定が困難になる．
- 左室の大きさと機能

人工心肺離脱後の TEE による評価
- 弁尖の形態と接合を評価
  - 弁尖全体は弁輪よりも上部にある．
  - Coaptation length（弁接合面の長さ）>5mm
  - Coaptation height（弁接部から弁接合面先端までの距離）>8-9mm
- 残存大動脈弁逆流（重症度，ジェットの方向）
  - 軽微から軽度の大動脈弁逆流は許容できる．
  - 中等度もしくは偏心性大動脈弁逆流は早期に外科的治療が必要となる．
- 大動脈基部径の測定
- 大動脈基部の血腫
- 左室機能

人工心肺前の TEE
大動脈基部の計測
弁尖：形態
大動脈弁逆流：方向　重症度
大動脈：石灰化

人工心肺離脱後の TEE
大動脈弁尖が弁輪より上部にある
Coaptation length
Coaptation height
大動脈弁逆流：方向　重症度
左室機能

大動脈基部瘤

術前：正常な大動脈弁輪径，拡大したバルサルバ洞と ST ジャンクション（くびれがない），大動脈弁尖の接合不良，大動脈弁逆流所見が認められる．

自己弁温存手術後：大動脈基部の拡大像では，弁輪レベルを超えて，大動脈弁尖が接合している．また，パッチによる大動脈弁輪形成術を行わなかったことで大動脈基部は薄く，coaptation length≧7mm（矢印）となっている．

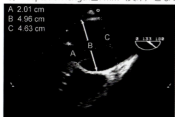
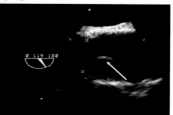

A 2.01 cm
B 4.96 cm
C 4.63 cm

9
大動脈

大動脈の解剖と機能…………………………………… 200
右（側）大動脈弓………………………………………… 201
大動脈の TEE 画像………………………………………202, 203
大動脈弓頸部分枝………………………………………… 204
大動脈アテローム（粥腫）……………………………… 205
経大動脈壁エコー………………………………………… 206
大動脈壁内血腫…………………………………………… 207
大動脈瘤…………………………………………………208, 209
バルサルバ洞動脈瘤……………………………………210, 211
大動脈解離………………………………………………… 212
大動脈解離の TEE 画像…………………………………213, 214
大動脈解離の合併症……………………………………… 215
大動脈解離と大動脈弁逆流……………………………… 216
大動脈解離の手術………………………………………… 217

大動脈の解剖

- 胸部大動脈は，5 つの部位に分割することのできる管状構造物である（レベル 1-5）．
  1. 大動脈基部：大動脈弁から ST ジャンクションまで
  2. 上行大動脈：ST ジャンクションから無名動脈まで
  3. 大動脈弓：無名動脈から左鎖骨下動脈まで
  4. 下行大動脈：左鎖骨下動脈から横隔膜レベルまで
  5. 腹部大動脈：横隔膜レベルより遠位
- 長さ；上行大動脈 7-11cm，大動脈弓 2.2-3.6cm，下行大動脈 20-30cm
- 直径；35mm±2mm 程度まで〔計測方法（エコー，CT，MRI），年齢，性別，体表面積，場所により異なる〕．
- 壁厚；1-2mm，三層から構成されている（外膜，中膜，内膜）．

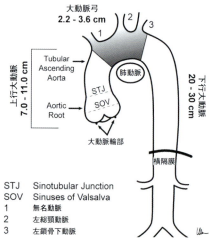

出典：Evangelista A, et al. Eur J Echocardiogr 2010；11（8）：645-58.

大動脈の機能

- 大動脈は心臓から出る最大の動脈であり，高圧で拍動性の血流により，収縮期に酸素化された血液を運搬する．TEE により，大動脈の構造（p.202，203 参照）と，管腔内の血流を評価することができる．
- カラードプラ（ナイキスト限界 50-70cm/s）で，収縮期に間欠的な層流の順行性血流が描出されている．大動脈血流は一方向性であるが，プローブから出力される超音波ビーム方向との関係で，赤色（向かってくる血流），青色（遠ざかる血流）または黒色（ビームと血流が垂直）に表示される．ナイキスト限界を下げる（30 cm/s）ことにより，肋間動脈血流が描出される．
- パルスドプラを用いることにより，上行大動脈（深部経胃像），大動脈弓部（上部食道大動脈弓長軸像），下行大動脈（下行大動脈長軸，短軸像）の血流のスペクトルドプラ解析ができる．血流方向は，サンプリング部位により異なる．正常の収縮期血流速度は，1 m/s 以下である．

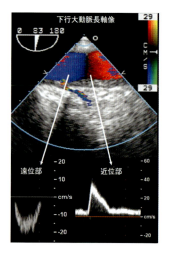

右（側）大動脈弓

右（側）大動脈弓

- 胎児期の対称性の咽頭弓形成の異常により，大動脈弓の奇形が発生する．遠位側の右第4，第6咽頭弓の退化が，正常の左（側）大動脈弓を形成する．左咽頭弓の退化が同様に起きると右（側）大動脈弓が形成され，頸部3分枝の起始のタイプは様々である（Type Ⅰ-Ⅲ）．
- Type Ⅰは正常左大動脈弓の鏡像タイプ，Type Ⅱは最も頻度が高く，左鎖骨下動脈の起始異常があるタイプ，Type Ⅲは最も稀で左鎖骨下動脈が大動脈弓から直接起始していないタイプとなる．これをTEEで鑑別することは難しい．
- 右大動脈弓は，心奇形を伴うことが多く，特にファロー四徴症が多い．

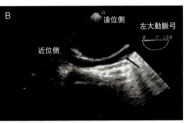

(A) 右下方から左上方に向かって末梢へと走行する右大動脈弓が，上部食道大動脈弓長軸像（0°）で描出されている．
(B) 左下方から右上方に向かって末梢へと走行する左大動脈弓が，上部食道大動脈弓長軸像（0°）で描出されている．
矢印（A，B）は，大動脈弓に伴走する無名静脈を示している．

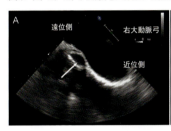

大動脈の病理

- 大動脈壁は，高圧の拍動流に曝されており，急性または慢性の病態へと進展する．
- 急性大動脈症候群は大動脈の病変で，大動脈壁構造が崩壊することで胸痛を伴い，大動脈破裂や死亡のリスクとなる．急性大動脈症候群には，大動脈解離，壁内血腫（intramural hematoma），大動脈穿通性潰瘍（penetrating aortic ulcer），大動脈瘤が含まれる．CTアンギオグラフィ，TTE，TEE，MRIのような非侵襲的な診断法が用いられる．
- アテローム性病変は，ほとんどの患者に一般的に見られる．複雑プラーク（粥腫）は，破裂や血栓形成により，脳や末梢血管の塞栓源になる．

> **急性大動脈症候群**
> 大動脈瘤（>50 mm）
> 大動脈解離（内膜フラップ）
> 壁内血腫
> 大動脈穿通性潰瘍

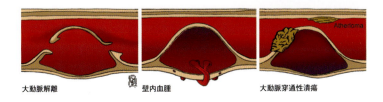

大動脈解離　　壁内血腫　　大動脈穿通性潰瘍

大動脈の TEE 画像

TEE による大動脈の評価

- 以下の6種類の長軸像及び短軸像を用いて，様々なレベルの胸部大動脈が体系的に評価できる．
下行大動脈短軸像（0°），下行大動脈長軸像（90°）上部食道大動脈弓短軸像（90°），上部食道大動脈弓長軸像（0°）
中部食道上行大動脈短軸像（0°），中部食道上行大動脈長軸像（90°）

- 食道と大動脈の走行の関係は立体的に複雑で，大動脈壁の部位を正確に診断するのは難しい．Near-field clutter により，近距離音場での大動脈壁がわかりにくいことがあるが，TGC（time gain compensation）を用いてゲインを下げることにより解決することがある．

- TEE で描出できるのは上行大動脈近位部の 5cm 程度である．遠位上行大動脈及び近位大動脈弓（左図の赤塗りの部分）は，気管内の空気により死角（blind spot）となり，TEE による描出が困難であるため，経大動脈壁（epiaortic）エコーが有用である（p.206 参照）．

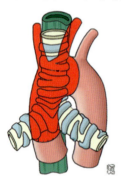

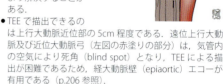

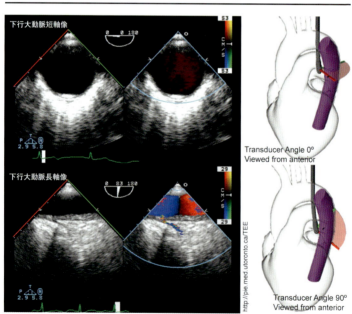

下行大動脈

下行大動脈は短軸像（0°）で円形に描出され，長軸像（90°）では，胃から中部食道レベルにかけてプローブを前進及び後退させながら，大動脈が画面中央に位置するように操作することにより描出される．下行大動脈遠位部は，長軸像（90°）で画面左側に描出される．短軸像（0°）では，プローブに近い部分は大動脈の右前壁であり，下行大動脈の右側の構造物は画面の左側に，左側の構造物は画面の右側に描写される．

大動脈の TEE 画像

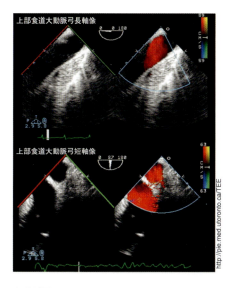
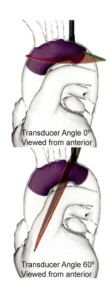

大動脈弓

下行大動脈レベルからプローブを頭側に後退させることで，左鎖骨下動脈を描出後，横長の大動脈が上部食道大動脈弓長軸像（0°）で描出される．大動脈弓遠位側は，プローブに近接する側となる．走査角を60-90°にすると，肺動脈の長軸像と共に大動脈弓の短軸像が描出される．大動脈弓レベルの大動脈径は，上部食道大動脈弓長軸像（前壁-後壁間）よりも上部食道大動脈弓短軸像（上壁-下壁間）で簡単に測定できる．

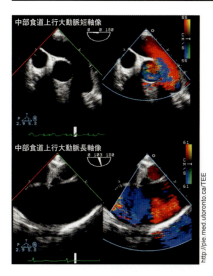
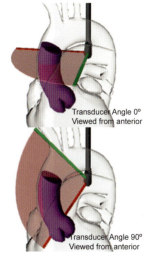

上行大動脈

中部食道大動脈弁長軸像からプローブを頭側に後退させ，走査角を減少させることで，中部食道上行大動脈長軸像（100-120°）を描出することができる．また中部食道大動脈弁短軸像から頭側に後退させることで，大動脈弁直上の中部食道上行大動脈短軸像（0-30°）を描出できる．

大動脈弓頸部分枝

- 大動脈弓と頸部分枝の上部食道像と,解剖学的位置関係が示されている(A-C).
- 頸部分枝は,上部食道大動脈弓短軸像(90°)で,シャフトを左から右に順に回転させることで描出できる.
- (A) 上部食道大動脈弓短軸像(90°).遠位部から左鎖骨下動脈(LSCA)が最初に分岐する様子が認められる.
- (B) その部位からシャフトを右に回転させると,主肺動脈(MPA)の長軸像及び,やや広い起始部をもつ左総頸動脈(LCCA)が描出される.
- (C) さらに右に回転させると最も近位部に位置する,右総頸動脈及び右鎖骨下動脈に分かれる無名動脈すなわち腕頭動脈(BCA)が観察される.この断面では,走査面の中央から外れた大動脈弓と無名動脈の長軸像が描出される.

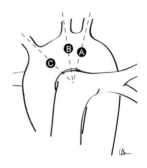

出典:Orihashi K, et al. J Thor Card Surg 2000;120:460-72.

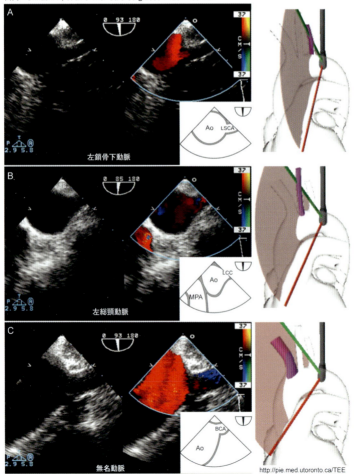

http://pie.med.utoronto.ca/TEE

大動脈アテローム（粥腫）

- 大動脈アテローム（粥腫）には，4mm以上の血管内突出病変，可動性のある病変，潰瘍病変がある複雑性粥腫と，2mm以下の血管内突出病変の単純性粥腫がある．
- 部位：上行（7.6–9.4%）＜弓部＜胸部下行大動脈の頻度で観察される．塞栓イベントは，大動脈アテローム（粥腫）の重症度と関連する．
- TEEは，血管造影やCTより検出感度が高い．
- TEEにより，粥腫の厚さ，潰瘍，石灰化，可動性を評価できる．
- 重症度評価：エコー所見を用いたいくつかの評価方法があるものの，全てにおいて優れているものはない．

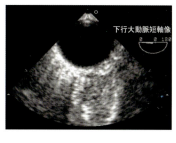

下行大動脈短軸像

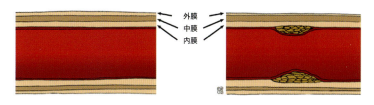

外膜
中膜
内膜

重症度評価 （出典：Katz ES, et al. J Am Coll Card 1992；20：70-7.）
1. 正常の動脈，内膜肥厚なし．
2. 過度の内膜肥厚＜3mm，表面は整
3. 血管内に突出した内膜＜5mm，表面は不整，無茎性
4. 血管内に突出した内膜＞5mm，表面は不整，無茎性（脳卒中のリスク↑）
5. 可動性のある粥腫（サイズは関係なし）（脳卒中のリスク↑）

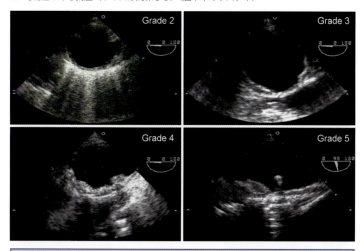

外科医に伝えるべきこと
1. サイズ：内膜から外膜までの厚さ
2. 最も大きなプラークの位置
3. 可動性プラークの有無
4. アテローム占拠率：プラークが認められる断面積/大動脈断面積

経大動脈壁エコー

- 経大動脈壁エコー検査は，通常外科医が高周波（>7MHz）の超音波プローブに滅菌カバーを装着して，直接大動脈壁に当てて行う．
- リニアプローブにより，長方形の画像が描出される．一般的な経胸壁心エコープローブは扇形のセクタプローブであるため，大動脈前壁の最適な像を得るためには生理食塩液などを介在させるとよい．
- 下行大動脈，大動脈弓及び上行大動脈近位部に高度石灰化が存在する場合は，経大動脈壁エコーの使用を考慮する．

出典：Glas K, et al. J Am Soc Echocardiogr 2007；11：1227-35.

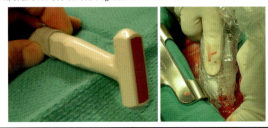

　超音波リニアプローブを用いた経大動脈壁エコーによる正常の上行大動脈の（A）短軸像及び（B）長軸像．断面像の幅はプローブの幅に一致し，大動脈前壁が最もプローブに近い位置に描出されている．（C-E）上行大動脈及び大動脈弓近位部の経大動脈壁エコーによる走査で大動脈粥腫（矢印）が認められる．病変の位置，大きさ，性状が同定できる．（F，G）大動脈アテローム（粥腫）に付着する大きな可動性のある血栓が，経大動脈壁エコー画像と術野所見の写真で示されている．

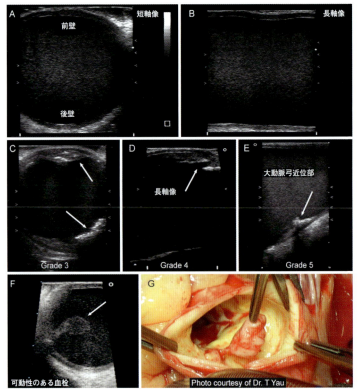

大動脈壁内血腫

大動脈壁内血腫 (intramural hematoma)
- 大動脈壁内血腫は，内膜亀裂がなく，部分的または完全に凝固した血液により大動脈壁の層内が局所的に分離した状態と定義される．
- 自然経過は様々で，完全に吸収される症例から，大動脈解離（A型，B型）に進展したり，拡大して破裂する症例もある．
- 画像診断の基準：大動脈壁内に新鮮な血栓，7mm以上の壁厚，1-20cm程度長軸に進展，内膜剥離や内膜亀裂，偽腔血流のない病変

大動脈穿通性潰瘍 (penetrating aortic ulcer)
- 潰瘍性病変のある粥状硬化性病変で，壁内の弾性板を穿通していて，壁内血腫や，瘤，解離，破裂を有する病変
- 下行大動脈に多く（90％），上行大動脈病変は悪化する危険性が高い．
- 大動脈穿通性潰瘍で，10mm以上の深さがある場合や20mm以上の直径がある場合は，病変が進展する危険性が高い．エコー所見では，複雑性の粥状硬化性病変で，クレーター形状の欠損を有し，ギザギザの辺縁をしている．

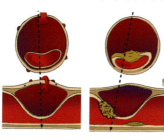

> **大動脈壁内血腫 (intramural hematoma)**
> - 動脈壁の厚さ>7mm（内膜-外膜）
> - 病変の長さ1-20cm
> - 層状構造をもつ．
> - 内膜亀裂所見がない．
> - 血腫内に血流がない．
>
> **大動脈穿通性潰瘍 (penetrating aortic ulcer)**
> - 潰瘍性病変のある粥状硬化
> - 石灰化した内膜が血管内中央に偏位している．
> - >10mmの深さがある．

　右バルサルバ洞付近の大動脈基部の大動脈内血腫が，中部食道大動脈弁短軸像（A），及び長軸像（B）で描出されている．さらに上行大動脈まで進展した大動脈壁内血腫が中部食道上行大動脈長軸像（C）とそのカラー画像（D）で描出されている．下行大動脈の包含型破裂（contained rupture）では，大動脈穿通性潰瘍，周囲の血腫，及び仮性瘤が観察される．下行大動脈短軸像ではあたかも左胸水が存在するように見える．そして，下行大動脈長軸像では囲まれたスペースが大動脈に沿って広がり，カラードプラで血流が検出されないことが特徴的である．

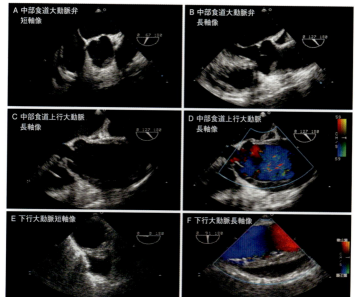

大動脈瘤

- 大動脈瘤は，大動脈壁全層の不可逆的な部分的拡大であり，その径は正常の 1.5 倍にもなる．拡張症（ectasia）は，1-1.5 倍の拡大である．胸部大動脈瘤は形状（紡錘瘤≫嚢状瘤）と部位〔上行（50%），弓部（10%），下行（40%）〕によりさらに分類される．胸部大動脈瘤患者の 25% は，脳などの他の部位にも動脈瘤が存在する．
- 病因，自然歴，治療法は，部位により異なる．40% の患者は無症状で，画像検査で偶然発見される．病歴末期には，大動脈瘤破裂や大動脈解離を起こしうる．
- TEE による診断は，通常径と比較した大動脈径の拡大の程度による．瘤内は低流速で，血流鬱滞や，血栓形成が起こる．

> **大動脈瘤**
> 大動脈壁の全層の拡大
> 部位：上行大動脈，基部，大動脈弓，下行大動脈
> サイズ＞通常径の 1.5 倍
> 関連所見：大動脈弁逆流，血栓，動脈硬化
> 病因：動脈硬化，高血圧，大動脈弁狭窄，マルファン症候群

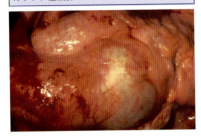
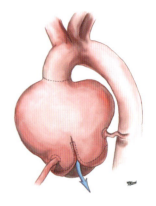

上行大動脈瘤は，大動脈弁輪，バルサルバ洞，ST ジャンクション及び大動脈弓の拡大を伴う場合がある．(A) 収縮中期に各部位の大動脈径を測定し，病変の進展度を診断する (p.134 参照). (B) バルサルバ洞径に関しては，体表面積を指標にしたノモグラム（計算図表）が存在する．(C, D) 大動脈弁中心部での接合不良による中心性の大動脈弁逆流が，中部食道大動脈弁長軸像及び短軸像で描出されている．

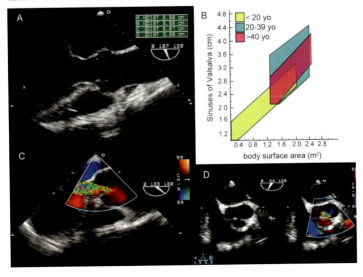

大動脈瘤

- 大動脈瘤の手術適応は部位により異なる．
- 大動脈径は，各部位で大動脈の長軸に対して垂直に測定する．

> **大動脈瘤の手術適応**
> バルサルバ洞径＞40mm
> 上行大動脈径＞50mm（大動脈病変を伴う場合）
> 上行大動脈径＞55～60mm（大動脈病変を伴わない場合）

大動脈弁輪拡張症では，弁輪，バルサルバ洞，STジャンクション，上行大動脈が拡張する．大動脈弁尖は薄く，接合が不十分で大動脈弁逆流を来す．自己弁温存大動脈基部置換術後には（p.196参照），パッチによる大動脈基部の肥厚（矢印）と，バルサルバ洞が消失し細くなったSTジャンクションが認められる．

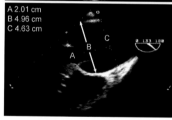
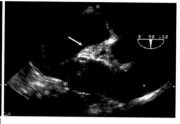

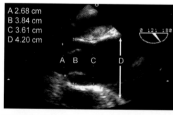

大動脈基部瘤では，バルサルバ洞が対称性または非対称性の拡大（無冠尖が多い）を来す．大動脈弁輪径は正常で，バルサルバ洞及びSTジャンクションは拡大し，大動脈弁尖の接合が不良となり，中心性の大動脈弁逆流を起こす．

上行大動脈瘤は，高血圧，大動脈弁狭窄の結果として起こることが多い．大動脈弁輪径及びバルサルバ洞径は正常である．拡張するのはSTジャンクションより遠位の上行大動脈であるため，大動脈弁尖の接合は良く，逆流は認められない．ダクロングラフトをSTジャンクション（矢印）に逢着する大動脈弁温存手術は比較的容易である．自己の大動脈基部のボール型の形状がバルサルバ洞にかけて保持されている．

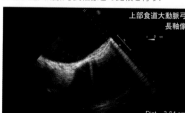
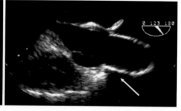

弓部大動脈瘤は，上行大動脈瘤に合併することがある．大動脈弓の観察，計測には上部食道大動脈弓短軸像（90°）が最もよく使用され，円形状の大動脈が観察される．また，上部食道大動脈弓長軸像との比較を行う．

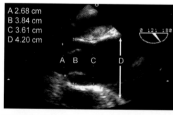
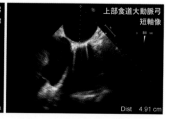

バルサルバ洞動脈瘤

- 大動脈壁の脆弱性が背景に存在する病態で，真性瘤となるか，局所的に"windsock型"に変形する．
- 病因： - 先天性：単一のバルサルバ洞病変の場合が多い．
  - 後天性：マルファン，梅毒，外傷による場合は，2つのバルサルバ洞に及ぶ．
  - 男女比＝4：1
- 部位：右冠尖を有するバルサルバ洞　65-85％，無冠尖を有するバルサルバ洞　10-30％，左冠尖を有するバルサルバ洞　＜5％
- 関連所見：心室中隔欠損，大動脈二尖弁，大動脈弁逆流，肺動脈弁狭窄，大動脈縮窄，心房中隔欠損
- 合併症：瘤の破裂（右房＞右室＞左室＞肺動脈/心室中隔の順で交通する），心内膜炎，血栓，心筋梗塞
- 断層像での特徴及び計測項目：
  - バルサルバ洞の拡大：単一の洞（先天性），複数の洞（後天性）
  - 破裂の部位及び径
  - 心腔への交通の有無と部位
  - バルサルバ洞のwindsock型の変形
  - バルサルバ洞内の血栓の有無
  - 破裂の有無：右室/左室の容量負荷及び拡張所見，両室の収縮能評価
- カラードプラ：瘤への流入血流：
  - 破裂/交通部位　　- シャント方向
- スペクトルドプラ：心腔内の瘻孔を通過する血流の最大・平均圧較差
  - 大動脈-心腔内交通：一方向性の連続性高速血流
  - 心室中隔欠損：高速の収縮期血流と低速の拡張期血流

右冠尖のバルサルバ洞動脈瘤

- 中部食道大動脈弁長軸像及び短軸像で，右バルサルバ洞の拡大が見られる．
- 右バルサルバ洞内の血栓は，右冠動脈領域の虚血を起こす可能性がある．
- 右冠尖のバルサルバ洞動脈瘤が破裂すると，大動脈は右室（右室流出路），または右房と交通する．

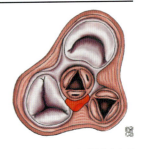

　右バルサルバ洞動脈瘤（矢印）が，(A) 断層像の中部食道大動脈弁長軸像及び短軸像，(B) 大動脈方向からの3D大動脈弁長軸像で描出されている (C)．大動脈弁長軸像のカラードプラで大動脈弁逆流は認められないが，(D) 右室流入流出路像で大動脈から右室流出路への交通血流が観察される (D)．(E) 連続波ドプラにおける最大圧較差は51mmHgである．

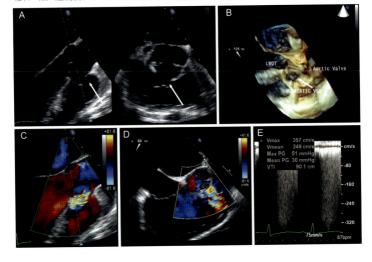

バルサルバ洞動脈瘤

左冠尖のバルサルバ洞動脈瘤
- 中部食道大動脈弁短軸像及び四腔断面像で，左バルサルバ洞の拡大が見られる．
- 左バルサルバ洞内の血栓は，左冠動脈領域の虚血を起こす可能性がある．
- 破裂すると，大動脈は左室（左室流出路）または左房と交通する．

(A) 破裂した大きな左バルサルバ洞動脈瘤が心膜に覆われている様子が中部食道大動脈弁短軸像で描出されている．内部は血栓化し，カラードプラではほとんど血流が観察されない（ナイキスト限界 26cm/s）．(B) 中部食道四腔断面像で血栓が外側の僧帽弁輪に進展する様子が認められる．(C) 破裂したバルサルバ洞動脈瘤と心基部血栓との空間的な関係を示した模式図

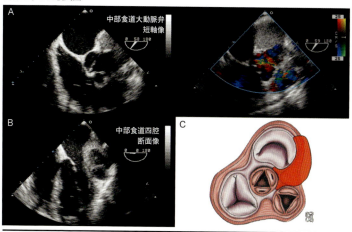

無冠尖のバルサルバ洞動脈瘤
- 中部食道右室流入流出路像で，無冠尖のバルサルバ洞の拡大が見られる．
- 無冠尖のバルサルバ洞動脈瘤が破裂すると，大動脈は右室（右室流出路）または右房と交通する．

この患者では大動脈弁逆流の合併も認められた．中部食道長軸像（A）で正確な病態が把握できなかったが，中部食道右室流入流出路像（C）で明らかとなった症例である．(B) 3D フルボリューム像によるバルサルバ洞動脈瘤の典型的な windsock 型の変形（矢印）と，(D) 術中所見との比較

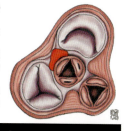

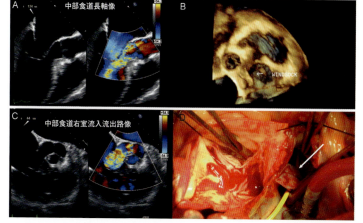

大動脈解離

- 大動脈解離では，内膜に亀裂が入り，大動脈壁に沿って中膜内に出血が起こる．内膜亀裂には五種類の機転がある．
  1. 典型例：真腔と偽腔を分ける内膜フラップとリエントリーの存在
  2. 壁内血腫：内膜亀裂は画像上見られないが，手術時に発見されることが多い（p.207参照）
  3. 限局性の解離：血腫のない内膜亀裂．内膜亀裂部位の偏心性の突出が破裂を起こす危険性がある．
  4. 大動脈穿通性潰瘍：破裂は，外膜まで血腫を引き起こし，超緊急手術が必要（p.207参照）
  5. カテーテルによる医原性損傷，急減速による外傷性損傷
- 病型と予後を診断する分類法には，DeBakey分類とStanford分類がある．
- 内膜亀裂部位は，大動脈弁輪から遠くなるほど，頻度が減る．50%以上は上行大動脈起始部からおよそ2cm以内の大動脈弁付近に発生する（Stanford A型）．次に多い場所は大動脈峡部（動脈管索周辺）であり（Stanford B型），同部位は可動性のある大動脈と，胸壁に固定されている下行大動脈との境界部である．
- 胸部大動脈解離に対し，解離の進展や破裂を防ぐための救命治療として，外科的治療が通常必要となる．Stanford B型に対しては，TEVARによるカテーテル治療も可能である．
- 発症2週間以内を急性期，2-6週間を亜急性期，6週間以降を慢性期と呼ぶ．

| DeBakey 分類 ||
| 解離の起始部で分類 ||
Type	起始部	進展部位
I	上行大動脈	上行大動脈，弓部，下行大動脈
II	上行大動脈	上行大動脈
III	左鎖骨下動脈より遠位	下行大動脈

Stanford 分類
起始部ではなく，病変部位で分類
A型：上行大動脈に病変がある．
B型：上行大動脈に病変がない．

診断

- 大動脈解離は，正確かつ迅速に初期診断できるのが理想である．MRIと血管造影（特異度）であるが，TEEは迅速性，安全性，経済性において優れている．
- 壁内血腫と大動脈穿通性潰瘍の診断には，MRI，64列マルチスライスCT，TEEのような断層像が撮影できるものが優れている．

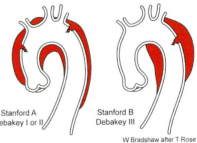

Stanford A
Debakey I or II

Stanford B
Debakey III

W Bradshaw after T Rose

- **血管造影**は，内膜亀裂部位，解離の進展，冠動脈を含む分枝への波及，大動脈弁逆流の重症度を同定することができ，以前は大動脈解離の診断のゴールドスタンダード（精度95%）であった．しかし，侵襲的で，誤診の可能性もあり，造影剤の投与が必要である．
- **造影CT**は，迅速で簡便に施行することが可能で，解離や偽腔の同定において診断精度が高い．内膜亀裂部位の同定，冠動脈への波及や，大動脈弁逆流の診断は正確ではない．
- **TEE**は，ベッドサイドで簡便に診断できるが，ブラインドゾーンの存在により，近位大動脈弓部，遠位上行大動脈の診断の正確性に欠ける．
- **MRI**は，合併症を含めて正確に診断できるが，撮影に時間を要するために簡便性に欠ける．

診断法	感度（%）	特異度（%）
TTE	85	60-96
TEE	97-100	100
CT	67-100	98-100
MRI	98-100	94-100

大動脈解離の TEE 画像

外科医に伝えるべきこと
- 内膜フラップの部位
- 内膜亀裂の部位
- エントリーとリエントリーの部位（カラードプラ）
- 解離の進展度
- 真腔と偽腔の同定
- 合併症
  左室機能：全体的または局所壁運動異常
  大動脈弁逆流（50–70%）
  冠動脈への進展（10–20%）
  心囊液及び胸水貯留の有無

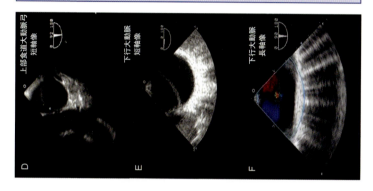

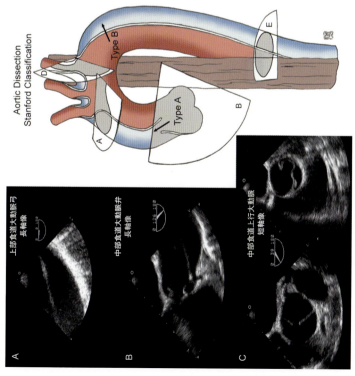

TEE 診断

内膜と, 中膜/外膜との間の血流が偽腔を形成する. 血液がこれらの層を分離し, 内膜が圧迫されて真腔が小さくなる. TEE による大動脈解離の診断及び評価のポイントは, 内膜フラップの同定, 真腔と偽腔の同定, 内膜亀裂の部位, 解離進展度, 偽腔内血流の有無, 心機能の評価, 合併症の有無である.

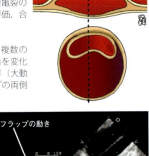

内膜フラップ

- 真腔と偽腔を分ける内膜フラップの同定には, 複数の TEE 断面像が必要である. 真のフラップは走査角を変化させても描出され, 可動性があって解剖学的境界(大動脈壁の外側)を越えず, カラードプラでフラップの両側の血流方向は反対向きとなる.
- 内膜フラップは, ミラーイメージや多重反射によって起こる大動脈基部(左房前壁による)や上行大動脈(右肺動脈後壁による)内の可動性のある線状のアーチファクトと鑑別すべきである. M モードにより, 管腔内の構造物の位置や動きを鑑別することができる. アーチファクトは, トランスデューサから 2 倍の距離で, 大動脈後壁と平行に移動する.

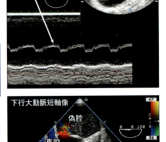

内膜フラップ	線状アーチファクト
不連続, 明瞭	不鮮明
振動する	心周期に同期
カラーが途絶する	カラーが途絶することもある
大動脈の外側には見られない	大動脈の外側にも見られる

内膜亀裂

- 亀裂は, フラップの直径 5mm 以上の間隙である. 5–10%の症例では, 明らかな亀裂を発見することができない.
- カラードプラにより, 真腔から偽腔への血流が描出される.
- 好発部位は上行大動脈で, 90% が大動脈弁から 1cm 以内の部分に発症する. 次に多いのが, 左鎖骨下動脈分岐部直後である.

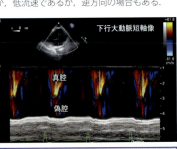

真腔と偽腔

- 小さな真腔は収縮期に拡大し, カラードプラで内腔に高流速の血流が表示され, もやもやエコーや血栓が見られない.
- 偽腔は拡張期に拡大し, 内部にもやもやエコーが見られる. 部分的または完全に血栓閉塞し, カラードプラで血流は見られないか, 低流速であるか, 逆方向の場合もある.

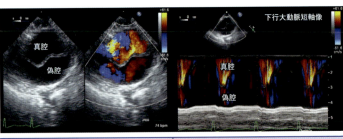

真腔 (TL)	偽腔 (FL)
腔が小さい.	腔が大きい.
収縮期に広がる (M モード).	拡張期に広がる.
カラーで同定しやすい.	カラーで同定しにくい.
もやもやエコーが見られない.	血餅やもやもやエコーが見られる.

大動脈解離の合併症

大動脈解離
- 大動脈解離の合併症は表の通りである．それらに加えて，終末臓器の灌流障害により，腎臓，胃や腸管，脳，四肢の虚血が起こることもある．

大動脈拡大
- 大動脈拡大では大動脈壁の三層全てが拡大している．通常の1.5倍以上の拡大を大動脈瘤といい，1.1-1.5倍を拡張症という．
- 大動脈瘤の患者は，壁厚が薄く，高血圧により解離しやすい．しかし，全ての大動脈解離の患者に大動脈の拡大があるとは限らない．

> **大動脈解離の合併症**
> 大動脈拡大
> 大動脈弁逆流（p.216）
> 心嚢液貯留
> 胸水貯留
> 冠動脈への波及

図に示されているのは，大動脈基部の拡大とA型解離のある患者の断層像である．内膜フラップが，拡張期に大動脈弁に陥入していることが中部食道大動脈弁短軸像及び長軸像でわかる．これにより，大動脈弁逆流が制限されている．

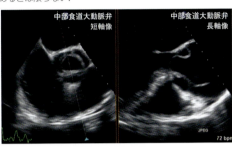

胸水，心嚢水
（A）中部食道大動脈弁長軸像で，心嚢液が貯留しているのが描出されている．多くは大動脈の炎症によるもので，偽腔の破裂に寄ることは少ない．稀に心タンポナーデが起こることがある．（B）左血胸により換気が妨げられている様子が下行大動脈短軸像で描出されている．

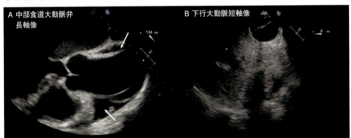

冠動脈の還流障害
（A）中部食道大動脈弁短軸像で，フラップの右冠動脈（10-15％）と左冠動脈主幹部（矢印）への陥入が見られる．（B）A型解離（二重矢印）症例において，カラードプラで両冠動脈血流を評価し，収縮期に左冠動脈主幹部の血流（矢印）が確認された．解離が右冠動脈へ波及すると，右室及び左室下壁の壁運動が障害される．全体的及び局所的な左室収縮能を評価するべきである．

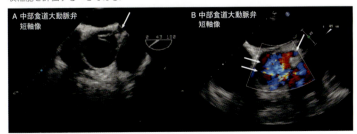

大動脈弁逆流の機序

- 大動脈弁逆流は，A型解離の40-60%の症例に発症する．大動脈弁逆流の機序を術前に同定することで，大動脈弁を温存するのか置換するかを判断できる．
  A. 内膜の亀裂により大動脈基部と大動脈弁輪が拡大し，大動脈弁の接合が障害され，中心性の大動脈弁逆流が起こっている．
  B. 非対称性の内膜の亀裂により一つの弁尖が大動脈弁尖の接合ライン以下に押し下げられて逸脱し，偏心性の大動脈弁逆流が起こっている．
  C. 内膜の亀裂により大動脈弁輪の支持が失われ，弁尖が翻転して偏心性の大動脈弁逆流が起こっている．
  D. 拡張期に内膜フラップが大動脈弁を通って逸脱し，弁尖の接合が妨げられることで，大動脈弁逆流の量が変動している．

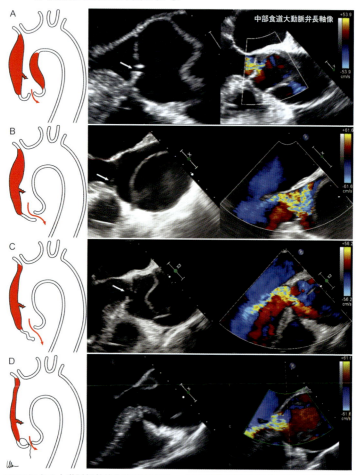

TEE による大動脈解離修復術後の評価

- 術後は，大動脈弁（自己弁または人工弁）の評価と，真腔の血流の評価が重要である．
- 近位部の内膜亀裂が残存していないことを確認する．
- 偽腔内は，血栓化が生じているか，複数のエントリーとリエントリーにより引き続き血流が残存しているかもしれない．

TEE による大動脈解離修復術後の評価
大動脈弁の機能
大動脈弁逆流の程度
弁周囲逆流（人工弁を使用した場合）
左室機能
大動脈内の血流
エントリーとリエントリーの部位の確認

大動脈解離の手術

カニュレーション
- 通常は問題なく正中切開が行われ，右房に脱血管が挿入される．大動脈瘤が大きい場合には，胸骨切開前に大腿動静脈カニュレーションによる人工心肺開始が必要となることが稀にある．
- 動脈カニュレーションは脳循環保護に必要で，末梢動脈またはより中枢の動脈から挿入されることもある．
- 大腿動脈から真腔へのカニュレーションは，下行大動脈への逆行性灌流と，頸部三分枝への順行性灌流を可能にする．
- 鎖骨下・腋窩・総頸動脈送血は，順行性灌流により神経学的予後を改善する．(A) 上部食道大動脈弓長軸像により，腋窩動脈からの送血カニューレが真腔の正しい位置にあるのが描出されている．
- エコーガイド下に上行大動脈に直接カニュレーションする方法もあり，その後循環停止に移行する．

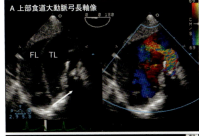

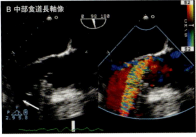

- 左室心尖部送血も，順行性灌流を可能にする．(B) 中部食道長軸像のカラードプラで，心尖部の送血カニューレ内に連続性血流が流れているのが描出されている．

外科的修復
- A型解離に対する修復術は，内膜亀裂の部位や，病変が大動脈弓及び大動脈弁に波及しているのかで，術式が変わる．修復はダクロングラフトを用いて，内膜亀裂部位から置換する．
- 大動脈弓への内膜亀裂の波及は早期の大動脈瘤の形成と破裂を引き起こすため，病変が大動脈弓部に及んでいるか判断することは重要である．内膜フラップが同心円上で，内膜亀裂が頸部三分枝に及んでいると，さらにリスクは上昇する．
- 中等度以上の大動脈弁逆流も，手術時に評価すべきである．多くの場合，大動脈弁は温存できるが，置換が必要な場合もある．大動脈弁逆流の機序については前述の通りである．右冠尖・無冠尖が逸脱することが多い．

以下は，(A) 偽腔内が血栓で満たされた大動脈解離，(B) ダクロングラフトによる単純置換，(C) 複雑な部分大動脈弓修復，の写真である．

	修復は単純	中間	修復は複雑
大動脈弓	解離病変が未波及	解離病変が波及	解離病変が波及
大動脈弁	解離病変が未波及	解離病変が未波及	解離病変が波及
修復方法	STジャンクションから上行大動脈までのグラフト置換	STジャンクションから弓部までのグラフト部分弓部置換	自己弁温存基部置換 (Bentall) or Bentall ＋部分弓部置換

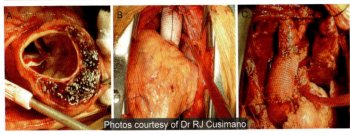

Photos courtesy of Dr RJ Cusimano

10
先天性心疾患

先天性心疾患の分類	220
先天性心疾患における TEE の適応	221
主要心区分診断法	222, 223
心房中隔	224
心房中隔の TEE 画像	225
心房中隔欠損の概要	226
心房中隔欠損の TEE 画像	227
二次孔型心房中隔欠損	228
デバイスによる心房中隔欠損閉鎖術	229
一次孔型心房中隔欠損	230
房室中隔欠損	231
静脈洞型心房中隔欠損	232
冠静脈洞心房中隔欠損	233
心室中隔欠損の概要	234
心室中隔欠損の TEE 画像	235-237
ファロー四徴症	238
ファロー四徴症の TEE 画像	239
肺動脈閉鎖	240
ラステリ手術	241
完全大血管転位（D-TGA）	242, 243
Mustard 手術	244, 245
両大血管右室起始	246
単心室症	247
フォンタン手術	248
フォンタン手術の TEE 画像	249
エプスタイン奇形	250
エプスタイン奇形の TEE 画像	251
修正大血管転位（L-TGA）	252
三心房心	253
動脈管開存	254
総動脈幹	255
Subaortic Membrane（大動脈弁下膜様組織）	256
Pulmonary Artery Membrane（肺動脈内膜様組織）	257

先天性心疾患の分類

- 先天性心疾患（CHD）は出生時から心臓に構造的問題が存在する病態である.
- CHD では通常の心内血流を変化させるような心腔，弁，血管の正常あるいは異常な関係が存在する.
- 先天性心疾患にはいくつかの分類法が存在する.

CHD の分類
チアノーゼ性 / 非チアノーゼ性疾患
単純 / 複雑心奇形
生理的分類
解剖学的分類
発生学的分類

非チアノーゼ性疾患	チアノーゼ性疾患
心室中隔欠損	D 型（右旋性）大血管転位
心房中隔欠損	総肺静脈還流異常
動脈管開存	総動脈幹
肺動脈弁狭窄	ファロー四徴症
大動脈縮窄	三尖弁閉鎖
エプスタイン奇形	単心室症

生理学的分類

1. 中隔欠損
   - 心房中隔欠損（ASD）
   - 心室中隔欠損（VSD）
   - 房室中隔欠損（AV canal defects）
2. 僧帽弁流入路の疾患
   - 肺静脈還流異常（TAPVD，PAPVD）
   - 三心房心
   - 僧帽弁狭窄（弁上，パラシュート）
   - 僧帽弁閉鎖
3. 左室流出路の疾患
   - 大動脈弁下狭窄及び大動脈弁上狭窄
   - 大動脈弁狭窄
   - バルサルバ洞動脈瘤
4. 大動脈の疾患
   - 動脈管開存（PDA）
   - 大動脈縮窄，大動脈閉鎖
   - 総動脈幹
   - その他の血管走行異常
5. 三尖弁の疾患
   - エプスタイン奇形
   - 三尖弁閉鎖
6. 右室流出路の疾患
   - 肺動脈弁下：ファロー四徴症
   - 肺動脈弁：弁狭窄，弁閉鎖
7. 心腔と弁の整列異常による疾患
   - 心房心室不一致
   - 心室大血管不一致（大血管転位）
   - 両房室弁一心室挿入（単心室に伴う）
   - 両大血管右室起始及び両大血管左室起始

正常整列	異常整列
短絡を主体とする疾患	心房と心室
ASD	両房室弁右室挿入
VSD	− 単心室症
PDA	心房心室不一致
狭窄/閉鎖を主体とする疾患	− 修正大血管転位
心房心室の連結がない疾患	心室と大血管
− 三尖弁閉鎖，僧帽弁閉鎖	ファロー四徴症
心室大動脈の連結がない疾患	総動脈幹
− 肺動脈弁閉鎖，大動脈弁閉鎖	両大血管右室/左室起始
大動脈の異常	心室大血管不一致
− 大動脈縮窄	− 大血管転位
静脈流入の異常	
− 総肺静脈還流異常（TAPVD）	
解剖学的な弁の位置異常	
− エプスタイン奇形	

先天性心疾患における TEE の適応

先天性心疾患の外科的治療
- 手術手技の向上によって，複雑心奇形の CHD 患者の生存率も改善し，患児の 85% が成人期に到達するようになった．その結果，成人先天性心疾患（ACHD）あるいは成人期を迎えた先天性心疾患（GUCD）の割合が増加することになった．
- CHD の修復術には 3 つの選択肢がある：根治術，部分的根治術，姑息術
- 根治術では，解剖学的に正常な順序の血流となるように再建される．
- 心室機能及び平均余命が正常で，さらなる治療の必要性がない場合にのみ，根治的手術が考慮される．このケースには ASD，VSD，PDA などの少数の CHD が該当し，小児期に治療される．
- 姑息術は病変の修復を行わず，続発症を最小限にすることを目標とした治療である．多くの ACHD 患者は根治ではなく姑息術を受けた状態であるため，自身の CHD の続発症と死亡の危険性が依然として存在する．

ACDH の TEE 画像
- CHD 患者の（解剖学的，機能的及び血行動態的所見を得るための）TEE 検査にはいくつかのアプローチがある．
- これらのアプローチでは基本 TEE 断面像以外の断面像も使用される．

断面像を基準としたアプローチ（View-Based Approach）
- このアプローチは，ASE の基本 28 断面像を起点として（基本 28 断面像から連続して）画像を描出する方法である．
- 病変の有無を各断面において観察し，得られた情報を統合し評価する手法である．

構造物を基準としたアプローチ（Structure-Based Approach）
- このアプローチは，詳細な検査を行うために関心対象の心血管構造物を中心に描出する方法である．
- 時間に制約がある場合に有用である．

心区分（整列）を基準としたアプローチ
- このアプローチは，3 つの主要心区分（心房，心室，大血管）とそれらの関係（各区分の関係/整列）を系統的に観察し，患者の解剖位を決定する方法である．
- 血液が心臓を通過することから，その流れにそって観察を行う．まず，肺動脈より手前に位置する構造物への流入血流を同定することから開始する．

小児先天性心疾患における TEE の適応

診断的適応
- CHD の疑いがあり，TTE で診断が困難な場合
- 卵円孔開存（PFO）＋短絡方向の検索（撹拌生食によるコントラスト造影法）
  - 脳卒中の病因
  - 経静脈ペースメーカー留置前の右左短絡の有無
- Fontan, Senning, Mustard 手術後のバッフル評価
- 大動脈解離
- 疣贅及び膿瘍の評価
- 除細動前の心内血栓の評価
- 術後開胸管理中，あるいは良好な音響窓（acoustic window）が得られない場合の心囊液，心機能評価
- 人工弁の評価

周術期の適応
- 術前に心機能及び解剖学的評価がただちに必要な場合
- 術後の外科手技及び心機能評価

TEE ガイド下治療
- ASD 及び VSD の閉鎖デバイス留置
- バルーンやブレードによる心房中隔裂開術
- カテーテルを用いた弁膜症治療
- カテーテルアブレーション
- 低侵襲心臓外科手術の評価

出典：Ayres N, et al. J Am Soc Echocardiogr 2005；18：91-8.

概要
- ACDH の心エコーでは，（1）通常とは異なる解剖，（2）心臓の代償性変化，（3）関連病変，（4）過去に行われた外科的修復を統合し，理解する必要がある．
- 主要心区分診断法は，発生学に基づかない標準化された体系的な 4 つのプロセスからなり，ACDH で使用される用語を理解する必要がある．それらの用語に慣れることは，円滑な情報の共有に必要不可欠である．

主要心区分診断法の 4 つのプロセス
1. 心房位（situs）の同定
- 形態学的右房と他の構造物との位置関係によって決定される．
- 心房位（situs）：solitus（正位，左房の右側），inversus（逆位−正常のミラーイメージ，左房の左側），ambiguous（不定位−右側 or 左側）
- 内臓位（abdominal situs）：solitus（正位），inversus（逆位），heterotaxia（錯位）

2. 心臓位の同定
- 胸腔内の位置に基づく分類（dextro-右位 /meso-正中位 /levo-左位）
- 心尖方向に基づく分類（dextro-右心症 /meso-正中心 /levo-左心症）

3. 3 つの主要心区分の同定
- 各心腔は固有の解剖学的特徴を有しており，体循環/肺循環のどちらを担っているにかかわらず，左側/右側同定の助けとなる．
- 心房：両心耳の形態学的特徴による分類（次表）
- 心室：両心室の形態学的特徴による分類（次表）
- 大血管の診断：主肺動脈の左右への分岐，大動脈−冠動脈，頭頸部分枝の起始

右房の形態学的特徴	左房の形態学的特徴
広い頸部を有する心耳 広範囲に存在する櫛状筋 分界稜（crista terminalis）の存在 下大静脈及び冠静脈洞に存在する弁	鉤状の狭い頸部を有する心耳 心耳内のみに存在する櫛状筋 分界稜がない

	右室	左室
房室弁	三尖	二尖（前尖のクレフトを除く）
弁尖の付着部位	中隔に付着	中隔には付着しない
弁輪の位置	心尖部寄り	心基部寄り
心尖部	肉柱が顕著である	肉柱が顕著でない
モデレータバンド	あり	なし
漏斗部	なし	なし

心室の大きさ，形及び壁厚では右室と左室の鑑別はできない．
櫛状筋が粗く心室中隔が存在しない場合，形態的学的に確定できない（単心室）．
三尖弁は常に右室に，僧帽弁は常に左室に付着する．

4. 結合診断
結合（connection）とは 2 つの構造物が解剖学的に連続していることを，還流（drainage）とは血行動態的な血流の流入を意味する．

心房心室結合
- 正位（concordant）：右房−右室，左房−左室
- 逆位（discordant）：右房−左室，左房−右室
- 不定位：相同（isomeric）
- 両房室弁−心室挿入（単心室）には 3 つのパターンがある：右室の欠如（左室型），左室の欠如（右室型），中間型（分類困難）
- 房室弁の形態
  騎乗（straddling もしくは overriding），狭窄，逆流，異形成，閉鎖

心室大血管結合
心室から起始する大血管が 2 本ある場合
- 正位（concordant）：右室−肺動脈，左室−大動脈
- 逆位（discordant）：右室−大動脈，左室−肺動脈
- 弁の形態：大動脈弁は常に大動脈に付着する．肺動脈弁は常に肺動脈に付着する．
- 両大血管同室起始：大動脈及び肺動脈が一つの心室から起始する．心室中隔に騎乗している大血管については，その弁輪の半分以上がかかっている心室側から，起始しているとみなす．

心室から起始する大血管が 1 本である場合
- 単一大血管起始：総動脈幹 I−IV型
- 流出路：筋性（右室流出路），線維性（左室流出路）

主要心区分診断法

先天性心疾患の主要心区分診断法

1. 心房位 (Situs) の同定
形態学的右房の位置に基づく分類

正位 (Situs Solitus)
右房が右房の右側に位置する

逆位 (Situs Inversus)
右房が左房の左側に位置する

不定位 (Situs Ambiguous)
同定不能 (Indeterminant) /相同
正常では一つである臓器がミラーイメージで2つ存在する

右側相同
右の気管支形態×2
右房形態×2
無脾症候群

左側相同
左の気管支形態×2
左房形態×2
多脾症候群

内臓位 (Abdominal Situs)
対でない主要臓器の位置に基づく分類

正位 (Solitus) 　逆位 (Inversus)

錯位 (Heterotaxia)

2. 心臓位の決定

胸腔内の位置に基づく分類

  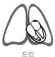

右位 (Dextroposition) 　正中位 (Mesoposition) 　左位 (Levoposition)

心尖方向に基づく分類

右心症 (Dextrocardia) 　正中心 (Mesocardia) 　左心症 (Levocardia)

3. 3つの主要心区分の同定

心房

右房
- 三角形の心耳
- 広い頸部を有する心耳
- 分界陵
- 櫛状筋
- 上大静脈/下大静脈の流入

左房
- 狭い心耳
- 鉤状 (人差し指状) の心耳
- 分界陵がない

三尖弁/右室
- 中隔尖が心尖部よりである
- 心室中隔から起始する中隔尖の腱索
- 粗い肉柱である
- モデレータバンドが存在する
- 室上稜が存在する

僧帽弁/左室
- 線維性連続を有する
- 心室中隔から腱索が起始しない

大血管 (Arterial Segment)

主肺動脈
- 左右の肺動脈へと分岐する

大動脈
- 冠動脈の起始が認められる
- 頸部分枝が存在する

4. 結合診断

静脈-心房
- 下大静脈/上大静脈の流入
- 肺静脈の流入

心房-心室

正位 (Concordant)
- 右房 → 右室
- 左房 → 左室

ミラーイメージ

逆位 (Discordant)
- 心房 → 左室
- 左房 → 右室

ミラーイメージ

心室-大血管

逆位 (Discordant)
- 右室 → 大動脈
- 左室 → 肺動脈

正位 (Concordant)
- 右室 → 肺動脈
- 左室 → 大動脈

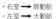

両房室弁一心室挿入
両房室弁が主として一つの心室に結合する

  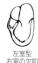

右室型　中間型　左室型
左室の欠如　分類困難　右室の欠如

両大血管同室起始
両大血管が主として一つの心室から起始する

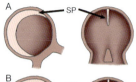
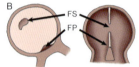
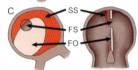
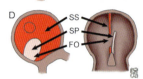

心房中隔（IAS）の発生

A. 一次中隔（SP）が心房の頭背側の壁から心内膜床方向に発生する．心内膜床上部に一次孔（FP）と呼ばれるスペースが残存する．
B. SP 上部に裂孔が出現し，二次孔（FS）を形成する．また，SP が心内膜床と癒合し，部分的に再吸収される．
C. 二次中隔（SS）が腹側上部から発生し，FS と FP を被う．被覆されなかった部分は SP により蓋をされた状態となり卵円孔（FO）として残存する．
D. 一次中隔上部は消失し，一次中隔下部は卵円孔の"弁"となる．

心房中隔の正常変異　（Normal Variants）

（A）脂肪腫様肥厚は，卵円孔の膜組織を除く，心房中隔周辺組織の良性脂肪浸潤である．

（B）心房中隔瘤（矢印）は，中部食道上下大静脈像の M モードにおいて，心房中隔面からの 10mm 以上の偏位あるいは全体として 15mm 以上の偏位運動がある場合と定義される．心房中隔瘤では PFO の発生率と脳梗塞のリスクが上昇する．この患者では，顕著なユースタキウス弁が観察されている．

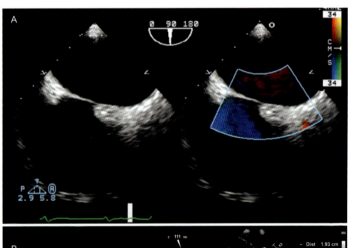

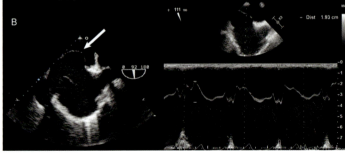

心房中隔の TEE 画像

　心房中隔の観察に用いる標準的な断面像は，(A-C)中部食道四腔断面像，(D)中部食道右室流入流出路像，(E)上下大静脈像，(F)右上肺静脈像(p.19参照)である．中部食道四腔断面像では，心房中隔と超音波が平行になるため，エコードロップアウトによって心房中隔が"存在しない"ように描出される場合がある．プローブを前進・後退させることによって，心房中隔の大部分を描出できるようになる．(A)大動脈弁が観察できる高位，(B)僧帽弁が観察できる中間位，(C)三尖弁が観察できる低位．
(D)中部食道右室流入流出路像(走査角60°，大動脈弁が画面の中心)で心房中隔が描出されている．(E)心房中隔を観察するのに最適な断面像は，卵円孔が中心に描出されるように調整した上下大静脈像である．この断面像では，超音波ビームと心房中隔が垂直となり，心房中隔を通過する血流のドプラ解析に適している．(F)上下大静脈の流入部から走査角を増加し，シャフトを右回転させることで，上下大静脈の流入部と右上肺静脈−左房流入部が良好に描出される．

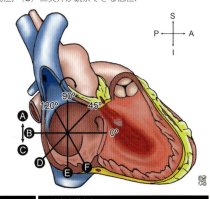

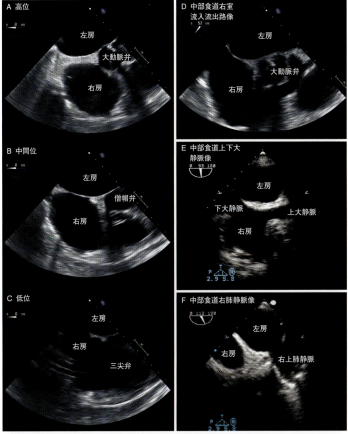

A 高位
B 中間位
C 低位
D 中部食道右室流入流出路像
E 中部食道上下大静脈像
F 中部食道右肺静脈像

心房中隔欠損（ASD）
- 真の ASD は心房中隔組織の欠損を伴うものと定義される．心房中隔組織の欠損を伴わない心房短絡に関しては，ASD に分類すべきではない．
- 真の ASD における心房中隔の欠損部位にはいくつかのパターンが存在する．
- ASD には，関連病変が認められる場合がある．

心房短絡	
心房中隔組織の欠損があるもの	（%）
二次孔型 ASD	70
一次孔型 ASD	20
心房中隔組織の欠損がないもの	
静脈洞型 ASD	5
冠静脈洞 ASD	稀
PFO	20–25

断層像
- 観察できる断面像（中部食道四腔断面像，右室流入流出路像，上下大静脈像，右上肺静脈像）
- 型，部位，欠損孔の大きさ
- 欠損孔の大きさに比例して容量負荷が増大し，右心系の拡大を引き起こす．
  - 血流量の増加によって，右房・肺動脈の拡張が認められる．
  - 心室中隔の奇異性運動と扁平化を伴った右室拡大が認められる．肺動脈圧が上昇した場合，右室肥大が起こる．
- 関連疾患：一次孔型–僧帽弁裂隙，二次孔型–僧帽弁逸脱，静脈洞型–PAPVD
- 撹拌生食を用いたコントラストエコー法（SC 法）は診断感度が高い．
- 心房中隔瘤が認められた場合，短絡が存在する可能性がある．
- 25％の患者で PFO が存在する．そのうち，バルサルバ手技によってのみ右左短絡が観察される患者がいる．
- PFO，及び欠損孔が 38mm を超えず周囲との距離（rim）が十分存在する二次孔型 ASD は，経皮的カテーテル閉鎖術の適応がある．

ドプラ評価
- カラー：層流 or 乱流の判定．ナイキスト限界＜30cm/s での観察が望ましい．
  - 短絡方向（左→右，右→左，両方向性，左→右が通常）
- パルスドプラで観察される，欠損孔を通過する連続性血流（p.228 参照）
- 三尖弁逆流が認められる場合がある（三尖弁輪の拡大）．
  - 三尖弁逆流に基づく右室収縮期圧の推定（肺高血圧が存在する場合）
- 肺動脈の拡大により，肺動脈弁逆流が認められる場合がある．肺血流量が増加すると，逆流血流は乱流となる．
- 僧帽弁裂隙では，僧帽弁逆流が認められる．
- 肺静脈血流（4 本）の左房流入の同定
- 別々の部位で 1 回拍出量を測定し，短絡率（Qp/Qs 比）を算出する（p.61 参照）．
  - ASD：Qp は肺動脈，Qs は大動脈弁または僧帽弁で計算する．
  - 血行動態に大きな影響を及ぼす短絡は Qp/Qs が 1.5 以上である．

卵円孔開存（PFO）
- 一次孔と二次孔の間の心房中隔に存在する小さい組織フラップである．心房中隔組織の欠損はなく，真の ASD と区別される．
- 中部食道上下大静脈像あるいは中部食道大動脈弁短軸像で心房中隔に存在する小さい組織フラップが観察できる．
- カラードプラで確認を行う（下図参照）
  - 心房中隔組織の欠損はない右左短絡 "PFO"
  - 心房間の圧較差から心房中隔組織に間隙が生じる "stretched PFO"
- 撹拌生食を用いたコントラストエコー法（SC 法）（p.228 参照）
- 発見（出現）率：剖検 25％
  ＋5–10％　TEE カラードプラ
  ＋5％　SC 法（安静時）
  ＋25％　咳やバルサルバ手技を併用した SC 法
- PFO の同定は次のような患者で重要である．
  - 脳梗塞患者で塞栓源の検索をする場合
  - 難治性低酸素血症
  - VAD（低酸素血症を予防するため）
- 非開心術において，偶発的に PFO を発見した場合の対処については意見が分かれている．
- PFO はカテーテルデバイスで経皮的に閉鎖することができる．

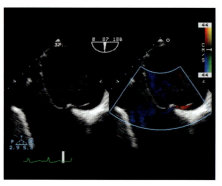

心房中隔欠損の TEE 画像

外科医に伝えるべきこと
人工心肺前 ● 欠損の型 ● 欠損孔の数 ● 欠損孔の部位・大きさ ● 4つの肺静脈の同定 ● 右室の大きさと機能 ● 右房/肺動脈の大きさ ● 三尖弁逆流ジェットに基づいて算出された右室収縮期圧 ● 短絡率（Qp/Qs） ● 撹拌生食を用いたコントラストエコー法 ● 関連病変の有無 　− 僧帽弁逸脱 　− 僧帽弁裂隙（逆流） 　− PAPVD	人工心肺離脱後 ● 遺残短絡の有無 ● 右室機能 ● 三尖弁逆流ジェットに基づいて算出された右室収縮期圧 一次孔型欠損の場合 ● 共通房室弁逆流の有無 静脈洞型欠損の場合 ● 上大静脈の開通性 ● 左房への右上肺静脈の還流 ● 遺残短絡の有無

出典：Silvestry FE, et al. J Am Soc Echocardiogr 2015；28：910-58.

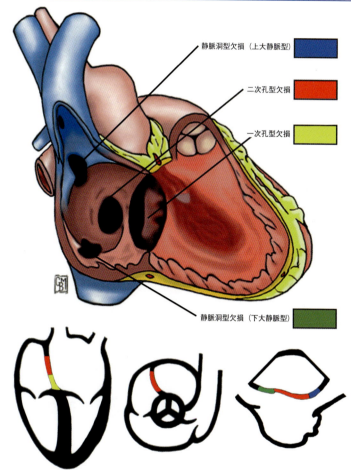

中部食道四腔断面像　　中部食道右室流入流出路像　　中部食道上下大静脈像

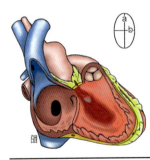

二次孔型心房中隔欠損

- 最も頻度の高い ASD（80%）
- 卵円孔部に位置する（心房中隔の中心に位置）.
- 一次中隔組織の欠損によって，全ての縁が心房中隔組織によって囲まれる.
- 円形または楕円形
  a. 長軸（中部食道上下大静脈像）
  b. 短軸（中部食道右室流入流出路像）
- 単独で認められる，もしくは複合心奇形に合併する場合がある.
- 僧帽弁逸脱（30%）を合併する場合がある.
- 稀に PAPVD（右肺静脈）を合併する場合がある.

- 中部食道四腔断面像，大動脈弁短軸像，右室流入流出像，上下大静脈像
- 欠損孔（大きさの計測，楕円形）
- カラードプラ（ナイキスト限界 50–70 cm/s）
  - 層流血流（大きい欠損孔）
  - 乱流血流（小さい欠損孔）
- パルスドプラ
  - 低い流速 < 1.5m/s
  - 最大流速は欠損孔の大きさに反比例する.
- 二相性の血流方向
  - 収縮中期及び拡張期の左右短絡
  - 収縮早期に逆行性血流が見られる（矢印）. 陽圧換気では右左短絡が悪化する可能性がある.

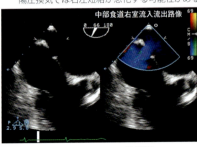

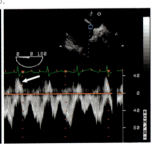

撹拌生食によるコントラスト造影法

　撹拌生食によるコントラスト造影法は心内シャント同定の助けとなる場合がある. 典型的には，2 つのシリンジを付けた三方活栓を通じて，5–9 ml の生理食塩水，プロポフォールあるいは血液に，1 ml の空気を撹拌し，末梢静脈から急速に注入する. 通常，安静時の右房圧は左房圧より低いため，気泡は右房のみに認められる.

　短絡の検出には右房圧の上昇が必要であり，自発呼吸下の患者では咳によって，また，人工呼吸下の患者ではバルサルバ手技によって右房圧上昇を促す.

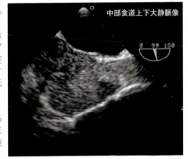

- 5 心拍以内に左房に微小気泡が認められた場合を陽性とし，右左短絡の存在を示す. 肺動静脈奇形が存在する場合，偽陽性となることがある.
- 心房中隔を経由する血流（気泡）が認められない場合は陰性である.
- 左右短絡が存在する場合，コントラスト剤が充満した右房内にコントラスト剤のない血流が出現する.

デバイスによる心房中隔欠損閉鎖術

デバイス閉鎖術

心房中隔を経由して留置される経皮的/経静脈的アンブレラ（傘状の）デバイスは二次孔型心房中隔欠損/卵円孔開存の閉鎖術として，現在最も選択されている方法である．デバイスの適応は，欠損孔の大きさが 38mm 以下で，デバイスの展開を安定化させ合併症を防ぐための rim（周囲の心房中隔組織）が 5 mm 以上とされている．TEE では，いくつかの断面で rim の計測を行うことができる．また，デバイスの誘導を行うことができるが，全身麻酔が必要となる．欠損孔が複数存在するケースでは，追加のデバイスが必要となる場合がある．デバイス展開後は，その安定性と遺残短絡を評価する．小さな遺残短絡であれば，デバイスの内皮化によって消失する．

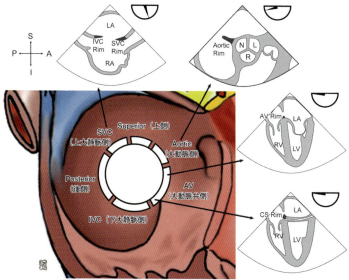

断面	構造物	心房中隔 rim
中部食道四腔断面像（0°）	三尖弁，僧帽弁	前側-下側
中部食道四腔断面像（0°）低位	冠静脈洞	下側
中部食道右室流入流出路像（45°）	大動脈，大動脈弁	前側-上側
中部食道上下大静脈像（90°）	上大静脈，下大静脈	後側-上側/下側

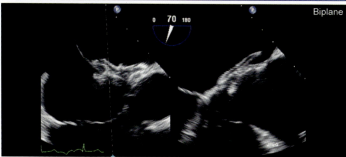

留置の適応	合併症
欠損孔サイズ 38mm 以下 周囲 rim 5 mm 以上 肺動脈圧が体血圧の 2/3 以下 肺血管抵抗が可逆的あるいは体血管抵抗の 2/3 以下	血栓，塞栓 デバイスの脱落 穿孔（大動脈→左房への穿通） 遺残短絡

一次孔型心房中隔欠損

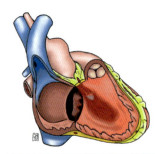

- 2番目に頻度の高いASD（20％）
- 房室中隔を含む心房中隔下部に位置する．
- 同じ平面上に房室弁が存在する．
- 心内膜床欠損の形態では共通房室弁口とも呼ばれる（p.231参照）．
- 関連病変：
  - 僧帽弁裂隙
  - 大動脈弁下狭窄
  - 重複僧帽弁口
  - 大動脈縮窄
  - 動脈管開存，ファロー四徴症

断層像（中部食道四腔断面像）
- 房室弁上部の心房中隔に欠損孔が観察できる．
- 両房室弁の高さが同じである．
- 欠損孔の最大径を，断層像とカラードプラで計測する．
- 右房，右室，肺動脈の拡大が観察される．

カラードプラ
- 乱流（欠損孔が小さい場合）または層流（欠損孔が大きい場合）が観察される．
  - 通常，欠損孔を通過する血流は左右短絡であるが右左短絡あるいは両方向性の場合がある．
- 房室弁逆流の観察：僧帽弁逆流及び三尖弁逆流

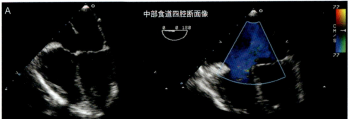

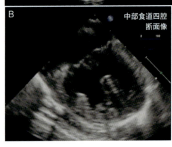

(A) 中部食道四腔断面像のカラードプラで，房室弁上部の心房中隔に欠損孔が認められ，両房室弁は心室中隔の同じ高さに位置している．高いナイキスト限界（77 cm/s）にもかかわらず，青色の層流血流であり，欠損孔が大きい一次孔型ASDが示唆される．VSDは認められない．

(B) 中部食道四腔断面像で，一次孔型ASDとVSDを伴う完全型房室中隔欠損が認められる．共通房室弁が存在する（p.231参照）．

外科医に伝えるべきこと	
人工心肺前 ● ASDの型（VSDの有無） ● 欠損孔の数：位置，大きさ ● ドプラ所見：血流方向 ● 右室の大きさと機能 ● 右房/肺動脈の大きさ ● 三尖弁逆流ジェットに基づいて算出された右室収縮期圧 ● 房室弁：型，機能 ● Septal chordae（心室中隔から起始する腱索）：左室流出路狭窄 ● 僧帽弁逆流 ● 関連病変の有無	人工心肺離脱後 ● 遺残短絡の有無 ● 右室機能 ● 右室収縮期圧 ● 遺残共通房室弁逆流/狭窄の有無 ● 左室流出路狭窄の有無

房室中隔欠損

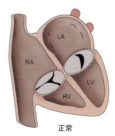
正常

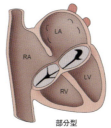
部分型

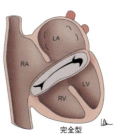
完全型

房室中隔欠損（AVSD）
- AVSD は，"共通房室弁口"あるいは心内膜床欠損とも呼ばれる．
- この病態は，心房中隔と心室中隔及び房室弁病変の広範囲に及ぶ．
  - 完全型：単一の弁輪，共通房室弁，一次孔型 ASD，流入部型（inlet）VSD
  - 不完全型：単一の弁輪，2 つの房室弁口，一次孔型 ASD，流入部型 VSD
  - 部分型：2 つの弁輪，左側房室弁裂隙，一次孔型 ASD
- 関連病変：ファロー四徴症，両大血管右室起始（DORV），TAPVD，PAPVD，肺動脈閉鎖

共通房室弁
- 2 つの弁口をもつ共通房室弁輪である．正常な僧帽弁前尖と三尖弁中隔尖は存在せず，2 つの結合した異様な形態の弁尖（共通前尖及び後尖）が弁口を覆う．
- "裂隙（cleft）"は右側房室弁（三尖弁測）と左側房室弁（僧帽弁測）の間に位置する共通前後尖の中隔側付着部をまたぐ線上に位置する．
- 腱索は，心室中隔から弁尖に直接付着する場合が多い．これらの腱索は，中部食道五腔断面像及び中部食道大動脈弁長軸像で観察できる．カラードプラで，左室流出路に乱流血流が観察されることがある．

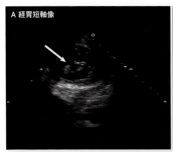

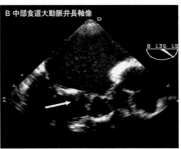

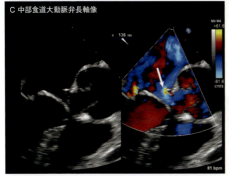

部分型 AVSD の例．（A）経胃心基部像で左側房室弁にスリット上の裂隙が認められる（矢印）．（B）中部食道大動脈弁長軸像で心室中隔基部から弁尖組織に起始する異常腱索が観察できる．（C）中部食道大動脈弁長軸像で心室中隔に付着する異常腱索と左側房室弁の裂隙が観察できる．カラードプラで裂隙から発生する偏心性ジェット（矢印）と弁接合部から発生するジェットが認められる．

静脈洞型心房中隔欠損

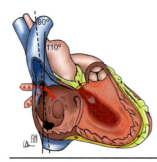

静脈洞型心房中隔欠損
- 心房中隔組織に欠損がないため,真の ASD には含まれない(頻度:8%).
- 欠損孔は,上下大静脈と右肺静脈の静脈洞壁に存在する.
- PAPVD(右肺静脈)を合併する場合がある.
  - 上大静脈型(上位欠損):右上肺静脈,右下肺静脈
  - 下大静脈型(下位欠損):右下肺静脈

修正上下大静脈像(109°)で上下大静脈に"切れ目"が観察される.(A)右肺動脈が描出される像で左房,上大静脈,右房の間に上大静脈型欠損が描出されている.(B)肝臓方向にプローブを進めることで,下大静脈型欠損が描出されている.欠損孔が計測可能である(矢印).この2症例のカラードプラでは,大きな欠損孔を通過する青色の層流血流(左右短絡)が描出されている.

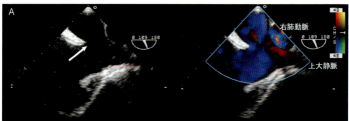

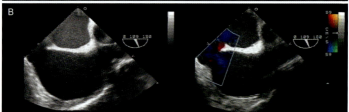

右上肺静脈の **PAPVD** は,上大静脈型の静脈洞型 ASD で見られる場合がある.(C)上大静脈の tear drop サインが中部食道修正上行大動脈短軸像で描出されている.カラードプラで右上肺静脈から上大静脈に流入する血流が見られる.(D)カラードプラで左房,上大静脈,右房の合流部に流入する右上肺静脈(赤色)の血流と左房から右房に流入する血流(青色)が描出されている.(E)修復後,右上肺静脈(矢印)は左房に,上大静脈の血流が右房に流入している.

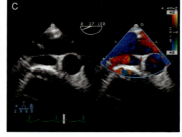

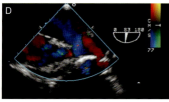

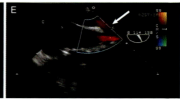

冠静脈洞心房中隔欠損

233

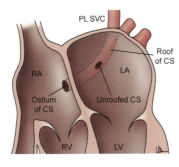

冠静脈洞心房中隔欠損
- 心房中隔は正常である場合が多いため，真の ASD には含まれない．
- 冠静脈洞壁と左房の間に欠損孔が存在することから，unroofed CS（coronary sinus）と呼ばれる．
- unroofed CS には，4 つのサブタイプが存在する．
- 冠静脈洞から左房へ直接還流する血流が認められる．
- 冠静脈洞を介して左房から右房へ血流が流入する場合がある（心房間短絡）．
- 心房間短絡疾患では最も稀である（2%）．
- 関連病変：- 左上大静脈遺残（PLSVC）
  - 二次孔型 ASD

　冠静脈洞 ASD は冠静脈洞と左房の間が交通する稀な疾患であり，4 つのサブタイプが存在する．卵円窩が正常である場合と，二次孔型 ASD が認められる場合がある．左上大静脈が冠静脈洞に異常還流するケースでは（p.262 参照），冠静脈洞の拡大が見られる．
　TEE による冠静脈洞 ASD の描出は難しく，修正像を必要とする場合が多い．（A）修正三尖弁像で心房中隔の後下側に冠静脈洞 ASD（矢印）が描出されている．カラードプラ（ナイキスト限界 19.3 cm/s）で冠静脈洞から左房と右房に還流する血流が描出されている．（B）正常の修正三尖弁像と比較して，所見の違いを確認する．（C，D）中部食道二腔断面像で，拡大した冠静脈洞（矢印）の壁に大きな欠損孔を認める．カラードプラで左房内の酸素化されている血液に酸素化されていない血流が流れ込んでいる様子が描出されている．

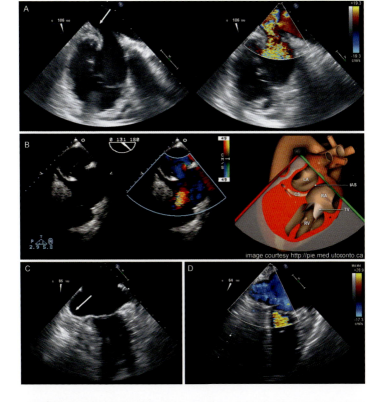

心室中隔欠損の概要

分類

VSD は文字通り，心室中隔組織の欠損である．いくつかの分類法と命名法が存在するが，それらの分類法はオーバーラップする部分が多い．VSD は単独病変の場合もあれば，複雑心奇形に合併して見られることもある．

- 膜性部（perimembranous）型〔70%, conoventricular, infracristal（室上稜下部）〕：大動脈弁下部で三尖弁中隔尖付近に欠損が起こる．単独病変で欠損孔は小さい場合が多い．
- 筋性部（muscular）型（20%）：心室中隔筋性部のどの位置にも起こりうる．欠損孔の全周が心室中隔の心筋組織に囲まれている．欠損孔の大きさは様々で，多発する場合がある．
- 流入部（inlet）型（5%, A-V canal）：膜性部心室中隔の後側で三尖弁と僧帽弁の間に位置する．一次孔型 ASD，房室弁異常もしくは共通房室弁口に関連する．
- 流出路（outlet）型〔5 %, supracristal（室上稜上部），subarterial（大動脈下），infundibular（漏斗部），conal（円錐部），subpulmonary（肺動脈下），doubly committed（両半月弁下）〕：分界稜よりも頭側，膜性部中隔より前側で，大動脈弁及び肺動脈弁の下部の右室流出路に発生する．単独病変が多い．

断層像

- 断層像での特徴（次表参照）心室中隔の描出は TEE よりも TTE の方が優れている．
- 型，部位，欠損孔の大きさ
- 容量負荷，左心系及び肺動脈の拡大が認められる．
  - 左室の大きさと機能（次表参照）　　− 肺動脈拡大と肺高血圧の有無
- 血流の大部分が収縮期に右室流出路（及び肺動脈）に流れるため，右室拡大は通常軽度である．肺動脈圧の上昇または大きな欠損孔では圧負荷の上昇で右室肥大が見られる．
- "windsock（吹き流し）"様の所見を呈する心室中隔瘤が見られる場合がある（p.237 参照）．
- 関連病変：PDA（6%），大動脈縮窄（5–10%）

ドプラ評価

- 短絡部位の同定にカラードプラが有用である．
- 連続波ドプラで心室間の収縮期最大圧較差を計測することにより，欠損孔の大きさ（次表参照）や短絡の方向（左→右，右→左，両方向性）が分類できる．
- 欠損孔通過血流及び収縮期血圧（SBP），あるいは三尖弁逆流ジェット（TR jet）から，右室収縮期圧（RVSP）が推定可能である．
  RVSP＝SBP−欠損孔での最大圧較差
  RVSP＝4（TR jet vel）^{2}＋右房圧
- シャント率 Qp/Qs（p.61 参照）

中部食道右室流入流出路像

手術適応

- 自覚症状の存在
- 薬物治療に反応しない慢性心不全状態
- 左室容量負荷所見の存在
- 左室機能の低下
- Qp/Qs≧2
- 心内膜炎の合併
- 大動脈弁逆流の合併
- 合併心奇形の存在

VSD	収縮期最大圧較差（mmHg）	左房/左室拡大	肺動脈圧
小さな欠損孔	>75	なし	正常
中等度の欠損孔	25–75	↑	↑
大きな欠損孔	<25	↑↑	↑↑

VSD の分類	断層法での特徴/描出に適した断面像	ドプラ法
筋性部型：Muscular	断層像のみでは描出が困難な場合が多い．カラードプラ中部食道四腔断面像，中部食道長軸像，経胃短軸像	カラー 左右短絡では右室側で乱流血流が観察される．
流入部型：Inlet （三尖弁中隔尖の後側）	僧帽弁と三尖弁が弁輪部の同じ高さに付着する．中部食道四腔断面像	
膜性部型：Perimembranous （三尖弁前尖・中隔尖付近） （大動脈弁右冠尖・無冠尖付近）	欠損孔が大動脈弁下部の左室流出路に位置する．流入部，流出部，筋性部に欠損孔が伸展する場合がある．中部食道右室流入流出路像，五腔断面像，大動脈弁長軸像あるいは短軸像	スペクトル 連続波ドプラで収縮期に観察される流速の速い左右短絡血流
流出路型：Outlet （肺動脈弁下部）	大動脈弁（冠尖）の逸脱及び逆流．中部食道右室流入流出路像，大動脈弁長軸像	

心室中隔欠損の TEE 画像

外科医に伝えるべきこと	
人工心肺前 ● 欠損の位置（型），数，大きさ ● 短絡の方向 ● 短絡率（Qp/Qs） ● VSDの収縮期最大圧較差 ● 関連所見 　− 右室肥大，左房拡大，肺動脈収縮期圧 ● 心室機能（右室，左室） ● 関連病変 　− 複合心奇形の有無 　− 大動脈弁冠尖の逸脱/逆流の有無 　− Subaortic membrane	人工心肺離脱後 ● 遺残短絡 ● 心室機能（右室，左室） ● 房室弁逆流の有無 ● 大動脈弁逆流の程度 ● 三尖弁逆流ジェットから推定した右室収縮期圧

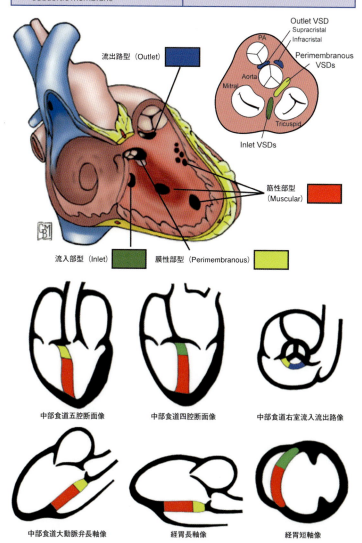

膜性部＋流入部心室中隔欠損：（A）中部食道四腔断面像で僧帽弁と三尖弁が同じ高さに観察されるため，心内膜床欠損が示唆される．（B）中部食道右室流入流出路像 及び（C）大動脈弁長軸像で，カラードプラで VSD を通過して右室流出路に流入する（左心系から右心系に流入する），左→右短絡の乱流血流が描出されている．（D）経胃短軸像で，心室中隔の後部に流入血流が描出されている．

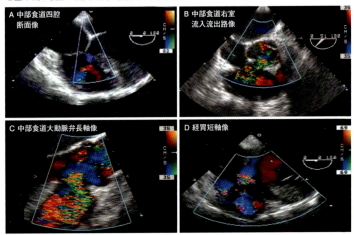

膜性部＋流出部心室中隔欠損：（A）中部食道五腔断面像で，心室中隔に欠損部（矢印）が描出されている．（B）カラードプラで VSD を通過する乱流の左→右短絡血流が描出されている．（C）中部食道右室流入流出路 及び（D）大動脈弁長軸像のカラードプラで，右室流出路の肺動脈弁下部に左室から右室への短絡血流が描出されている．（E，F）中部食道四腔断面像で大きな筋性部 VSD が描出されている．

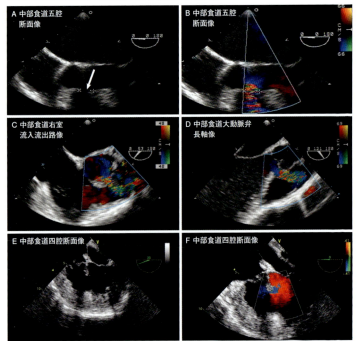

心室中隔欠損の TEE 画像

（A，B）中部食道四腔断面像及び大動脈弁長軸像で観察される心室中隔膜性部瘤．VSDとの関連が示唆されているが，本症例では VSD は認めなかった．（C）大動脈弁下 VSD による大動脈弁冠尖逸脱の断層像とカラードプラ画像（拡張期）

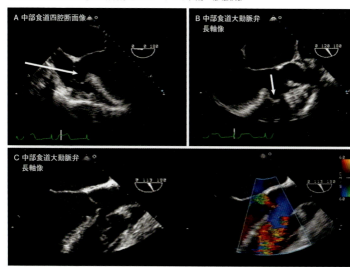

心室中隔欠損孔通過血流のドプラ像

経胃二腔断面像で膜性部 VSD の連続波ドプラスペクトルが描出できる．乱流は小さな欠損孔を示唆し，連続波ドプラで収縮期最大圧較差 64mmHg を呈する左室から右室への速い収縮期血流が表示されている．大きな欠損孔である場合，カラードプラで層流血流となり，収縮期及び拡張期の両時相でドプラスペクトル波形が描出される．

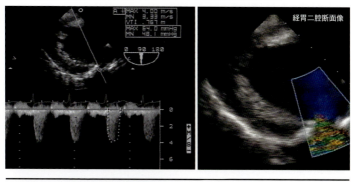

ジャーボード欠損 (Gerbode Defect)

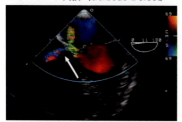

- 先天性：稀な型の AVSD
- 後天性：僧帽弁手術後に見られることがある．
- 左室→右房の直接短絡
- 三尖弁及び僧帽弁間の房室中隔上部の欠損
- 連続波ドプラで高い収縮期圧較差が認められる乱流血流（矢印）
- 膜様部 VSD（左室→右室）及び三尖弁逆流との鑑別が必要

ファロー四徴症
① 右室流出路狭窄（漏斗部）　③ 大動脈騎乗
② 右室肥大　　　　　　　　④ 心室中隔欠損（欠損孔の大きい）

関連する病態
- ASD（ファロー五徴）（25%）
- 右側大動脈弓（25%）
- 肺動脈閉鎖（10%），p.240参照
- VSDがもう一つあいていないか検索する（ダウン症候群）
- 冠動脈異常（10%）
- 体静脈還流異常，PLSVC
- 左室流出路狭窄
- 大動脈弁逆流を伴う弁輪拡大（75%）

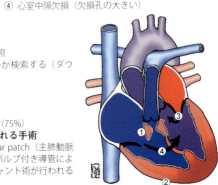

ファロー四徴症に対して行われる手術
幼少期に行われるtransannular patch（主肺動脈–右室流出路切開法）あるいはバルブ付き導管による根治術に先立って，姑息的シャント術が行われる場合がある．

- 姑息的シャント術：Blalock-Taussig手術，Watterson手術，Pott's手術
- VSD閉鎖術
- 右室流出路及び肺動脈弁修復：transannular patch法，肺動脈弁–弁形成または弁置換

再手術
成人期に再手術となる患者の多くは，右室拡大や右心機能不全による肺動脈弁逆流，右室流出路狭窄（筋性肥大），あるいはVSD修復後の小さな遺残短絡である．

断層像
- 大動脈騎乗，両心室から大動脈が起始する．
  - 大動脈が左室の少なくとも50%以上から起始していることが，ファロー四徴症の定義である．
- VSD：大動脈弁下/膜性部欠損．欠損孔が大きいと右室の容量負荷となる．
- 右室肥大，右室機能低下，右室流出路筋性狭窄による動的閉塞
- 肺動脈弁狭窄（二尖弁，ドーミング），弁輪径の確認（拡大があれば肺動脈弁逆流が起こる）
- 主肺動脈の大きさと分枝の確認（低形成の場合あり）
- 大動脈弁逆流を伴う大動脈弁輪及び基部の拡大
- ASDを伴う場合や，冠動脈異常が見られる場合がある（右冠動脈から左前下行枝が起始し右室流出路を横断，など）

ドプラ像
- 右室流出路狭窄：
  - 狭窄部の流速上昇及び乱流血流の観察（弁性，弁下，弁上）
  - カラー及びパルスドプラによる狭窄部の同定
  - 連続波ドプラによる収縮期最大圧較差（>80mmHgとなる）の推定
- 肺動脈弁狭窄：経肺動脈弁収縮期最大圧較差及び平均圧較差
- VSDの圧較差（欠損孔が大きい場合には圧較差は低い），パッチ閉鎖後は遺残短絡の確認

外科医に伝えるべきこと	
人工心肺前 - VSD，右室流出路狭窄の部位，大動脈騎乗，右室肥大 - 再手術の場合 　- 肺動脈弁の状態（狭窄/逆流の重症度） 　- VSDの遺残短絡 　- 右室流出路狭窄 - 右室の大きさと機能，肺動脈弁逆流による右室流出路の瘤化 - 三尖弁逆流の重症度と修復の必要性 - 大動脈弁逆流の有無 - 左室機能 - 冠動脈の起始異常の有無 - 肺動脈のサイズ 　- 末梢性肺動脈狭窄の有無	**人工心肺離脱後** - VSDの遺残短絡 - 肺動脈弁の機能（人工弁） 　- 弁周囲逆流 　- 圧較差 - 右室の大きさと機能 - 右室流出路狭窄の遺残 - 三尖弁逆流の重症度 - 推定右室収縮期圧 - 冠動脈血流 - 左室機能及び局所壁運動

ファロー四徴症のTEE画像

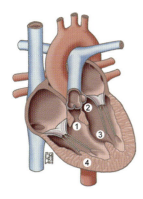

成人ファロー四徴症患者のTEEで観察すべき所見は，過去に行われた外科的介入によって異なる．ファロー四徴症患者が外科的介入を受けずに成人期に達するのは稀であり，40歳を迎えることができるのは約3％である．ファロー四徴症の4つの特徴は複数のTEE断面像を用いて比較的容易に同定することができる．

① 右室流出路狭窄（漏斗部）
② 大動脈騎乗
③ VSD（欠損孔の大きい）
④ 右室肥大

多くの患者が，自己弁あるいは人工弁の肺動脈弁逆流によって右室拡大や機能低下を起こし，再手術となる．ファロー四徴症の患者は冠動脈起始異常を有する場合があり，外科医は肺動脈弁置換術中の冠動脈血流維持に注意する必要がある．

未治療（外科的介入を受けなかった）のファロー四徴症

（A–D）成人期まで外科的介入を受けなかった患者のTEE画像である．（A）中部食道四腔断面像で，肺動脈弁狭窄あるいは右室流出路狭窄による右室肥大が認められている．自由壁厚は5mmより厚く，右室内腔も小さい．右室収縮能は通常保たれる．（B）中部食道右室流入流出路像で，筋性肥大及び流出路中隔の前方頭側への偏位によって狭窄した右室流出路が描出されている．カラードプラでは，右室流出路の乱流血流が描出されている．外科手術では，右室流出路血流を改善させるために，肥大部の切除が行われた．（C）肺動脈弁狭窄または逆流が疑われる．肺動脈弁の形態は，ドプラと血流方向が一致する中部食道右室流入流出路像あるいは上部食道大動脈弓短軸像で最もよく観察できる．（D）中部食道大動脈弁長軸像で欠損孔の大きいVSD（矢印）と大動脈騎乗が認められている．VSDに対してパッチ閉鎖術が行われた．

ファロー四徴症の再手術

（E）過去にVSDに対してパッチ閉鎖術が行われた症例．音響陰影を伴わない明瞭で高輝度な部位として，VSD閉鎖パッチ（矢印）が描出されている．遺残短絡の検出にはカラードプラが有用である．大動脈騎乗が認められている．

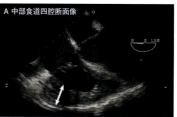

A 中部食道四腔断面像

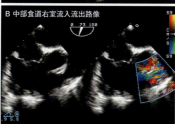

B 中部食道右室流入流出路像

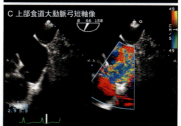

C 上部食道大動脈弓短軸像

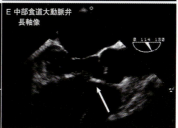

D 中部食道大動脈弁長軸像

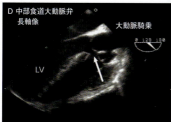

E 中部食道大動脈弁長軸像

心室中隔欠損を伴う肺動脈閉鎖

この病態では，右室と肺動脈の連続性が欠如することから，最重症型のファロー四徴症とも呼ばれている．肺動脈への血液流入路には多くのバリエーションがあるため，外科手術時に問題となる場合がある．左右の肺動脈の交通に問題がないことを，"confluent（交通性）"と表現する．逆に，左右の連続性が欠如しているケースは，"non-confluent（非交通性）"と呼ばれる．右室と三尖弁が発達している場合，ラステリ手術（p.241参照）が考慮される．

❶ 肺動脈閉鎖
❷ 壁厚の薄い右室
❸ ASD
❹ PDA
❺ VSD

断層像
- 大動脈騎乗，VSD
- 中部食道大動脈弁長軸像での右室肥大
- VSD：大きな欠損孔，大動脈弁下/膜様部
- 肺動脈弁の欠損
- 大きな大動脈弁と大動脈基部
- 肺動脈主幹部と分枝の確認（低形成）
- ASD，冠動脈起始異常（右冠動脈から左前下行枝が起始し右室流出路を横断する，など）を合併する場合がある．

カラー/スペクトルドプラ
- VSDの圧較差（欠損孔が大きい場合には圧較差は低い），パッチ閉鎖術後では遺残短絡の確認
- 大動脈弁逆流の有無

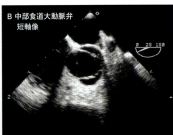

（A）中部食道四腔断面像で欠損孔の大きなVSDが描出されている．（B）中部食道大動脈弁短軸像で，右室流出路及び肺動脈弁が画面上に描出されていない．（C）中部食道大動脈弁長軸像とカラー画像で，大動脈騎乗と，大きなVSDを通過し大動脈内に流入する層流血流が認められている．

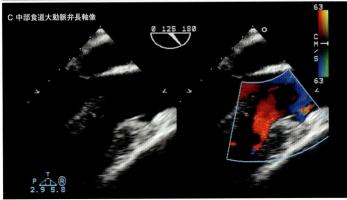

ラステリ手術

ラステリ手術は，弁付き導管を用いて右室と肺動脈をつなぐ手術であり，次の患者群に適応がある．
- D型（右旋性）大血管転位
- 大動脈騎乗（ファロー四徴症）
- VSDを有する両大血管右室起始症（DORV）
- 右室流出路狭窄：肺動脈閉鎖，肺動脈弁狭窄，肺動脈弁下狭窄

通常，ラステリ手術では，VSDあるいはASDを閉鎖（欠損孔が存在する場合）し，右室-肺動脈の血流再建と左室-大動脈間の血流正常化を行う．弁狭窄あるいは弁逆流による導管機能不全が認められた場合，再手術が必要となる．

（A）導管は上部食道像で明瞭に描出される．
（B）導管は右室前壁から起始するため，経胃像でも描出しやすい．どちらの断面像もドプラ解析に適している．

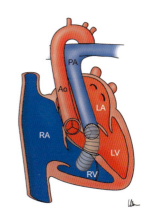

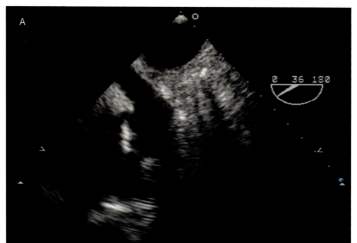

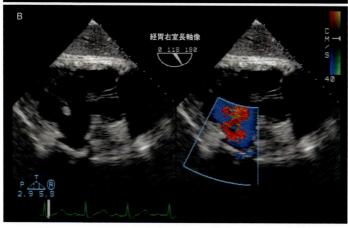

経胃右室長軸像

完全大血管転位（D-TGA）

肺動脈が左室から起始し，前方に位置する冠動脈を有する大動脈が右室から起始する．体静脈血は右房に流入したのち，右室から大動脈へと還流する．肺静脈血は左房に流入したのち，左室から肺動脈へと還流する．従って，2つの並列循環 – 1つ目は酸素分圧の低い血液（青）が体循環から体循環へ，2つ目は酸素化された血液（赤）が肺循環から肺循環へ – が形成されている．患者が生存するには ASD，VSD，もしくは PDA が必要となる．心房，心室及び房室弁は全て正常に位置する．

正常	完全大血管転位（D-TGA）
大血管は交差する． 1. 大動脈は，大動脈弁と冠動脈を有する形態学的左室から起始する． 2. 肺動脈は，筋性漏斗部を有する形態学的右室から起始する．	大血管は平行に位置する． 1. 大動脈は，筋性漏斗部，大動脈弁及び冠動脈を有する解剖学的右室から起始する． 2. 肺動脈は解剖学的左室から起始し，肺動脈弁は僧帽弁と線維性連続がある．
三尖弁を有する右室が肺循環を担う． 僧帽弁を有する左室が体循環を担う．	三尖弁を有する右室が体循環を担う 僧帽弁を有する左室が肺循環を担う．

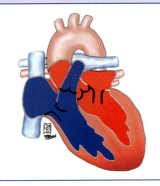 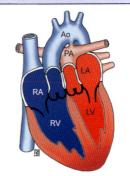

関連病変
- ASD（欠損孔の大きさが生存に重要である）
- VSD（40%），様々な型が存在し，多発性の場合もある．
- PDA
- 左室/右室流出路狭窄
- 肺動脈狭窄
- 肺動脈弁あるいは大動脈弁狭窄
- 房室弁異常
- 冠動脈走行異常
- 大動脈弓の異常（縮窄，離断）

断層像
- 平行する大血管，"double barreled（二連式の銃の意味である）"
- 体循環を担う心室（形態学的右室）の大きさ及び機能
  - 拡大及び肥大所見
- 肺循環を担う心室（形態学的左室）の大きさ及び機能
  - 右室より小さく，バナナ型，心室中隔の左室側への突出
- 鑑別診断
  - 心室中隔の左室流出路への突出による左室流出路狭窄
  - SAM
  - 肺動脈弁（体循環を担う弁）の早期閉鎖

カラードプラ
- 房室弁逆流（僧帽弁逆流，三尖弁逆流）
- 肺循環を担う心室の房室弁逆流（僧帽弁逆流）による肺動脈圧推定
- バッフルリーク（隔壁からのリーク：p.245 参照）
- バッフル狭窄

完全大血管転位（D-TGA）

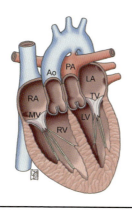

過去に行われた外科的介入によって，成人期を迎えた完全大血管転位（D-TGA）患者のTEEで観察するべき所見は異なる．
- 1960年代に手術を受けた患者の大多数は，人工バッフルを用いたMustard手術あるいは自己心房中隔組織を用いたSenning手術（p.244参照）による心房内血流転換術が施行されていて，再手術となる可能性がある．
- 1990年代初頭から，大動脈スイッチ術（Jatene手術）が選択肢として登場した．この手術では肺動脈と大動脈（冠動脈を含めた）が本来起始する心室に接続するようにスイッチされる．

（A）**中部食道四腔断面像**：三尖弁を有し，体循環を担う心室は右室である（モデレータバンドが観察される）．僧帽弁を有し，肺循環を担う心室は左室である．この患者はMustard手術後であり，バッフルのため通常の中部食道四腔断面像が描出できない．

（B）**中部食道右室流入流出路像**：肺動脈弁（二尖弁）が中央に，大動脈弁が通常と逆の前方に位置している．両弁とも短軸像が同一平面上で観察されることに注意する．

（C）**中部食道大動脈弁長軸像**：大動脈弓が前方の心室（右室）から，分岐を有する肺動脈が後方の心室（左室）から起始している．心室は正常に整列しているが，左室は画面中央の肺動脈に連続しており，肺循環を担う心室として機能している．

（D）**上部食道大動脈弓長軸像**：大動脈及び肺動脈は平行に位置し，"double barreled"と呼ばれる．この断面像では，通常の肺動脈が長軸像，大動脈が短軸像で描出される交差像ではなく，両大血管は長軸像で描出されることが特徴である．

（E）**修正経胃像**：この断面では心室-大動脈間の連続性が最も明瞭となり，肺動脈が左室から，大動脈が右室から起始する所見が観察される．大血管は平行に，心室は正常に整列することに留意する．この断面と90°走査角を回転させた中部食道大動脈弁長軸像を比較するとよい．

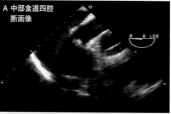

A 中部食道四腔断面像

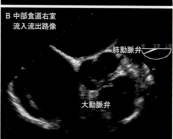

B 中部食道右室流入流出路像

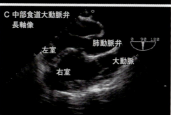

C 中部食道大動脈弁長軸像

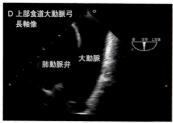

D 上部食道大動脈弓長軸像

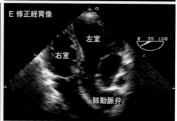

E 修正経胃像

Mustard 手術

心房内血流転換術（Mustard もしくは Senning）はバッフル（隔壁）で新たな心房中隔を形成し，両心室に流入する血流を心房内で転換させる手術である．次図は心房中隔を切り取ったものである；冠静脈洞は左房に流入する．心膜パッチは肺静脈から流入する血液が体循環に駆出されるように縫合される．その結果，肺静脈からの血液は三尖弁→右室→大動脈へと循環する．上大静脈，下大静脈，冠静脈洞から流入する血液は肺循環に駆出されるように縫合される．その結果，体静脈血は僧帽弁→左室→肺動脈へと循環する．

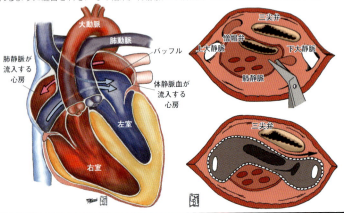

Mustard 手術の TEE 画像

- 中部食道四腔断面像を描出し，心腔とその機能を観察する．
- 各心腔への流入血流は，プローブ操作によってその連続性を確認しながら同定する．
- 体循環を担う心室には，左右の肺静脈からの血液が還流する．
  - 左上肺静脈：通常は，静脈系（肺循環を担う）心房の上部に位置する．
  - 右上肺静脈：シャフトを右回転させることで体循環を担う心房への流入部が描出できる．
- 肺循環を担う心室には，静脈系心房からの血液が流入する（上下大静脈血流の流入）
  - 下大静脈：中部食道四腔断面像からプローブを前進させることで，肝静脈，下大静脈-心房接合部が描出できる．
  - 上大静脈：修正中部食道三尖弁像（138°）で上大静脈-心房接合部が描出されており，ペースメーカーワイヤ（矢印）が僧帽弁を通過している．

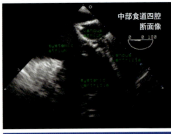
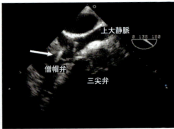

外科医に伝えるべきこと	
人工心肺前 ● 解剖学的所見 　- 平行に位置する大血管 　- 同一平面上に描出される半月弁 　- より心尖部に位置する三尖弁 ● ASD, VSD：位置，大きさ，短絡量 ● 心室サイズ，機能 ● 房室弁と大動脈弁機能 ● 冠動脈の状態	人工心肺離脱後 ● 体循環を担う心室（右室）のサイズ，機能 ● 房室弁（特に体循環を担う三尖弁）の評価 ● バッフル狭窄の有無 　- カラードプラ 　- スペクトルドプラ 　- コントラスト造影法 ● 僧帽弁逆流ジェットから推定される肺動脈収縮期圧 ● 左室流出路狭窄の除外

Mustard 手術

245

- 2つのバッフルは同一画面で観察できないため、TEEプローブを前進及び後退させて観察する。
- バッフル内の血流は通常、次のように観察される：
  - 低い血流　　- 位相のある血流　　- 呼吸性変動
- バッフル狭窄が存在する場合、呼吸性変動がなく、位相のない、速い血流が認められる。
- バッフルリークの診断は容易ではないが、バッフル隔壁を通過するカラー血流が観察される場合があり、生理食塩液を用いたコントラスト法で確認することができる。

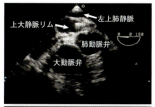

体静脈血が還流するバッフル（Systemic Venous Baffle）

このバッフルには上大静脈及び下大静脈からの体静脈血が流入し、形態学的左室から肺動脈及び肺に還流する。上大静脈は肺循環を担うバッフルの上縁を形成し、中部食道四腔断面像で観察できる。このバッフルは画面中央に描出され、ペースメーカーワイヤあるいはカテーテル類の挿入が認められるため、同定が比較的容易である。下大静脈は肺循環を担うバッフルの下縁を形成し、中部食道像のやや下部寄りの、肝臓付近の胃食道接合部で描出される。

狭窄は上大静脈と右房の接合部で発生することが多く、上大静脈の拡大が認められる。
- カラードプラでは呼吸性変動のない連続性乱流が認められる。
- パルスドプラでは連続性（位相のない）血流が認められる。
  流速＞1.2m/s で疑わしく、流速＞1.5 m/s で確定的である。
- 上肢の静脈から造影剤を注入し、下大静脈造影
  - 狭窄なし：頭側から心房内が造影され、下大静脈は造影されない。
  - 部分狭窄：上大静脈は正常に造影されるが、下大静脈は側副血行により段階的に造影される。
  - 完全閉塞：上大静脈は側副血行のみによって狭窄部より先が造影剤で満たされる。

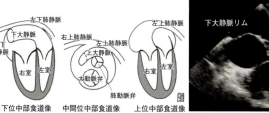

肺静脈血が還流するバッフル（Pulmonary Venous Baffle）

このバッフルには肺静脈からの酸素化された血液が還流し、形態学的右室から大動脈に駆出される。通常、左上肺静脈は走査角 0–60°で上大静脈バッフルの上側（後方）に描出される（上位中部食道像）。また、右上下肺静脈は走査角 0–30°で描出される。

通常、狭窄はバッフル中部、あるいは肺静脈そのものに起こる。
- カラードプラおける低流速の乱流所見だけでは鑑別できない。
- パルス/連続波ドプラでの所見：拡張期流速＞1.5m/s で確定的、位相のない血流（通常の肺静脈血流パターンとは異なる）

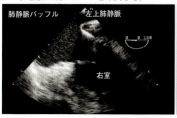
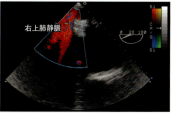

両大血管右室起始（DORV）

- この病態は心室-大動脈間の整列異常であり、2つの大血管が完全に、あるいはその大部分が右室から起始するものをいう。
- 様々な病態を含むため、分類が難しいとされている。
- 分類は、(1) VSDの位置 あるいは (2) 2つの大血管の位置関係を元に行う。
- VSDと大血管の関係が血行動態を決定し、病態を理解する助けとなる。
  - 大動脈弁下型VSD（最も多い、50%）：ファロー四徴症に類似するが、本病態では大動脈弁-僧帽弁の連続性がない。心室中隔の整列異常がある。VSDパッチ閉鎖術が行われる。
  - 肺動脈弁下型VSD（タウシッヒ・ビング奇形、30%）：VSDを伴う大血管転位と類似する病態（肺動脈の50%以上が左室から起始）で、血液が左室-肺動脈、右室-大動脈と流れる傾向にある。心室中隔の整列異常がある。大動脈スイッチとVSD閉鎖術が行われる。
  - 両半月弁型VSD（10%）：漏斗部中隔が欠損しているため、両半月弁がVSDに隣接する。VSDパッチ閉鎖術が行われる。
  - 遠位型VSD（10%）：VSDが大血管から離れた位置に存在するため、右室内で血液が混合する。フォンタン型手術が選択される場合がある。
- 2つの大血管の位置関係：正常型（交差）、大血管転位型（平行）
- 合併疾患：房室弁異常、ASD、筋性部VSD、心室低形成、冠動脈異常、右大動脈弓

DORVの分類
VSDの部位を基準としたもの
大動脈弁下型
肺動脈弁下型
両半月弁型
遠位型
大血管の位置関係を基準としたもの
正常型（交差）
大血管転位型（平行）

深部経胃像で大動脈弁下VSD（矢印）と右室から起始する両大血管の位置関係が描出されている。上に示した模式図を反転させたもの（下図）と比較するとよい。

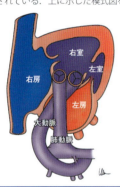
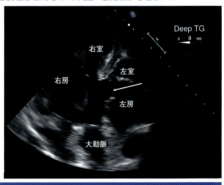

外科医に伝えるべきこと	
人工心肺前	人工心肺離脱後
●VSDの位置 　- 大血管径に比した欠損孔の大きさ 　- 短絡方向、最大圧較差 ●VSDと大血管の位置関係 　- 心室中隔の頂点から大動脈弁までの距離 ●大血管の位置関係 　- 正常型（交差）、転位型（平行） ●心室機能 ●房室弁の心室中隔への騎乗 　- 三尖弁腱索が左室に付着する ●肺動脈弁下狭窄 ●関連病変の有無	●VSDの遺残短絡 ●心室機能 ●房室弁逆流 ●大動脈弁逆流 ●導管、バッフルの状態 ●冠動脈血流

単心室症

単心室症は，心房と2つの大血管を有するが，機能的心室が1つしか存在しない病態の総称である．もう片方の心室は痕跡的心室であることが多く，発生時より心室が1つしかないというのは稀である．機能的心室は容量負荷のため，円形/球状となる場合が多い．肺血管抵抗と体血管抵抗の比が血流量に強く影響する．姑息的シャント術（ASD作成術，Blalock-Taussig手術，グレン手術）が肺動脈血流調節のために行われる．これらの患者では最終的にフォンタン循環となるのが一般的である．

> **単心室心**
> 弁閉鎖（三尖弁あるいは僧帽弁）
> 低形成心（左心低形成症候群）
> 両房室弁一心室挿入
> 共通房室弁口
> 単心室症に伴う内臓心房錯位症候群

断層像
- 中部食道像において一つの機能的心室
  - 形態：左室型，右室型，中間型
  - 心室の大きさ，機能
  - 房室弁との関係
  - 大血管との関係
- 閉鎖した房室弁（僧帽弁，三尖弁）
- ASD
- VSD
- PDA

カラー/スペクトルドプラ像
- 弁逆流/狭窄
- VSD：血流の向き，圧較差

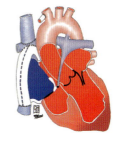

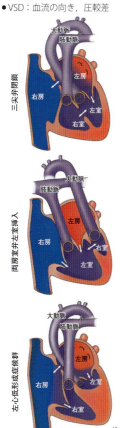

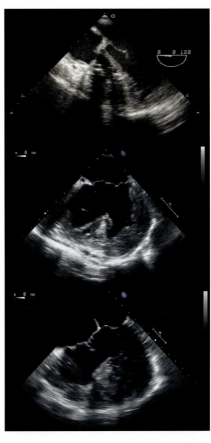

フォンタン手術

フォンタン循環では，体静脈血が下大静脈から肺動脈に直接流入する．フォンタン循環の中にポンプ機能を有する心室はない．単心室循環に対する姑息的手術である．最初の段階は，上大静脈からの血液を肺動脈に直接還流させることである．
- 古典的グレン手術：上大静脈から右肺動脈
- 両方向性グレン手術：上大静脈から肺動脈分岐部

フォンタン手術には多くの方法が存在する．
- 初期の手術では，右房に吻合していたため，右房拡大から血栓や不整脈を合併することが多かった．
- その後，心内あるいは心外に conduit（導管）が置かれるようになった．
- 現在では，患者の多くが上下大静脈血を直接肺動脈に還流する両大静脈肺動脈吻合手術（TCPC 手術）の再手術を受けている（TCPC conversion）．

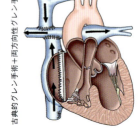

古典的グレン手術＋両方向性グレン手術

古典的フォンタン手術
(A) 右房-肺動脈の直接吻合．主肺動脈の側方に吻合
(B) 右房-肺動脈の直接吻合．主肺動脈の末端に吻合
フォンタン変法
(C) 心膜パッチを用いた右房-右室吻合
(D) Conduit（導管）を用いた右房-右室吻合（±弁）
(E) 両大静脈肺動脈吻合手術（上大静脈＋下大静脈＋右房，心内：側方トンネル法）
(F) 両大静脈肺動脈吻合手術（上大静脈＋下大静脈＋右房，心外導管法）

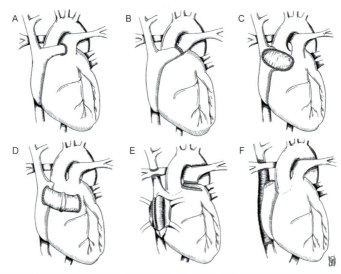

外科医に伝えるべきこと	
人工心肺前 ● 心室サイズ，機能評価 ● 心房内の遺残短絡 ● 房室弁逆流（体循環を担う） ● 肺動静脈のドプラ評価 ● フォンタン循環 　- 導管の位置 　- 流速，呼吸性変動 　- 腫瘤/血栓の有無 　- Fenestration の検討（静脈血を体循環系に流すための開窓術：failed Fontan への対応）	人工心肺離脱後 ● 導管の位置 ● 循環のドプラ評価 ● 心機能 ● 房室弁逆流

フォンタン手術のTEE画像

（A）古典的フォンタン手術である右房-肺動脈吻合の中部食道像で，もやもやエコーを伴う拡大した右房が描出されている．（B）側方トンネル法の中部食道像で，拡大した右房を横断する導管が描出されている．矢印はASDである．（C）中部食道四腔断面像で心外導管が右房の外側に観察できる．

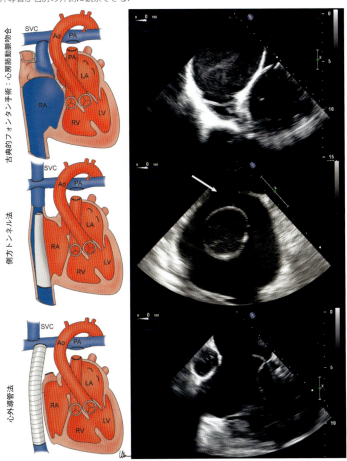

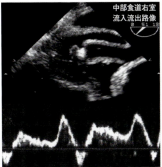

パルスドプラ計測（右房内の肺動脈 conduit）
- 流速≦1m/s
- 二相性（三相性）の血流
  - 心房収縮期の順行性血流
  - 心房拡張早期の逆行性血流
  - 低流速の順行性血流
- 呼吸性変動（＋），吸気時に血流増加

心房-肺動脈間狭窄の場合
- 流速≧1m/s
- 乱流血流
- 連続性の血流
- 呼吸性変動の消失

エプスタイン奇形

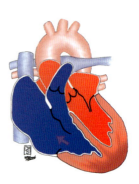

エプスタイン奇形
- 三尖弁と右室の先天性異常で，三尖弁の右室からの分離が不十分であることにより起こる．
- 中隔尖・後尖の，右室心尖部方向への偏位が認められる．機能的な三尖弁口は本来の位置よりも前尖・心尖部寄りとなる．
- 三尖弁の低形成
  - 形成異常を伴う巨大な前尖
  - 中隔尖の低形成
  - 右室壁方向への弁尖のテザリング
- 三尖弁逆流は右室の真の弁輪部より下方の機能的弁口から発生し，その重症度は様々である．
- 右房化右室（拡大），機能的右室は小さい．
- 右房拡大

合併する疾患
- ASD（50%），PFO
- L 型（左旋性）大血管転位，僧帽弁逸脱

TEE 画像（中部食道四腔断面像）
- 右房拡大
- 真の三尖弁輪の拡大
- 拡大した右房化右室＋小さな機能的右室
- 形成異常を伴う巨大化した三尖弁前尖（右室壁方向へのテザリングを呈する），穿孔していることもある．
- 下方偏位した低形成の中隔尖（僧帽弁輪から 20mm 以上もしくは 8mm/m^2 以上）

ドプラ
- カラー：三尖弁輪部の下方より発生する高度の三尖弁逆流
- スペクトルドプラ：右室収縮期圧

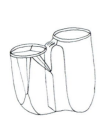
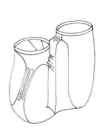
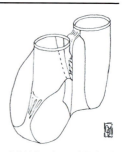

三尖弁機能不全のメカニズムは中隔尖の位置異常と前尖の病的拡大である．中隔尖は右室側の中隔壁方向にテザリング（牽引）され，前尖が大きく，帆のような形態となる．

外科手術
- 三尖弁形成の可能性は右表のスコアリングシステムで予想できる．
- 次のような手技を含む手術が困難例とされている．
  - テザリングのない巨大前尖と小さな中隔尖の接合を修復する．
  - 右房化右室を縫縮する．
  - 右房のサイズを減じる．
  - 三尖弁逆流を減少させるために三尖弁輪形成を行う．
- Cone 手術は，①右室壁から三尖弁を切離，②腱索の付着を保持，③弁を回転させ，本来の三尖弁輪に三尖弁を戻す，④三尖弁装置を円錐状（Cone の形態）に形成する手術である．

断層像での特徴	
前尖の右室壁方向への高度のテザリング	3
前尖の右室壁方向への中等度のテザリング	1
前尖の拘束性運動	2
機能的右室＜35%	2
中隔尖の欠損	1
前尖の位置異常・袋状変形	1
瘤状の右室流出路	1
右房径＞60mm/m^2	1
高度の三尖弁逸脱	1

5 点以上で三尖弁形成が困難とされ，三尖弁置換が考慮される．
出典：Shiina A, et al. Circulation 1983 ; 68 : 534-44.

エプスタイン奇形の TEE 画像

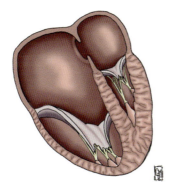

(A) エプスタイン奇形の診断には，下方偏位した三尖弁中隔尖の観察がしやすい中部食道四腔断面像を用いて，拡張期に僧帽弁輪からの距離を測定する．中隔尖は心室中隔方向へのテザリングのため下方偏位しているが，解剖学的三尖弁輪は正常の位置に存在する．機能的右室は小さく，残りの右室は心房化している．
(B) 収縮期に測定された解剖学的三尖弁輪径は著明に拡大している．高度の三尖弁逆流ジェット（矢印）が弁輪下部の機能的弁口から発生している．
(C) 拡張期中部食道長軸像で巨大な右房化右室が描出されている．心室中隔が左室流出路側に突出している．右室全体を描出するために視野深度を 18cm にしている．
(D) 中部食道右室入流入流出路像で，三尖弁中隔尖及び後弁の右室壁方向へのテザリングが認められる．
(E) 三尖弁から発生する層流の逆行性血流が認められ，右室機能不全を伴う高度の三尖弁逆流が示唆される．

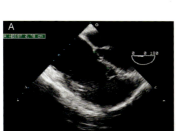

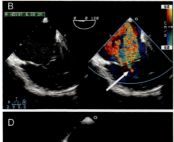

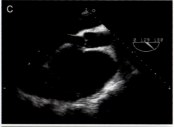

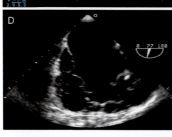

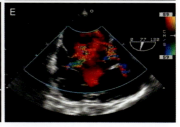

外科医に伝えるべきこと	
人工心肺前 ● 中隔尖の下方偏位 >20mm ● 前尖のテザリング ● 中隔尖の欠如 ● 右室サイズと機能 ● 右房サイズ ● 三尖弁輪径 ● 三尖弁逆流の重症度 ● 右室収縮期圧 ● 関連病変の有無	人工心肺離脱後 ● 三尖弁形成 vs. 置換 ● 三尖弁逆流の残存 ● 右室機能 ● 右室収縮期圧 ● 左室流出路狭窄 ● 収縮期前方運動の有無

修正大血管転位（L-TGA）

この病態では，形態学的左室は体静脈血が流入する心室となり，肺動脈へ血液を還流させる．一方，形態学的右室は体循環を担う左室となり，大動脈へ血液を還流させる．心房心室不一致と心室動脈不一致が存在し，"誤りの誤りは正解"となる．形態学的右室は元来，体循環を担う心室ではない．患者は三尖弁逆流を伴う右室機能不全（体循環を担う心室として機能している間は）を発症するまでは，通常無症状である．

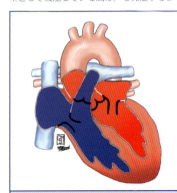
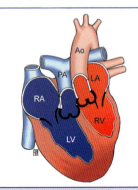

正常	修正大血管転位
1. 大血管は交差する．	1. 大血管は平行である．
2. 肺動脈は大動脈の前方に位置する．	2. 大動脈は肺動脈の前方に位置する．
3. 右室（＋三尖弁）は体静脈血が還流する心室であり，肺動脈が起始する．	3. 左室（＋僧帽弁）は体静脈血が還流する心室であり，肺動脈が起始する．
4. 左室（＋僧帽弁）は体循環を担う心室であり，大動脈が起始する．	4. 右室（＋三尖弁）は体循環を担う心室であり，大動脈が起始する．

中部食道四腔断面像で，形態学的右室が画面の右側に描出されている．三尖弁は下方偏位し，逆流を伴う場合が多い．中部食道大動脈弁短軸像で，大動脈弁及び肺動脈弁が直交せず，同一平面上に描出されている．

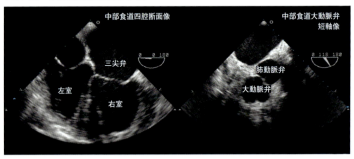

外科医に伝えるべきこと	
人工心肺前 ● 解剖 　– 平行な大血管 　– 同一平面状に描出される半月弁 　– 三尖弁輪が下方にあることにより右室を同定する． ● 房室弁機能（僧帽弁/三尖弁逆流） ● 右室収縮期圧 ● 心室機能 　– 体循環を担う（右室） 　– 肺循環を担う（左室）	人工心肺離脱後 ● 房室弁機能の評価 ● 心室機能 ● 右室収縮期圧 ● 手術手技の評価 　– 肺動脈絞扼術 　– 弁置換

三心房心

この病態では，左房が心房内隔壁により，2つの腔に分割される：
1. 肺静脈が還流する総肺静脈由来の（副）腔
2. 僧帽弁に連続する本来の左房腔

副腔と本来の左房腔の交通の大きさは様々であり，肺静脈閉塞を起こす可能性がある．

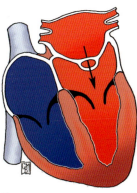

TEE画像
- 心房内隔壁は様々な断面で観察される．隔壁が左心耳近位部からクマジン稜に入り込む所見が見られる場合がある．
- 拡張期に隔壁の僧帽弁方向への運動が認められる．
- 右室肥大及び右室拡大が認められる場合がある．
- PFO，ASD，PLSVC，AVSD，PAPVD，大動脈縮窄を合併する場合がある．
- カラードプラでは，層流または乱流血流が観察される．
- パルスドプラによる圧較差計測では，平均圧較差＞10–12mmHg で確定的診断となる．

心房内隔壁は様々な断面像で観察される．中部食道二腔断面像では左心耳上部に，中部食道四腔断面像では心房中隔に付着する様子が描出されている．中部食道長軸像及び中部食道二腔断面像では，心房内隔壁のギャップと層流のカラー血流が描出されている．心房内隔壁は手術中に偶然発見され，切除されることがある．

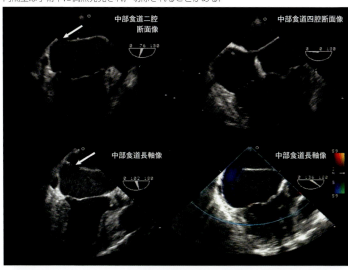

外科医に伝えるべきこと	
人工心肺前 ● 左房内隔壁 　− 複数の中部食道像で多方向から診断 ● 隔壁を通過する血流 　− カラードプラ：層流血流，乱流血流 　− パルスドプラによる平均圧較差＞10–12mmHg ● 関連病変 　− PDA，ASD，AVSD 　− PLSVC 　− PAPVD 　− 大動脈縮窄	人工心肺離脱後 ● 隔壁の消失を確認

動脈管開存

　動脈管開存（PDA）は，生後10日以降になっても肺動脈と下行大動脈つなぐ血管（胎生期の正常構造物である）が開存しているものをいう．子宮内では動脈管を血液が通過することで，肺を迂回し，胎児の全身へ血液が送られる．動脈管は生直後に自然閉鎖するのが通常である．PDAは単独で存在することは少なく，複雑心奇形に合併することが多い．未治療の場合，左右短絡により，心内膜炎のリスクとなるだけでなく，肺血流が上昇して肺高血圧や左房・左室の容量負荷となる．治療には外科的手術と経カテーテル治療がある．

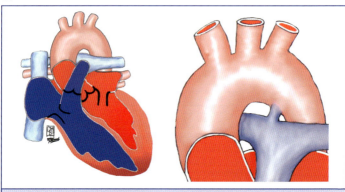

PDAの所見
1. 肺動脈と下行大動脈の交通は左鎖骨下動脈のレベルに存在する．短絡の程度は様々であるが，通常はカラーでモザイクを伴う血流が認められる．
2. 左室及び左房拡大が見られる場合が多い．
3. 肺動脈拡張を伴う場合がある．
4. 肺高血圧が存在する場合，右室が影響を受ける．
5. 右室収縮期圧から肺高血圧の程度が推定できる．

　上部食道大動脈弓短軸像とそのカラー像（ナイキスト限界48cm/s）で，大動脈から主肺動脈への乱流の短絡血流が描出されている．断層像では両血管間の交通が認められる．連続波ドプラでは，収縮期及び拡張期に高流速の連続性血流（3 m/s）が表示されている．両方向性の血流が見られた場合，高い肺動脈圧を示唆しアイゼンメンジャー化の可能性がある．

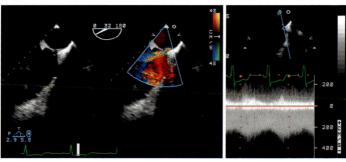

外科医に伝えるべきこと

人工心肺前	人工心肺離脱後
●肺動脈-大動脈間の交通の同定 ●カラードプラでの乱流血流 ●スペクトルドプラにおける連続性血流 ●左室及び右室のサイズ，機能 ●肺動脈のサイズ ●推定右室収縮期圧	●短絡の消失の確認 ●左室及び右室のサイズ，機能 ●推定右室収縮期圧

総動脈幹

この病態では，肺動脈と大動脈が発生する前の動脈幹が遺残している．従って，両心室は単一の共通した流出路を有し，総動脈幹基部は VSD に騎乗している．総動脈幹から肺動脈が分岐するか所によって，4つのタイプに分類される．臨床症状は，肺血管抵抗と肺動脈内の内因性狭窄の程度によって大きく異なる．

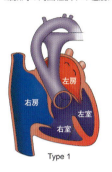
Type 1

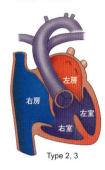
Type 2, 3

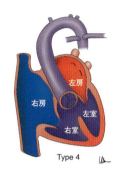
Type 4

関連病変
- 総動脈幹弁の異常
- 右大動脈弓，大動脈離断
- 冠動脈入口部異常

断層像
- 中部食道大動脈弁長軸像，経胃像における総動脈幹の描出
- 総動脈幹からの肺動脈の分岐の確認
- 総動脈幹弁（中部食道像，経胃像）の描出
- VSD：大きな欠損孔の観察
- 心室機能の評価

カラードプラ
- 弁逆流/狭窄
- 心室中隔欠損：短絡方向，圧較差

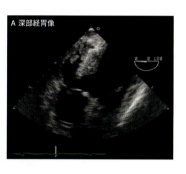
A 深部経胃像

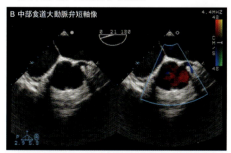
B 中部食道大動脈弁短軸像

関連病変

（A）深部経胃像で，総動脈幹弁と，心室中隔上部に存在する VSD が描出されている．

（B）中部食道大動脈弁短軸像のカラードプラ（ナイキスト限界 48 cm/s）で，単一の総動脈幹弁と左冠動脈主幹部に流入する正常な収縮期血流が描出されている．

外科医に伝えるべきこと	
人工心肺前 ●VSD：位置，大きさ，短絡方向，最大圧較差 ●単一の動脈幹，肺動脈の位置 ●総動脈幹弁：逆流/狭窄の有無 ●心室機能 　- 頻度が高い：冠動脈走行異常 　- 重篤な合併疾患：AVSD，重複大動脈弓 　- 重篤でない合併症：PLSVC, ASD, 右大動脈弓	人工心肺離脱後 ●VSD の遺残短絡 ●心室機能 　- 全体 　- 局所壁運動 ●導管，バッフル評価

Subaortic Membrane（大動脈弁下膜様組織）

- Subaortic Membrane は左室流出路に発生する線維性組織で，大動脈弁直下に見られることが多いが，さらに下方の僧帽弁前尖を巻き込む場合がある．この病態では，心室－大動脈の角度が通常よりも急峻となることで，大動脈弁と僧帽弁がより離れ，大動脈弁が心室中隔に騎乗するような形となる．膜様組織は硬く，左室流出路狭窄を起こして圧較差を発生させる場合がある．大動脈弁は膜様組織によって引き起こされた大動脈弁逆流の乱流血流によってダメージを受ける場合がある．
- 25–50% の患者で先天性心疾患の合併が見られる：VSD, PDA, 大動脈縮窄, 大動脈二尖弁, AVSD, Shone 症候群, 大動脈離断, PLSVC

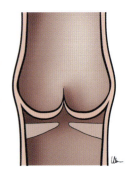

中部食道大動脈弁長軸像で，収縮期に大動脈弁下から発生する左室流出路内の乱流血流が描出されている．（**A**）断層像で左室流出路内に膜様組織が描出されている．（**B**）狭窄した左室流出路が Live 3D 正面像（en-face view）で描出されている．（**C**）僧帽弁逆流を伴う乱流血流が 3D カラーフルボリューム像で描出されている．

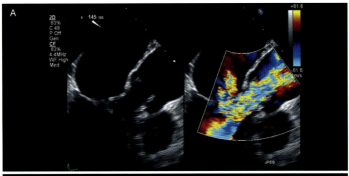

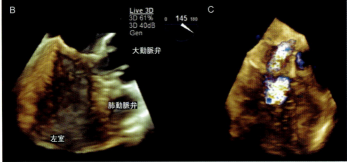

外科医に伝えるべきこと	
人工心肺前 ● 左室流出路内の膜様組織の確認 ● 乱流血流の確認（カラードプラ） ● 圧較差の計測 ● 左室サイズと機能 ● 大動脈弁の肥厚，大動脈弁逆流 ● 僧帽弁逆流 ● 関連病変の有無	人工心肺離脱後 ● 残存組織 ● 層流血流（乱流血流の消失） ● 左室流出路の圧較差の消失 ● 左室機能 ● 大動脈弁，大動脈弁逆流

Pulmonary Artery Membrane（肺動脈内膜様組織）

　肺動脈弁下狭窄は，通常，筋性肥大による動的閉塞である．右室流出路内の線維性膜様組織によるものは稀である．肺動脈弁上狭窄は，肺動脈主幹部近位部に存在する場合もあるが，一般的には肺動脈末梢側に多い．末梢性肺動脈狭窄は先天性症候群の一部（Noonan, Alagille, William 症候群），全身性炎症疾患（ベーチェット病），血栓塞栓症の一部として見られることがある．狭窄解除のために肺動脈ステントが挿入される場合がある（p.265 参照）．

(A) 中部食道右室流入流出路像で，肺動脈付近から発生する右室流出路内の乱流血流（ナイキスト限界 59cm/s）が描出されている．
(B) 経胃右室流出路像で，主肺動脈内に弁上膜様組織による乱流血流が描出されている．主肺動脈は拡張している．
(C) 経胃像のドプラ解析で，最大圧較差は 35mmHg と正確に計測されている．

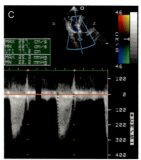

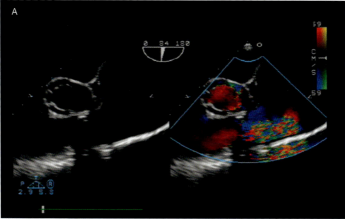

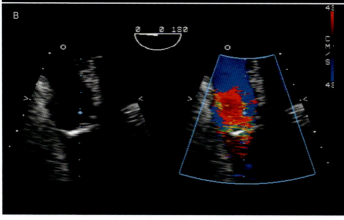

11
変異体, 人工物, アーチファクト, 腫瘤, 心内膜炎

正常変異体··260, 261
左上大静脈遺残··262
液体貯留··263
人工物··264, 265
アーチファクト··266-269
腫瘤の概要··270
腫瘍··271-275
血栓··276-279
心内膜炎··280-285

正常変異体

- 正常構造物やそれらの変異体は，病的状態と誤解され，不必要な臨床介入につながるような誤った解釈をする可能性がある．それらの画像上のピットフォールは，一般的に解剖学的構造物，エコーフリースペース，または人工物として分類される．複数の走査面での注意深い観察と変異体に関する知識により，真の病的状態と正常変異体とを鑑別することが可能である．

構造物
● 左房：クマジン稜，左心耳（反転，肉柱，複数に分葉）
● 右房：ユースタキウス弁，キアリネットワーク，分界稜，テベシウス弁，櫛状筋
● 右室：室上稜，モデレーターバンド，肉柱形成
● 左室：仮性腱索，肉柱形成
● 大動脈弁：アランチウス結節，Lambi's excrescences（ランブル疣贅）
● 心房中隔：脂肪腫様肥厚，心房中隔瘤
● 大動脈：無名静脈

エコーフリースペース	異物
● PLSVC	● カテーテル，カニューレ
● 心膜横洞	● ペースメーカーワイヤ
● 心膜斜洞	● 縫合糸
● 液体貯留	● ステント

左房（左心耳像 70°）

- 左心耳の櫛状筋（A）は，血栓と混同されることのある左心耳内の肉柱である．
- クマジン稜（B）は，左房と左上肺静脈（C）を分ける，エコー輝度の高い綿棒のような形の組織の隆起である．
- PLSVC は，拡大した冠状静脈洞に流入する（p.262 参照）．

右房

- 櫛状筋（A）は右心耳内だけでなく，右房内にも伸びている厚い筋肉束である．右房内血栓と混同されることがある．
- 心房中隔の卵円孔（B）は，心房中隔の薄い中心部にある．
- 心房中隔の脂肪腫様肥厚（C）は，心房中隔の脂肪浸潤であり，腫瘍と混同してはならない．
- 分界稜（D）は，上大静脈-右房間に位置する筋肉隆起である．
- ユースタキウス弁（E）は，下大静脈-右房間に位置する微細な糸状の束であり，胎生期には右房から卵円孔へと血液を誘導している．巨大なユースタキウス弁がある場合は，下大静脈へのカニューレ挿入が困難になる可能性がある．
- キアリネットワーク（F）は，本来は下大静脈の弁（ユースタキウス弁）と冠状静脈洞弁（テベシウス弁）になるべき，右静脈洞弁の遺残である．下大静脈，冠状静脈洞，分界稜に結合し，穴あきの網のように見える．PFO，心房中隔瘤，奇異性塞栓と関連がある．
- テベシウス弁（図なし）：冠静脈洞弁であり，冠静脈洞への血液の逆流を防止する．

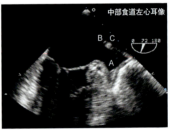

中部食道左心耳像

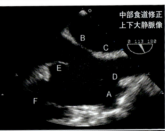

中部食道修正上下大静脈像

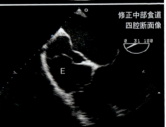

修正中部食道四腔断面像

正常変異体

右室
- 右室肉柱形成（A）は，右室にある筋性帯であり，右室肥大で著明となる．
- モデレーターバンド（B）は，心室中隔から前乳頭筋に伸びる突出した筋性帯である．モデレーターバンドは右室を左室と区別するための重要な解剖学的特徴である．
- 心外膜下脂肪組織（C）のために，右室自由壁が分厚く，血塊集のように見える可能性がある．

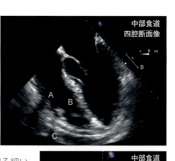

左室
- 仮性腱索（A）は，左室壁（自由壁または心室中隔）と乳頭筋の間の左室心腔を横切る細いフィラメント状の構造物である．左室心尖部にあり，僧帽弁には付着せず，複数の断面像で見られる．右室内のモデレーターバンドのように見えるかもしれない．
- 通常，乳頭筋は2つあるが，3つ以上や1つしか認められない場合もある．
- 異常腱索は，乳頭筋あるいは心室壁から発生して，僧帽弁尖に付着している可能性がある．

大動脈弁
- アランチウス結節（A）は，大動脈弁尖先端の接合部に存在する肥厚である．石灰化したり，ランブル疣贅の原因になったりする可能性がある．
- ランブル疣贅（B）は，弁尖のアランチウス結節から発生した，変性した線維束である（厚さ1mm未満，長さ1cm未満）．腫瘍や疣贅と混同しないように注意する．

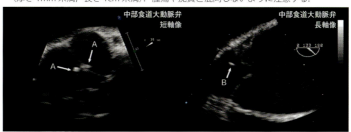

心膜
- 脂肪組織は，右室の心外膜下脂肪組織として見られることがある（上記参照）．
- 心膜横洞は，上行大動脈の後壁と左房前壁の間で構成される間隙を指す（中部食道右室流入流出路像で観察される）．囊胞状腫瘤のような外観であり，左心耳，フィブリン塊，囊胞との鑑別が必要となる．

心房中隔（p.224参照）
- 心房中隔の脂肪腫様肥厚（A）では，エコー輝度の高い「ダンベル型」の心房中隔となる．
- 心房中隔瘤（B）は，基部の径が1.0cm以上で，対側の心房への突出が1.0cm以上の場合と定義され，S字状の外観となる．

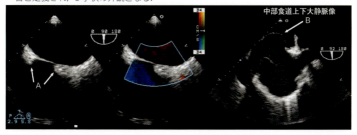

左上大静脈遺残

左上大静脈遺残（PLSVC）
- PLSVC は，左総主静脈の退化が起こらないことが原因である．
- 全人口の 0.5% に発生し，先天性心疾患患者の 10% に発生する．
- PLSVC の亜型
  - 90% は，左右共に上大静脈が存在する．
  - 稀に，右の上大静脈が欠損している．
  - 65% は，無名静脈による両上大静脈の交通が欠損している．
- 80~90%の患者で，PLSVC が冠静脈洞に流れ，そこから右房に血液が還流する．しかし，左房や肺静脈に還流する場合があり，その結果右→左シャントとなる．
- 関連する先天性心疾患：大動脈縮窄，ASD（静脈洞型），VSD，三心房心
- 逆行性の心筋保護液の投与が複雑になる．

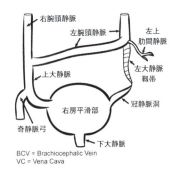

BCV = Brachiocephalic Vein
VC = Vena Cava

出典：Goyal SK, et al.
Cardiovasc Ultrasound 2008；6：50.

TEE 所見
- 2cm 以上の冠静脈洞の拡大が複数の中部食道像（四腔断面像，二腔断面像），下部食道像で観察される．
- 左上肺静脈及び左心耳の間に袋状構造物が認められる．
- カラードプラで，構造物内に血流が確認される．
- 撹拌生食の注入：
  - 左上肢から注入したら，右房より冠静脈洞の方が造影される．
  - 右上肢から注入したら，右房が造影される．

> **冠静脈洞の拡大を認めた場合の鑑別疾患**
> - PLSVC
> - 右房圧上昇
> - 冠動静脈瘻
> - PAPVD
> - Unroofed CS（左房↔冠静脈洞の血流，シャント）

（A）中部食道四腔断面像で，左上肺静脈及び左心耳の間に袋状構造物が描出されている．左心耳像では，3 つの袋状構造物（左上肺静脈，PLSVC，左心耳）が認められる．（B，C）カラードプラ（ナイキスト限界 48 cm/s）で，袋状構造物内に血流が確認される．（D）下部食道冠静脈洞像では長軸，（C）中部食道僧帽弁交連部像では短軸で，2cm 以上に拡大した冠静脈洞が描出されている．左上肢に注入された撹拌生食は左鎖骨下静脈に流入し，その直後に冠静脈洞内に描出される．スワン・ガンツカテーテルを左側の中心静脈から挿入した場合も，冠静脈洞内に確認されるかもしれない．

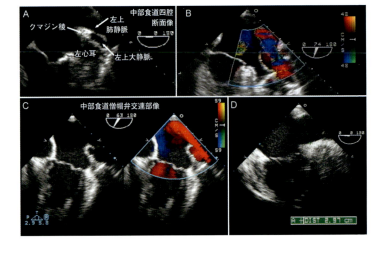

液体貯留

胸水

- 左右の胸腔内には液体が貯留することがある．その液体は，胸水（血清/滲出液），血胸（血液），乳び胸（乳び），膿胸（膿）の可能性がある．
- TEE で，存在，大きさ，液体の性質を確認し，ドレナージ（胸腔穿刺）のガイドをすることができる．液体貯留の同定において，超音波はX線やCTよりも感度が高い．
- 液体の外観によって，貯留液の種類を鑑別できることがある．

エコー所見	液体の性状	貯留液の種類
低輝度	均質	漏出液，滲出液，急性血胸
高輝度	粒子状の固形物あり	滲出液，血胸
複雑な	隔壁の存在	炎症

- 断面積をトレースして，貯留液量を推測する．断面積：<20cm^2（<400ml），20-40cm^2（400-1200ml），>40cm^2（>1200ml）
- 式：貯留液の長軸の長さ（プローブ近位から遠位の範囲）×断面積＝貯留液量

(A) 右胸水は肝臓の上側に接し，右向きの"虎の爪"様の低輝度領域として描出される．この断面では下行大動脈は描出されない．この画像は，中部食道下行大動脈短軸像からシャフトを反時計回りに回転すると描出される．(B) 左胸水は中部食道下行大動脈短軸像で，下行大動脈の直下に低輝度領域として描出される．"虎の爪"は，左向きとなる．左無気肺（矢印）が描出されている．(C) 大量の複雑な右胸水と，多数の隔壁と線維状物が描出されている．(D) 手術直後の患者での左血胸．左肺のコンソリデーションが高輝度の液体に囲まれている．(E) 胃内容液と左胸水を混同してはいけない．大動脈がないことに注意する．液体は粒子状物質を含んでいる．(F) 大動脈直下の左胸水と，その内側に少量の心嚢液が描出されている．

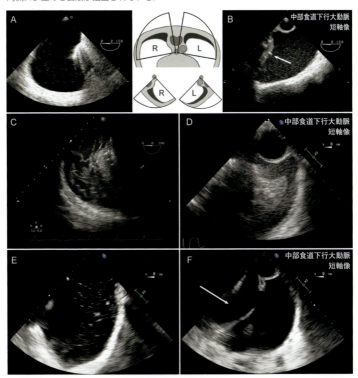

カニューレ類

- 心臓手術では，人工心肺を確立するために外科医が動脈，静脈カテーテルを留置する．人工心肺の前後にカニューレ挿入部位を確認することは，合併症を防ぐために重要である．
- 心臓手術で使われる他のカニューレとして，心筋保護カニューレやベントカニューレがある．
- カニューレは体外生命維持装置（ECLS）のためにも使われる（p.298, 299 参照）．

（A）上行大動脈遠位部へ挿入された大動脈カニューレ（矢印）が上部食道大動脈弓長軸像で描出されている．（B）1本のツーステージ静脈カニューレが右房から下大静脈に向けて留置されている．血液は遠位端（下大静脈）と中央部（右房）の2か所から脱血される．（C）両大静脈カニュレーションでは，右房から全ての血液を脱血するために，2本のカニューレを上大静脈と下大静脈に別々に留置する（中部食道上下大静脈像）．肝血流を妨げる可能性があるので，下大静脈カニューレが肝静脈内に入らないように注意する．（D）冠静脈洞カニューレは，逆行性心筋保護液注入用に使われ，冠静脈洞内に直接留置される．この中部食道上下大静脈像ではカニューレのバルーンは右房にあり，入れ直しが必要である．

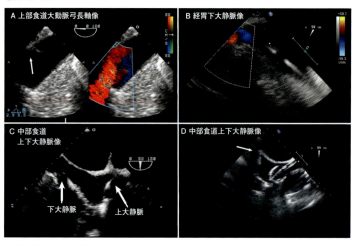

カテーテルとワイヤー

- 中心静脈カテーテル，肺動脈カテーテル（PAC），末梢挿入中心静脈カテーテル（PICC）などの，様々な静脈カテーテルは右心系に見られる．それらのカテーテルが挿入されている場合には，血栓の有無を慎重に調べるべきである．
- TEEで様々な断面を用いて，右房（中部食道上下大静脈像）→右室流出路（中部食道右室流入流出路像）→肺動脈（上部食道大動脈弓長軸像）と連続してカテーテルを追いかけてPACを主肺動脈へ誘導することができる．
- ペースメーカーワイヤが右房，右室，冠静脈洞内に描出されることがある．ワイヤーは音響陰影の原因となり，また，血栓や潜在的な感染と矛盾しない可動性のある腫瘤が付着する可能性がある．（B）中部食道修正上下大静脈像で，ペースメーカーワイヤが右心耳に留置されているのが描出されている．

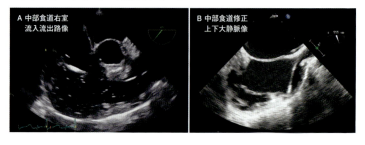

人工物

大動脈内バルーンパンピング（IABP）カテーテル
　IABPカテーテルの先端が，下行大動脈短軸像と長軸像で描出されている．IABPカテーテルの最適な位置は胸部下行大動脈の左鎖骨下動脈分岐部直下であり，短軸像と長軸像で確認できる．

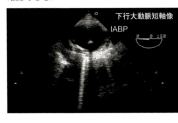 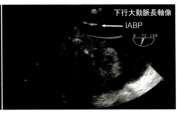

エレファントトランク
　巨大大動脈症候群の一段階目の手術は，大動脈弁置換または温存したうえでの，上行と弓部大動脈へのダクロングラフト置換である．ダクロングラフトは，下行大動脈短軸・長軸像で，拡大した自己大動脈内で浮動しているように見える．近位端は大動脈弓の遠位部に縫着し，遠位端は縫い付けずにそのままにしている．二段階目の手術で，血管内または開胸アプローチでダクロングラフト遠位部をしっかり固定する．

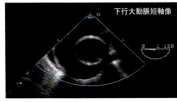 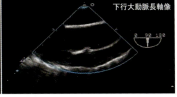

大動脈縮窄に対するステント
　大動脈弓部付近の近位下行大動脈に位置している．ステントの端が高輝度エコー点の円形集合体のように見える．

肺動脈ステント
　先天性肺動脈狭窄症の患者で，経皮的アプローチによりステントが主肺動脈に留置されている．

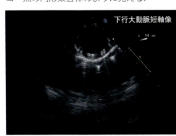 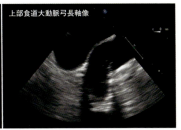

肺動脈絞扼術
　修正大血管転位の患者で，肺血流を制限するために主肺動脈が絞扼されている（矢印）．カラードプラ（ナイキスト限界60cm/s）で絞扼部の遠位側に乱流血流が認められる．

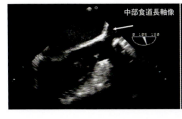 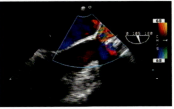

アーチファクト

- アーチファクトは，解剖学的構造物に一致しない画像上の構造物と定義される．構造物の影響で生み出される，画像構築上のエラーである．
  - 存在するはずのないものが見える（偽物か過剰なエコー信号）．
  - 存在するはずのものが見えない（欠如か無エコー信号）．
  - 実在と異なる：部位（違うところにある），大きさ，形，エコー輝度
- 誤診を避けるために，この誤った情報を見分けることは極めて重要なことである．多くの場合，プローブの位置を変えたり，断面を変えたりすることで，アーチファクトは除くことができる．
- アーチファクトは超音波の基礎的原理の前提条件からの逸脱，装置の不具合，操作ミスの結果生じる．
- 画像上のアーチファクトは，超音波の基本原理に基づいて分類される．しかし，様々な画像モードでアーチファクトを識別するためにいろいろな専門用語が使われるため，まぎらわしくなる．

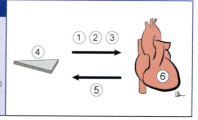

超音波の前提条件

① 超音波は直進する．
② 超音波は真っ直ぐ反射体に向かい，戻ってくる．
③ 超音波の速度は1540m/sで一定
④ 画像の断面は極めて薄い．
⑤ ビームの主軸上に存在する構造物のみから反射が起こる．
⑥ 反射強度は組織の性状に関係する．

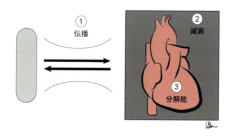

音響原理によるアーチファクト

① 伝播経路	② 減衰
多重反射 　ミラーイメージ 　コメットテイル 　リングダウン 屈折 　ゴースティング 　スピードエラー 　エッジシャドーイング 多重伝搬 サイドローブ グレーティングローブ レンジアンビギュイティ	音響陰影 エンハンスメント 限局性エンハンスメント
	③ 分解能
	距離分解能 方位分解能/ビーム幅 スライス（ビーム）シックネス ドロップアウト スッペクル/ノイズ 近距離クラッタ

断層像	スペクトルドプラ	カラードプラ
音響陰影 多重反射 ビーム幅 方位分解能 屈折 レンジアンビギュイティ ノイズ	非平行の切片角度 折返し現象 レンジアンビギュイティ 相互干渉 ミラーリング 電磁干渉	折返し現象 ゴースティング シャドーイング 背景ノイズ 流速信号の過小評価 切片角度 電磁干渉

アーチファクト

伝播経路アーチファクト

多重反射アーチファクト
- 2つの強い反射体の間の超音波ビームの跳ね返り(反射).
- 単一の反射波が複数の反射波として表示される.
- 単一または多発のアーチファクト
- 等間隔の線が出現し,深度が深くなるにつれて振幅は低下する.
- 音響ビームに平行
- より深く真っ直ぐな線

ミラーイメージ
- 多重反射アーチファクト
- 同じ経路上の強い反射体と振動子の間の1回の反射
- 反射体の2番目のコピーは2倍の距離にある.
- 複数の場所で同じ構造物
- カラードプラでも同様に現れる.
- 上部食道大動脈弓長軸像,下行大動脈短軸・長軸像
- 大きな上行大動脈内に右肺動脈があるように見える.

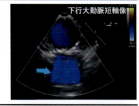

コメットテイル
- 多重反射アーチファクト
- 小さな強い反射物は,直線上の超音波ビームを繰り返し反射(反響)する.
- 大動脈粥腫(右図参照),機械弁
- 対象物から遠位へ尾を引くように見える.
- 薄くて狭い間隔で描出される(はっきりした影).
- 高輝度エコーの尾を引く線,超音波ビームに平行

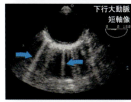

リングダウン
- 多重反射アーチファクト
- エネルギーが組織内に閉じこめられ,緩徐に放出される.
- 複数反射
- 小さくて弱い反射体(空気)では少しの伝播がある.
- 走査線の末端から線ができる
- 多数,細く,密集しているが,コメットテイル(くすんだ影)ほど個々に分かれていない.

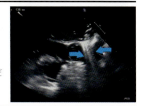

屈折アーチファクト
- 屈折は伝搬波と反射波の屈曲である.
- 超音波が境界部に斜めに侵入する時や,媒質の伝播速度が異なる時に超音波は方向を変える.
- 超音波はビーム面外で構造物に反射する.

ゴースティング
- 境界部に斜めにあたる音波の屈折
- 真の反射体の2個目の像は,本物の解剖学的構造物と並んで現れる.
- 対象物は,実際とは違った場所に現れる.
- 余分な共鳴がある.
- 方位分解能の低下(端はぼやけるように見える)

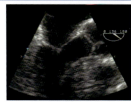

伝播速度エラー
- 屈折は組織(骨,肝臓など)内の超音波の伝搬速度の違いによって起こる.S(low)A(way)F(ast)T(owards):速度が遅くなると遠ざかる方向に,速くなると近づく方向に屈折する.1540m/sでは反射体はより浅く,より細く表示される.<1540m/sでは反射体はより深く,より長く表示される.
- 反射体の数は正しく表示されるが,深度は不正確となる.
- 構造物の端は割れているか切れているように見える.

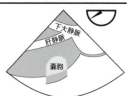

屈折アーチファクト

エッジシャドーイング
- 屈折アーチファクト
- ビームは円形の構造物の端で曲がり，反射波は戻ってこない．
- 高速度媒体から低速度媒体へ入る場合は細い陰影となり，逆に低速度媒体から高速度媒体へ入る場合は広い陰影となる．
- 円形の構造物の端の下には小さな暗い部位が見られる（無エコー）．
- 中部食道上行大動脈短軸像

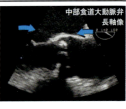
中部食道上行大動脈短軸像

サイドローブ/グレーティングローブ
- サイドローブは，一振動子型トランスデューサで発生する．
- グレーティングローブは，アレイ振動子で発生する．
- 超音波がメインビーム方向と異なる方向へ発射されることで発生する．
- 高反射構造物（石灰化した大動脈，機械弁，カテーテル）で反射することで発生する．
- 複数の構造物が両側に存在するように見える．
- 本物の物体と同じ深さに曲がった弧として認められる．
- 高輝度エコーで構造物に重ねあわせるように描出される．

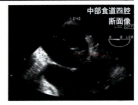
中部食道大動脈弁長軸像

レンジ不確定性
- 2回目のパルス波が送信された後に，前のパルス波が遅れて戻ってくる．
- より深い構造物は，実際の場所よりもトランスデューサにより近い場所にあるように見える．
- 反射波を遅れて受信すると，走査域の範囲外にあっても，心臓内に存在するように描出される．
- 深度（PRF）を変えることで，アーチファクトを見えなくしたり，位置を変えたりすることができる．

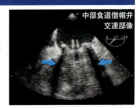
中部食道四腔断面像

減衰アーチファクト

音響陰影
- 高反射・吸収により超音波ビームが透過しなくなる．
- 高密度の構造物（カルシウム，人工弁）
- 遠位にある構造物は見えない（無エコー），もしくは灰色の影ができる．
- 陰影の形は超音波の経路に沿ってできる．トランスデューサに近い部位に小さな構造物があると，陰影は長くなる．

中部食道僧帽弁交連部像

エンハンスメント
- 近位の構造物が軟部組織に比べて超音波を吸収しない場合，遠位の構造物はより強く超音波を反射する．
- 減衰の少ない組織の遠位部は高輝度となる．
- 遠位の構造物はより明るく見える（高輝度エコー）．
- 近位の透過した物体は暗く見える（低輝度エコー）．
- 音響陰影の逆
- 経胃短軸像で，前壁がより明るく見える．

経胃中部短軸像

限局性エンハンスメント/限局性バンディング
- 焦点付近で生じる．
- 横並びに増強し，余剰な超音波信号である．
- 他の深度の部位と比べて，そこだけ帯状に明るくなる．
- 同様のことは，TGCの設定が不適切な場合にも生じる．

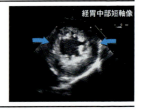
経胃中部短軸像

アーチファクト

269

> **分解能アーチファクト**
> - これらのアーチファクトは，画像の質に関係する．
> - 問題は：
>   ドロップアウト
>   スッペクル/ノイズ
>   近距離クラッタ

ドロップアウト
- 構造物が見えない，無エコー
- シグナルの減衰
  不適切な TGC（time gain compensation）/輝度やパワー
  高すぎるフィルタ
  高周波トランスデューサの使用
- ビームが構造物に平行にあたっている（異方性）．
- 経胃短軸像で側壁と中隔の描出が不十分である．
- 中部食道四腔断面像では，心房中隔の描出が不十分である．

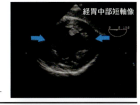

経胃中部短軸像

ノイズ
音響（音響スペックル）
- 組織からの反射ではなく，散乱音波の干渉から作り出される．
- 低振幅の超音波，ぼやけた画像
- ハーモニック画像で改善される（下図参照）．

電気干渉
- 幾何学的パターンが繰り返される．

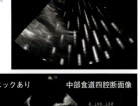

中部食道四腔断面像

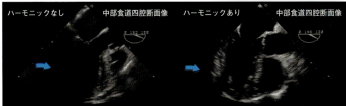

ハーモニックなし　中部食道四腔断面像　ハーモニックあり　中部食道四腔断面像

近距離クラッタ
- 圧電素子の高振幅の振動
- 近距離の余分なエコー
- 近距離構造物の判別が困難
- 経大動脈壁エコーでよく見られる．
- 生食で満たされた手袋などを間に挟むことにより減少する．

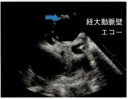

経大動脈壁エコー

ビーム幅
- 超音波ビームには幅があり，焦点において最小となる．
- 方位分解能は2つの並んだ構造物を識別する能力である．互いの距離が方位分解能よりも近い場合，2つの構造物は1つの反射体のように見える．
- 小さいが強反射性高エコー輝度の物体（ワイヤー，気泡）は，横に伸びたような歪んだ形になる．
- 超音波ビームの端にさしかかる強反射体は，ビーム内に像を作り出す．
- 予期しない心腔内エコーとして描出される．

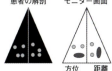

患者の解剖　モニター画面

方位分解能　距離分解能

○判別可能　●判別不可能

腫瘍の概要

- 腫瘍は心臓内もしくは心臓に接して存在する異常な構造物である.
- 誤診を避けるために,正常な変異体と病的腫瘍を見分けなければならない (p.260, 261 参照).
- 腫瘍の病因 (3つのタイプ):血栓,疣贅,腫瘍

血栓	疣贅	腫瘍
ペースメーカーワイヤ カテーテル 左心耳 左室	弁 心筋 人工物	心臓原発 　良性 　悪性 　転移性
球状体か層状 高エコー輝度 層状または可動性あり	不整な形と大きさ 高エコー輝度 単独で可動性あり	様々な大きさ 様々なエコー輝度 可動性または非可動性

良性腫瘍 (75%)	発生率 (%)	発生場所
粘液腫 脂肪腫 乳頭状線維弾性腫 線維腫	30 10 9 4	左房＞右房＞右室＝左室 左室,右房,心房中隔 大動脈弁＞僧帽弁＞三尖弁 左室＞右室,心室中隔
悪性腫瘍 (25%)		
血管肉腫 横紋筋肉腫 中皮腫 線維肉腫	9 6 2 1	右房,心膜
転移性		
直接浸潤 血管内浸潤 血行性散布		肺,食道,乳房 上大静脈 (気管支,甲状腺),下大静脈 (腎,肝) リンパ腫,黒色腫,白血病

原発性心臓腫瘍は稀で (0.03%),たいていは心臓への転移 (1%) である.原発性心臓腫瘍の 75% 以上は良性である.
出典:Tazelaar HD, et al. Mayo Clin Proceed 1992;67:957-65.

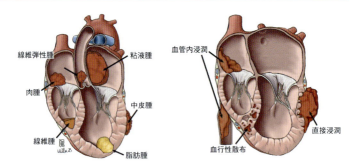

診断
- 腫瘍の外観は特徴的ではなく,臨床背景が必要である.
- 心臓超音波検査,CT,MRI を使用して腫瘍を画像化する.
- 位置を判断する (単発か多発,付着部位,直接浸潤).
- 大きさの評価
- 可動性の評価
- 影響:閉塞,左室/右室の機能不全,心房細動,塞栓

手術適応
- 診断的,または摘出のため.
- 完全摘出が必要であり,必要な場合は再建する.
- 塞栓を防ぐために腫瘍の操作を避ける.

腫瘍

271

粘液腫
- 最も頻度の高い心臓原発腫瘍である.
- 粘液腫基質の壁在心内膜細胞で構成されるゼラチン状粘液様組織から成る.
- 典型的には，辺縁不整のポリープ様，有茎性，または付着部位が広くて短い形態である.
- 部位
  - 左房（75%）＞右房（20%）＞右室＝左室（5%）の順に発生する.
  - 大部分が単発性であり，多発性は 3-5% 程度である.
  - 様々な大きさ
  - 有茎性か固着性
  - 空洞形成は腫瘍壊死のため，エコーで低輝度領域として見える.
  - 心周期の間，独立して動き，変形する.
- 転帰
  - 弁狭窄：失神，突然死
  - 弁逆流
  - 塞栓は左房（30-40%），左室（50%）から冠動脈，脳，末梢に流れる.
- 粘液腫症候群：Carney's complex（カーニー複合）：家族性
  - 皮膚病変：ほくろ，青い母斑
  - 内分泌腫瘍：腺腫，セルトリ細胞腫
  - 粘液腫は心臓の様々なところで発生するが，左房では頻度が低い.

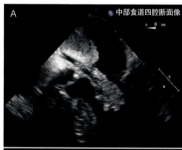

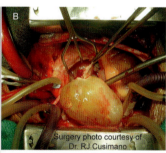

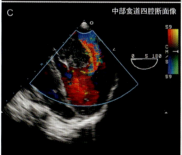

（A）中部食道四腔断面像で，巨大左房粘液腫が心房中隔中部の卵円窩部に付着し，拡張期に僧帽弁を通過する様子が描出されている．（B）左房切開アプローチで腫瘍が観察されている．（C）中部食道四腔断面像のカラードプラで，巨大左房粘液腫が嵌頓して，僧帽弁流入血流を一部閉塞する様子が描出されている．反復して僧帽弁に接触することで，僧帽弁を損傷することがある．稀な発生部位：（D）PFO あるいは ASD を介して両心房に認められる．（E）右房内の冠静脈洞開口部に認められる．

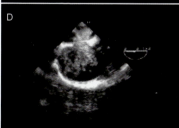

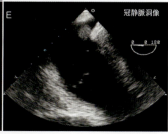

線維弾性腫

- 2番目に多い心臓腫瘍であり，心臓弁を原発とする腫瘍の中では最多である．
- 肉眼的所見は，葉状の突起を有するイソギンチャク様である．
- 全ての心内膜表面に発生する可能性がある．
  - 半月弁（心室側）：大動脈弁（44%），肺動脈弁（8%）
  - 房室弁（心房側）：僧帽弁（35%），三尖弁（15%）
  - 心内膜壁
- 有茎性：小さい径（1cm），ポンポン様の形状，細い茎，可動性
- 均一の斑点状の外観
- 葉状突起で辺縁はまだらである．可動性があり，辺縁は波状である．

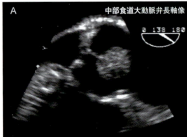

（A）中部食道大動脈弁長軸像で，典型的なポンポン様の外観の有茎性の腫瘍が大動脈弁に付着しているのが描出されている．（B）中部食道長軸像で，小さな腫瘍（矢印）が僧帽弁の腱索に付着しているのが描出されている．（C）生食をかけると腫瘍の葉状の突起は明らかとなり，イソギンチャクのように見える．

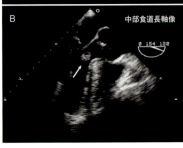
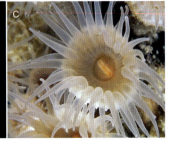

脂肪腫

- 良性の心臓原発腫瘍である．
- 右房や左室に発生することが多い．
- 無茎の非可動性の腫瘤であるが，時に有茎性のこともある．
- 境界明瞭で均一，高輝度である．

　大きくて輝度の高い左室腫瘤が，(A) 中部食道四腔断面像，(B) 中部食道長軸像で描出されている．実際には，腫瘍は心尖部ではなく心室中隔に，広い基部で付着していた．病理診断で脂肪腫と診断された．

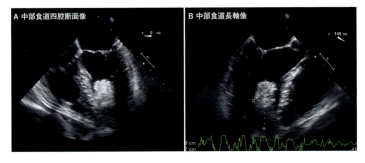

腫瘍

線維腫

この画像は右室内腫瘍の患者のものである．本症例では，腫瘍切除と心膜パッチによる右室再建術を必要とした．（A）中部食道四腔断面像で右室に進展する低輝度の腫瘍が認められる．（B）術中所見である．前乳頭筋を一旦切除し，再建を行った．病理診断で線維腫と診断された．

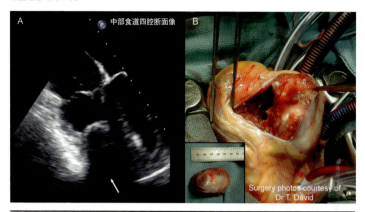

肉腫

- 心臓原発悪性腫瘍の中では最多である．
- 小児でよく見られる．
- 結合組織をまきこむ．
  - 血管肉腫：肺動脈，大動脈などの血管
  - 横紋筋肉腫：骨格筋
  - 線維肉腫：線維性結合組織
  - 脂肪肉腫：脂肪細胞
  - 平滑筋肉腫：平滑筋

下大静脈の接合部の右房肉腫の患者．（A）2D の中部食道上下大静脈像と（B）Live 3D の上下大静脈像で，右房内にある腫瘍の下大静脈との位置関係が良好に描出されている．（C）右房切開アプローチで腫瘍が観察されている（術野所見）．循環停止下に，腫瘍及び下大静脈と右房の一部を摘出した．

Surgical photo courtesy of Dr. RJ Cusimano.

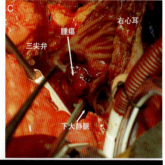

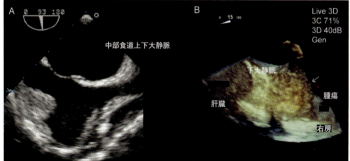

転移性腫瘍
- 心臓腫瘍の中では最多である．
- 腫瘍浸潤のメカニズム：
  - 血管内浸潤：上大静脈（気管支，甲状腺から），下大静脈（腎，肝から）
  - 血行性散布：リンパ腫，黒色腫，白血病
  - 直接浸潤：肺，食道，乳房

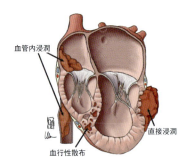

血管内浸潤
（A）腎細胞癌の患者で，腫瘍が下大静脈内を進展し，肝静脈のわずか1.64cmまで迫っている．（B）カラードプラでは，下大静脈と肝静脈の血流は閉塞していない．（C）別の腎細胞癌の患者で，下大静脈から右房接合部へと進展している．カラードプラでは，右房接合部で下大静脈は閉塞していない．（D）腫瘍の伸展している右腎は，人工心肺を使用せずに摘出された．（E）肝静脈のカラードプラ像で，下大静脈内の大きな平滑筋肉腫が右房に進展しているのが描出されている．（F）手術では，腫瘍と周辺組織の広範囲の切除と下大静脈の再建を必要とした．

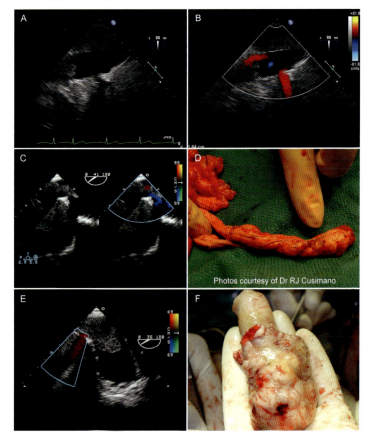

腫瘍

血行性散布

（A）左室心尖部の転移性黒色腫の患者．中部食道二腔断面像で，左室心尖部を埋め尽くす，周囲の心筋と同輝度の腫瘍が描出されている．（B）手術所見では，はっきりとした被包性であった．

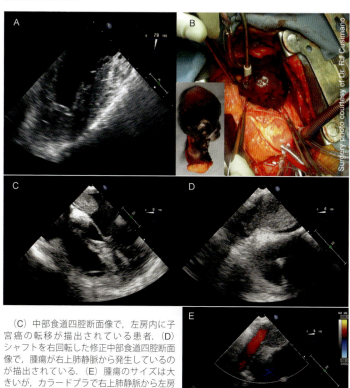

（C）中部食道四腔断面像で，左房内に子宮癌の転移が描出されている患者．（D）シャフトを右回転した修正中部食道四腔断面像で，腫瘍が右上肺静脈から発生しているのが描出されている．（E）腫瘍のサイズは大きいが，カラードプラで右上肺静脈から左房への血流は閉塞していなかった（ナイキスト限界 59 cm/s）．

直接浸潤

左肺上葉の肉腫の患者．MRI で左上肺静脈への浸潤を認めた．（A）中部食道二腔断面像の左上肺静脈の画像では，左上肺静脈の近位側には腫瘍は見られなかった．（B）左上肺静脈遠位側に直接術野エコーを行うと腫瘍（矢印）が認められた．

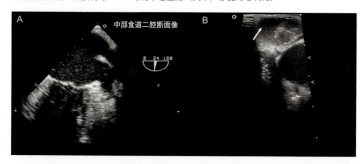

- 心内血栓の原因として，心原性，血液疾患，リウマチ疾患（Behcet 病）が挙げられる．
- 血栓は以下のような状況で形成される：
  - 血流の停滞：左房内（僧帽弁狭窄，心房細動），左室内（壁運動異常）
  - カテーテルまたは人工物に関連（右房，右室，あるいは冠静脈洞）
  - 移動している血栓：右房，右室，肺動脈
- TEE での血栓診断の感度は様々である．

左心耳内血栓
- 左房拡大及びもやもやエコーが認められる．
  - 僧帽弁狭窄及び心房細動では高確率で観察される．
  - 僧帽弁逆流症では逆流ジェットのために血流がうっ滞しないので，確率は低い．
- 左心耳内血流
  - 洞調律あるいは心房粗動：速度は 40cm/s＞となる．
  - 心房細動：低血流速度である（下図参照）．
  - 左心耳の速度が遅いほど，血栓リスクは増加する：
    ＜20 cm/s（29％），20-40cm/s（10％），＞40cm/s（1％）
- TEE の左房内血栓性評価は，感度及び陰性的中率が高い．
  - エコー輝度の高い腫瘤である（下図矢印）．
  - 層状または球状
  - 可動性は少ない．
  - 複数の走査面で観察し，櫛状筋と区別する．

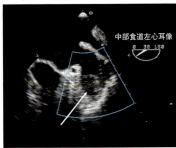
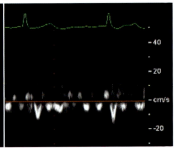

左室血栓（p.113参照）
- うっ滞は血栓リスクを増加させる．拡大した左室（拡張末期径＞60mm），壁運動異常の存在，心室瘤，体外生命維持装置
- 均質で層状である．
- 左室心尖部は他の左室壁より厚く見える（矢印）．
- 無血管性の腫瘤は，カラードプラで血流が描出されない．
- TTE はプローブが心尖部に近く，最適な診断検査である．

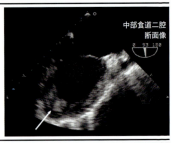

右室血栓
- うっ滞でリスク上昇：右室拡大，右室機能低下，機械補助，体外生命維持装置，カテーテル，ペーシングワイヤ
- 均質で層状に見える．
- 無血管性の腫瘤は，カラードプラで血流が描出されない．

体外膜型人工肺（VV-ECMO）の間，全身へ抗凝固療法を行っていたが，右室腔を満たす大きな血栓ができた．

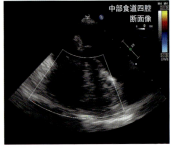

血栓

ペースメーカー/カテーテルによる血栓
- 感染と血栓を鑑別することは難しいので，臨床症状と照らし合わせることが必要である．
- 血栓が巨大な場合やPFOがある場合には，摘出が必要である．
- PFOがない場合は，腫瘤が肺動脈への塞栓源となることがある．

（A）心室のペースメーカーリードを包み込んだ巨大血栓の中部食道四腔断面像と術野所見．（B）肺動脈カテーテルの血栓形成（矢印），ならびに永久ペーシングワイヤーに小さな血栓が付着した患者

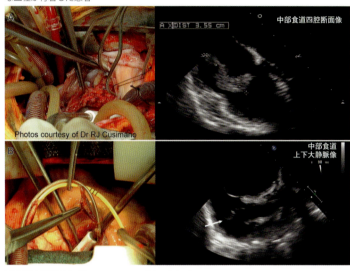

移動性の血栓
- エコーでミミズのような外観である．
- 右房，右室，肺動脈を自由に移動し，PFOに入り込む可能性がある．

（A）中部食道四腔断面像で，右心系にある移動性のミミズのような血栓が描出されている．人工心肺を使用せずに摘出可能であった．（B）PFOにはまり込む血栓の中部食道像とその術中所見

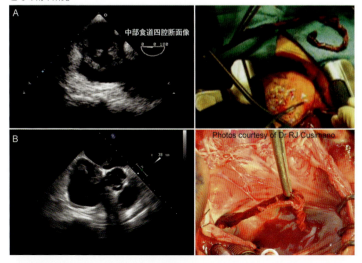

肺塞栓

- 危険因子：血流の停滞，凝固能亢進，血管内膜損傷
- 診断検査は，簡便さとコストに基づいて選択される．
- エコーで肺塞栓を疑う所見は，主に右心系の間接的な所見であり，血栓の直接的な視認ではない．全体的には TTE よりも TEE の方が血栓はよく見えるが，他の画像検査と比べて感度は低い．

診断の検査	感度（%）	特異度（%）
CT 肺血管造影	96-100	97-88
MRI	77	98
TTE	68	89
TEE	70	81
換気血流比（V/Q）スキャン	98	10

- 急性の塞栓か慢性の塞栓かで所見が異なる．いずれにしても肺動脈圧（肺血管抵抗）が高くなり，右室が代償せざるをえない．

間接的な評価	急性	慢性
右室の大きさ	拡大	拡大，肥大
右室の収縮機能	機能不全 ストレイン低下 McConnell's sign	機能不全 ストレイン低下
右室拡張能	IVRT 延長，IVCT 延長，RIMP 増加	IVRT 延長，IVCT 延長，RIMP 増加
左室機能	LIMP 正常	IVRT 延長，IVCT 延長，LIMP 増加
三尖弁逆流	中等度-重度	様々
肺動脈圧（右室収縮期圧）	正常，低下	上昇
60/60 sign	肺動脈収縮中期の切痕	
心室中隔	拡張期に扁平化	収縮期に扁平化

McConnell's sign：心尖部で正常か収縮亢進し，中部/基部の自由壁の運動低下
急性肺塞栓症の 60/60 sign：三尖弁逆流ジェットで評価した圧較差が 60mmHg 以下，肺動脈の収縮期加速時間 60ms 以下，IVRT：等容性弛緩時間，IVCT：等容性収縮時間，RIMP：right index of myocardial performance，LIMP：left index of myocardial performance

（A）中部食道上行大動脈短軸像で，主肺動脈内に大きな肺塞栓が見られる（矢印）．（B）肺動脈スペクトルドプラ波形から計測した肺動脈血流の加速時間である（正常は 130ms 以上）．（C）下行大動脈短軸像で，左肺動脈内の血栓（矢印）と左肺のコンソリデーションを伴う左胸水が描出されている．上行大動脈長軸像では右肺動脈は上行大動脈の背側（プローブに近い位置）に見えるので，ここで描出されているのは左肺動脈であると確認できる．

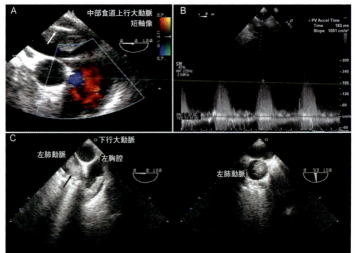

血栓

肺血栓内膜摘除術（PTE）

慢性血栓塞栓性肺高血圧症（CTEPH）は，慢性肺血栓が原因の肺血管疾患である．外科手術が CTEPH に対する唯一の決定的な治療で，PTE が行われる．PTE は人工心肺を使用して超低体温心停止下に施行される．

- 右房：大きさと機能（中部食道四腔断面像，経胃短軸像）
  - 拡大
  - 肥大，平坦化した心室中隔（経胃像）
  - 右室 FAC，ストレイン，TAPSE
- 肺動脈の拡大
- 主，右，左肺動脈の血栓
- 三尖弁逆流の定量化
- 三尖弁逆流からの右室収縮期圧の推定（肺動脈収縮期圧）
- PFO の検出（25-30%）
- 残りの全ての TEE 検査を完了させる．

肺血栓内膜摘除術の TEE 評価

術前
- 右室：大きさ，機能
- 三尖弁逆流の重症度
- 右室収縮期圧の推定
- PFO の検出
- 血栓の確認

術後
- 空気
- 右室機能

（A）中部食道四腔断面像で，右室圧負荷により，拡大及び肥大した右室が描出されている．（B）経胃短軸像で，収縮期に心室中隔が平坦化して D-shape となっている．（C）中部食道上行大動脈短軸像で，拡大した主肺動脈と右肺動脈が描出されている．（D）中部食道像で，右肺動脈遠位側に血栓の一部分が認められる（矢印）．（E）塞栓（矢印）の術中写真である．肺動脈から摘出された全ての血栓である．

心内膜炎

- 感染性心内膜炎（IE）は，心内膜表面の微生物感染である.
- 母集団（自己弁と人工弁置換後）で異なるが，3–20% の発生率である.
- 心エコー検査は診断に優れているが，血液培養と臨床症状（Duke 臨床診断基準）が必要である．迅速な診断で転帰が改善する.
- 臨床的に IE の疑いがない限り，スクリーニングで TTE を施行するは不適切である.
- IE のリスクが中等度から高度の患者には，TEE を施行することが好ましい.
- TEE で陰性であっても，疣贅が小さい（2mm 未満）可能性や既に塞栓として流れた可能性があるので，IE を除外できない．もし IE を臨床上強く疑う場合は，7–10 日で TEE を再度施行する.
- TTE と TEE で共に陰性の場合は，IE の陰性的中率は 95% である.

IE の TEE の適応
- TTE の画像が不良な患者
- 10mm 未満の小さい疣贅
- 人工弁の IE
- 臨床的に IE を疑う場合
- IE の合併症のリスクが高い場合

Duke 臨床診断基準

病理診断：疣贅に微生物が観察される.
臨床診断：大基準 2 つ，もしくは大基準 1 つ＋小基準 3 つ，もしくは小基準 5 つを満たす.

大基準	小基準
1）血液培養陽性 2）心エコー所見 　• 疣贅：肥厚した弁尖，心周期で弁を行ったり来たりする，可動性のある腫瘤 　• 新たな弁の部分的裂開 　• 新たな弁逆流	1）素因（下図参照） 2）発熱（38℃以上） 3）血管現象 4）免疫学的現象 5）微生物学的所見 6）心エコー所見 　• 弁穿孔 　• 肥厚性結節 　• 可動性のない腫瘤

出典：Durack DT, et al. Am J Med 1994；96：200–9.

心内膜炎の素因

高リスク群（予防的抗菌薬使用）	中リスク群[a]	低リスク群[a]
• 人工弁あるいは弁形成術後 • 心内膜炎の既往 • 弁膜症のある心移植 • 先天性心疾患 　– 未治療のチアノーゼ 　– 生後 6 ケ月以内で人工物を用いた修復術 　– 人工物挿入による修復術後の残存病変	• 後天性弁疾患 　– リウマチ性疾患 　– 変性疾患 　– 僧帽弁逆流を伴う，あるいは伴わない僧帽弁逸脱 • 先天性心疾患 　– ASD，VSD 術後 　– 生後 6 ケ月以降の PDA 　– 複雑性心奇形 • 肥大型心筋症	• 単独の ASD • 粥腫の存在 • 冠動脈バイパス術 • ペースメーカー挿入

[a] 現在，予防的抗菌薬は推奨されていない.
出典：Circulation 2007；116：1736–54.

心内膜炎の合併症

- 心不全：左室，右室の機能が，死亡率の最大の予測因子
- 塞栓：僧帽弁疣贅＞大動脈弁疣贅
- 膿瘍：隣接する組織内に，心腔あるいは血管と交通をもたず，無拍動でカラードプラで血流が検出されないエコー領域が観察される.
- 瘻孔：心腔間の異常交通で，カラードプラで血流が検出される.
- 弁間線維組織の仮性動脈瘤：大動脈弁輪と僧帽弁前尖基部の間の無エコー領域として認められ，左室流出路からの拍動性収縮期血流が観察される.

外科医に伝えるべきこと
- 疣贅（部位，大きさ，個数） - 弁病変 - 弁機能（狭窄，逆流） - 合併症の有無（膿瘍，仮性動脈瘤，瘻孔） - 左室，右室の機能 - 感染したデバイス（ペースメーカーリード，カテーテル）

心内膜炎

疣贅
- 軟部組織と等輝度である.
- 血小板,フィブリン,微生物で構成される.
- 不規則な形状と大きさ
- 可動性を有し,他の心臓構造物から独立して動く.
- 弁:大動脈弁＞僧帽弁＞三尖弁＞肺動脈弁,全ての弁を確認する.
- 逆流ジェットの低圧側に発生
  大動脈弁逆流ジェット→大動脈弁の左室側,僧帽弁腱索
  僧帽弁逆流ジェット→僧帽弁の左房側,左房壁
  三尖弁逆流ジェット→三尖弁の右房側
  VSD→欠損孔の右室側
  (二次的に肺動脈弁や三尖弁に発生することがある)
- 人工物
- 正常弁の通過障害を引き起こす場合がある.
- 弁機能不全を引き起こす場合がある.
- 塞栓リスク(20-50%)- 弁:僧帽弁(25%)＞大動脈弁(10%)
  - 大きさ＞10-14mm,僧帽弁前尖に付着
  - 原因微生物:ブドウ球菌,カンジダ,HACEK群菌
  - まずは 2-4 週間以内の抗菌薬治療を行う.

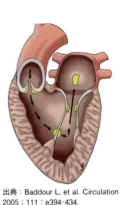

出典:Baddour L, et al. Circulation 2005;111:e394-434.

(A) 中部食道右室流入流出路像で観察される三尖弁疣贅(矢印)及び右房切開からの術中所見.(B) 中部食道大動脈弁長軸像のカラードプラ(ナイキスト限界 59cm/s)で,大動脈弁疣贅(矢印)によって生じた大動脈弁尖の飜転と,左室流出路全体に広がる高度大動脈弁逆流が描出されている.(C) 中部食道右室流入流出路像の断層像とカラー(カラースケール 48cm/s)で,大動脈弁に付着した疣贅(矢印)が流出部型 VSD の欠損孔から右室流出路に逸脱しているのが描出されている.

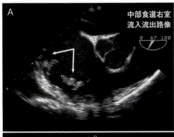
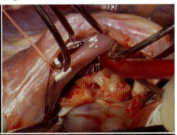
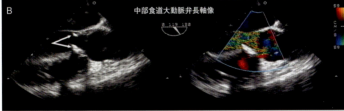
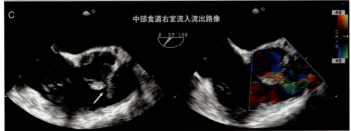

人工弁 IE の合併症：
- 膿瘍：カラードプラで血流が見られない，人工弁に隣接した組織の高/低輝度部位
- 瘻孔：異常な交通血流
- 裂開：周囲組織から独立して，異常な揺れ運動をする弁
- 仮性動脈瘤：大動脈弁輪及び僧帽弁前尖基部間の無エコー領域

膿瘍

膿瘍は膿汁に満たされた腔であり，弁輪部，心筋，あるいは弁間線維組織を巻き込む場合がある．弁輪部膿瘍は典型的にはカラードプラで血流がなく，高輝度あるいは低輝度領域として描出される．

（A）St. Jude 人工弁による大動脈弁置換後の弁輪部膿瘍の術中所見，（B）中部食道大動脈弁短軸像，（C）カラードプラ中部食道大動脈弁短軸像，（D, E）僧帽弁前尖の膿瘍（矢印）が低輝度の空洞のように描出され，カラードプラで穿孔部位より中心性の僧帽弁逆流を認める．

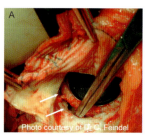

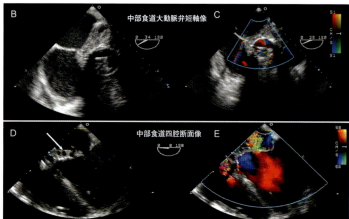

瘻孔

瘻孔は膿瘍や仮性動脈瘤破裂により，二腔間に異常な交通が発生したものである．異常な交通に血流が生じる．

（A）僧帽弁前尖基部の瘻孔の術中写真である．（B）中部食道大動脈弁長軸像で，大動脈基部と左房間を交通する "wind sock 型" の変形が描出されている（矢印）．（C）中部食道大動脈弁長軸像のカラードプラ（ナイキスト限界 58cm/s）で，収縮期に瘻孔を通過する大動脈から左房への血流が描出されている．

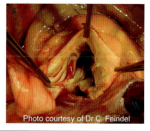

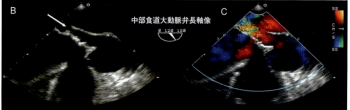

心内膜炎

ジェット傷害

ジェット傷害は僧帽弁前尖の細菌性動脈瘤であり，穿孔して僧帽弁逆流を起こす．これは大動脈弁心内膜炎による大動脈弁逆流ジェットが僧帽弁前尖に当たることにより形成される．

(A) 僧帽弁前尖の穿孔部位の術中の写真．(B) 中部食道大動脈弁長軸像での"wind sock型"の変形（矢印）．カラードプラ（ナイキスト限界63cm/s）で，僧帽弁前尖の同部位を通過する，血流加速を伴う高度僧帽弁逆流が描出されている．僧帽弁形成術か置換術のような外科的手術が必要である．

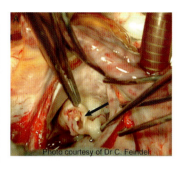

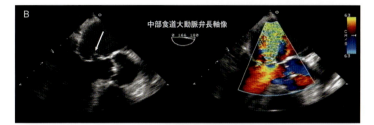

裂開

組織に人工弁やリングを取り付けた縫合線に沿っての裂孔を認める．縫合糸が組織から外れて，弁周囲逆流を生じている．大きな裂孔ができた場合，人工弁の弁座は不安定となる．エコーで，組織周囲から独立した人工弁の異常な揺れ運動が見られる．

(A) 組織と生体弁の縫合リングの間にできた間隙が術野所見で認められる．(B) 中部食道僧帽弁交連部像で破壊された僧帽弁位生体弁が描出されている．カラードプラ（ナイキスト限界59cm/s）で高度の僧帽弁逆流と弁周囲逆流が描出されている．(C) この患者は僧帽弁輪形成術後に人工リングが離開して弁周囲逆流が起こり，高度の僧帽弁逆流となっている．

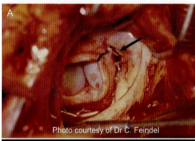

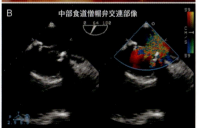

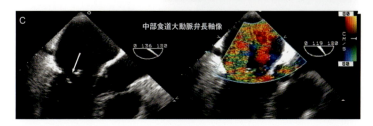

心内膜炎

仮性動脈瘤

- 弁間線維組織の仮性動脈瘤（矢印）は，大動脈弁輪と僧帽弁前尖基部の間の無エコー領域である．

（A）瘤は動的で収縮期に拡大し，（B）拡張期に縮小する．カラードプラで，収縮早期に流入する血流と拡張早期に流出する血流が描出されている．

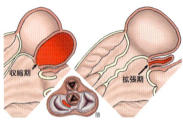

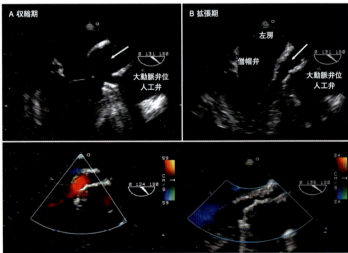

機械弁による大動脈弁置換術後患者の弁間線維組織の**膿瘍**である．膿瘍は大動脈弁輪と左房の間の無エコー領域として観察される．（A）中部食道大動脈弁短軸像と長軸像，（B）中部食道大動脈弁長軸像のカラードプラ，（C）3D 中部食道大動脈弁短軸像，（D）術野所見

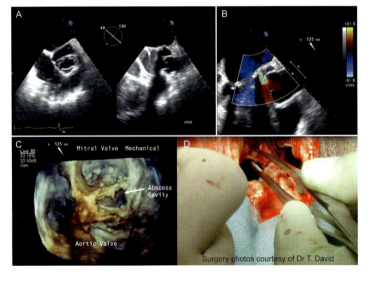

心内膜炎

仮性動脈瘤–左房間の瘻孔

- 大動脈基部は 右房と左房を含む周囲の構造物と接している.
- 大動脈基部の膿瘍または仮性動脈瘤は, 周囲の腔に穿破して瘻孔を作る可能性がある.
- カラードプラ（ナイキスト限界 40–50 cm/s）で腔と腔の間の血流を認める.
- 手術は瘻孔を修復する必要がある.

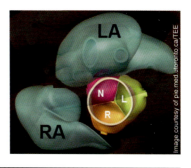

Bentall 術後で, 胸骨上に拍動性腫瘤を認める患者である.（A）CT の再構築画像で, 血液成分から成る仮性動脈瘤の前方部分（2 本矢印）を認める.（B）中部食道大動脈弁短軸像で, 仮性動脈瘤の後方部分（矢印）が左房に向かって穿破し, 瘻孔を形成しているのが描出されている.（C）中部食道大動脈弁長軸像で仮性動脈瘤前方部分（2 本矢印）と後方部分（矢印）が描出されている.（D）仮性動脈瘤と左房の間に交通がある. 中部食道大動脈弁長軸像のカラードプラで, 収縮期に左室流出路から仮性動脈瘤への血流を認め（矢印）, さらにそこから左房への血流が認められ, 左室流出路と左房間に瘻孔が形成されている.（E）中部食道大動脈弁短軸像及び拡大画像（F）で, ホモグラフトによる大動脈弁置換術後に仮性動脈瘤が右房と交通しているのがわかる.

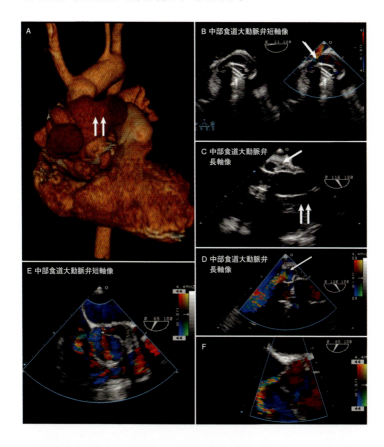

12
機械的循環補助,
心臓移植

機械的循環補助…………………………………………………	288
心室補助装置（VAD）…………………………………………	289
心室補助装置（VAD）装着前の TEE……………………………	290, 291
心室補助装置（VAD）装着後の TEE……………………………	292
左室補助装置（LVAD）のカニューレ内の血流評価………	293
左室補助装置（LVAD）の合併症……………………………	294, 295
右室補助装置（RVAD）………………………………………	296
経皮的心室補助装置（pVAD）………………………………	297
体外生命維持装置（ECLS）…………………………………	298
体外生命維持装置（ECLS）の TEE…………………………	299
心臓移植…………………………………………………………	300
心臓移植の合併症………………………………………………	301

機械的循環補助

- 心肺補助装置は，大動脈内バルーンパンピング（IABP）から，心室補助装置（VAD），完全置換型人工心臓（TAH），膜型人工肺，高度な体外生命維持装置（ECLS）に至るまで様々である．
- デバイスの選択は，患者の心機能，換気（CO_2除去能）や酸素化が十分かどうかによって決まる．
- 心不全が進行した患者に対する機械的循環補助は，めざましく進歩してきており，多くの医療施設で標準的治療となっている．
- 心エコー法は，機械的補助の必要性，実施，合併症の検出，そして離脱の評価を行う際に有用である．

循環	換気	循環と換気
大動脈内バルーンパンピング（IABP） 心室補助装置（VAD） 経皮的心室補助装置（pVAD） 完全置換型人工心臓（TAH）	体外膜型人工肺（VV-ECMO） Avalon Elite® Novolung®	体外膜型人工肺（VA-ECMO） 両心補助装置＋人工肺

ECMO：extracorporeal membrane oxygenation, VV：venous-venous, VA：venous-arterial

心室補助装置（VAD）

- 機械的心室補助装置は，左室（LVAD），右室（RVAD），あるいは両心室（BiVAD）の補助目的に使用されている．
- 補助装置は，血液を装置本体に導くインフローカニューレ（患者から脱血）に依存しており，典型的には補助を受ける心室（RVAD, LVAD）や心房（RVAD では右房）に留置する．装置本体から血液を送るアウトフローカニューレ（患者へ送血）は，大動脈（LVAD）または肺動脈（RVAD）に留置される．補助装置には，体内埋込型（intracorporeal）と，体外留置型（paracorporeal, extracorporeal）がある．

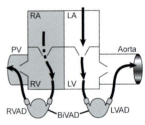

- 初期の大きな拍動流型補助装置に代わり，より小さくて耐久性のある定常流型補助装置が主流となっている．
- VAD は以下の目的で使用される．心臓移植までの橋渡し（bridge to transplantation：BTT），自己心機能回復までの橋渡し（bridge to recovery：BTR），移植適応判定までの橋渡し（bridge to candidacy：BTC），永久埋込使用（destination therapy：DT）．補助装置は，日単位で一時的に使用される場合もあれば，月もしくは年単位で長期間使用されることもある．
- 経皮的定常流型心室補助装置（pVAD）は，ベッドサイドで装着することが可能である（Impella®, TandemHeart®）．

拍動流型 VAD	定常流型 VAD	
	軸流ポンプ	遠心ポンプ
	中～長期的な補助（月～年単位）	
Berlin EXCOR® Thoratec® PVAD	HeartMate II® LVAD CentriMag® Jarvik 2000® Berlin INCOR®	HeartWare® HVAD HeartMate 3™ LVAD
	短期的な補助（日～週単位）	
	Impella®	TandemHeart®

拍動流型 VAD

- 第一世代の補助装置（HeartMate® XVE, Thoratec VAD）は，より小型で効率的な補助装置に取って代わられ，現在は主に歴史的な存在価値しかない．
- 現在の拍動流型 VAD は，Thoratec® PVAD と Berlin EXCOR® があり，共に小児患者にも用いられる．これらの装置は，左室補助及び/もしくは右室補助のためにカニューレと共に体外に留置される．
- ポンプには弁があり，患者の体循環へ非同期の順行性血流を供給する．

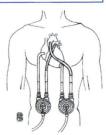

心室補助装置（VAD）

定常流型 VAD

- 定常流型 VAD は，小さくて耐久性の高い完全埋込型である．これらは，弁をもたない設計で，軸流ポンプまたは遠心性ポンプで血流を送る．
- 軸流ポンプはプロペラスクリューを搭載し，高速回転して血液を連続的に前方へ押し出すことが可能である．
- 遠心ポンプは，中にある羽根車が磁力と流体力学的な力によって浮遊し，接触することなく高速回転が可能である．
- 1 分あたりの回転速度（rpm）により装置の流量（2-6L）が決定され，回転速度が高いほど流量が多くなる．
- 左室心尖部に装置を直接装着して脱血し，上行大動脈または下行大動脈（Jarvic 2000®）に送血カニューレを装着する．

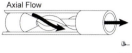
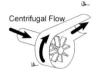

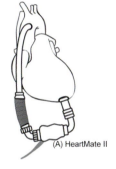
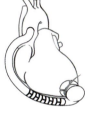
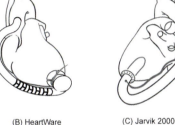

(A) HeartMate II　　(B) HeartWare　　(C) Jarvik 2000

Images by permission of Frances Yeung modified by Willa Bradshaw

完全置換型人工心臓（Total Artifical Heart：TAH）

- SynCardia CardioWest Total Artifical Heart（SynCardia, Inc., Tucson, AZ）は同所性（心臓の本来の位置）の植込型で，空気駆動方式の両心室補助の拍動流型装置である．
- TAH は，半硬質ポリウレタン製の 2 つの人工心室で構成されている．各心室は，一方向性の血流を維持するために流入部と流出部に機械弁（Medtronic-Hall tilting disc）を有する．
- 血液は人工心室を満たし，空気圧駆動で肺循環と全身循環に送られる．1 回拍出量は 70ml で，流量は最大 9.5L/分である．
- 患者の自己の心室と全ての弁を取り除き，コネクターを自己の僧帽弁と三尖弁の弁輪，肺動脈，及び大動脈に縫合する．TAH は，コネクターに取り付ける．
- TAH は，VAD の適応外患者（心内血栓，小さい左室腔，フォンタン循環）で，心臓移植までの橋渡し（BTT）として用いられる．
- TEE 所見は以下の通りである．

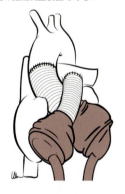

TAH 埋込術の人工心肺前 TEE	TAH 埋込術の人工心肺離脱後 TEE
中心静脈ライン（右房内にないことを確認） PFO, ASD の有無 心房内血栓の有無 下大静脈径 肺静脈の位置，血流	問題点：心電図が検出されない，音響陰影 遺残空気の除去 機械弁の機能 装置内の充満状態 　下大静脈の狭窄の有無 　肺静脈血流速度 >1.1m/s で肺静脈の狭窄あり
出典：Mizuguchi KA, et al. Anesth Analg 2013；117：780-4.	

心室補助装置（VAD）装着前の TEE

- TEE は VAD（LVAD, RVAD, BiVAD）装着術中に有用である．
- 定常流型 LVAD は，デバイスが左室心尖部に，送血カニューレが上行大動脈に留置される．
- 適切な装置の機能は，スムーズな左室充満，装置への脱血，及び大動脈への送血に依存する．装置の流量は前負荷と後負荷によって変化する．
- 人工心肺前の TEE は，埋込が禁忌または埋込方法の変更が必要となりうる疾患の有無についてスクリーニングする．装置の機能を妨げる状態について集中的に検索する．
    1. 左室心尖部の瘤もしくは血栓の有無を確認
    2. 装着後に低酸素血症の原因となる PFO がないことを確認
    3. 大動脈弁逆流がないことを確認（補助装置から駆出された血液が大動脈弁を通って補助装置に戻ってくることにより全身性低灌流となる）
- 人工心肺後の TEE で適切な装置の機能と残存心機能を評価し，合併症を除外する．装置による音響陰影と電磁干渉のため，TEE での評価は難しくなる．

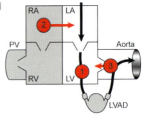

VAD 埋込術の人工心肺前 TEE	VAD 埋込術の人工心肺後 TEE
左室のサイズと機能	遺残空気除去
右室のサイズと機能	PFO の再評価
シャント：PFO, ASD, VSD	カニューレの位置
大動脈弁逆流	装置の機能/血流
心腔内血栓（左室，左心耳）	過度な左室脱血の評価
三尖弁逆流，僧帽弁狭窄	大動脈弁の開放
大動脈アテローム	大動脈弁逆流
大動脈解離	右室のサイズと機能
人工弁	三尖弁逆流

出典：Stainback R, et al. J Am Soc Echocardiogr 2015；28：853–909.
　　　Chumnanvej S, et al. Anesth Analg 2007；106：583–401.

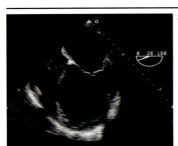

左室のサイズと機能
- 左室サイズは機能低下に伴い拡大する．
- 心室中隔の位置：右に偏位することが多い．
- 左室心尖部の血栓や菲薄化した瘤の有無を検索
- 左室拡張期径を計測し，VAD 埋込前後で比較する．
- 心腔が小さくて肉柱が発達していると埋め込みは困難である．

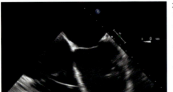

右室のサイズと機能
- LVAD の充満は右室機能が規定する．
- 右室サイズと右室機能は，VAD 埋込後の合併症率と死亡率を規定する重要な因子である．
- 右室機能不全があると BiVAD が必要となることがある．
- 右室の定量的評価
    - 右室 FAC
    - TAPSE
    - 組織ドプラによる三尖弁輪移動速度 S'波
- 三尖弁逆流により右室機能が変化する．
- 三尖弁逆流から右室収縮圧を推定する．

心室補助装置（VAD）装着前の TEE

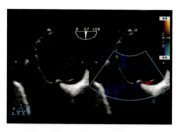

卵円孔開存（PFO）
- LVAD 装着後，右左シャントで低酸素血症になる．
- 奇異性塞栓
- 以下の場合に検出が困難となる．
  - 左房圧＞右房圧
  - 心房中隔が右方へ突出し，可動性がない．
- バルサルバ手技で右房圧を上昇させ PFO を確認
  - カラードプラ±バルサルバ手技
  - 攪拌生食試験±バルサルバ手技
- PFO があれば閉鎖が必要である．
- 人工心肺後に再確認する．

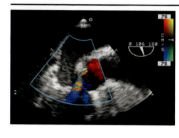

大動脈弁逆流
- LVAD から駆出された血液が大動脈弁を通って LVAD に戻ってくる→全身性低灌流となる．
- 人工心肺前は大動脈拡張期圧が低く左室拡張末期圧が高いため，経大動脈弁圧較差は小さく，大動脈弁逆流の重症度は過小評価される．
- 人工心肺中は，LVAD 埋込後と同じように大動脈圧が高くなり，大動脈弁逆流の検出が可能（図に示すように）である．
- 左室ベントから 1.5L/分以上の血液が戻ってくる場合，有意な大動脈弁逆流が存在する．
- 中等度から高度の大動脈弁逆流がある場合，大動脈弁形成または置換が必要である．

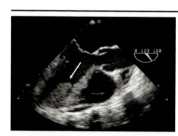

心腔内血栓
- 心室，心房，大動脈内のもやもやエコーは，低流速を表している．
- 左心耳の血栓：左心耳の結紮が必要
- 左室の血栓（矢印）：カニューレ閉塞や心臓操作時に塞栓症を起こしうるので慎重に摘出
- 多量の血栓がある場合は，装置埋込術が不可能となることもある．

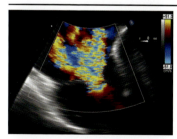

三尖弁逆流（TR）
- VAD 埋込術後に右室機能が悪化する可能性あり．
- 機能的逆流か器質的逆流かを鑑別する．
- 三尖弁逆流の重症度を定量評価する．
- LVAD の流量によって逆流が改善したり悪化したりする．
- 三尖弁逆流が高度の場合，外科的治療が必要となる．

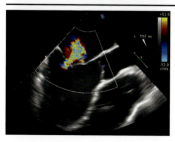

僧帽弁疾患
- LVAD の充満は僧帽弁機能に依存する．
- 僧帽弁狭窄は LVAD への血液流入を妨げるため，僧帽弁置換が必要となる．
- 左室容量負荷は，LVAD への血液流入を促すため，僧帽弁逆流は問題とならない．
- 稀ではあるが，LVAD 装着後に脱血カニューレが腱索と干渉して，僧帽弁逆流が悪化することもある．

心室補助装置（VAD）装着後の TEE

- TEE による VAD 装着後の評価は，人工心肺からの離脱前に，装置の遺残空気除去の確認をすることから始まる．
- 装置が十分な機能を発揮するためには，カニューレ位置が適切であることが重要である．カニューレの開通性はドプラ（カラー及びスペクトル）を用いて評価する．
- 左室内容量は減少する．心室中隔が中間位で最適な左室サイズとなるように装置速度を調整する．
- 右室機能は LVAD への血液流入にとって重要であり，LVAD 埋込後に悪化する可能性がある．
- 血行動態の変動により，PFO，大動脈弁逆流が顕在化する，あるいは三尖弁逆流が悪化する可能性がある．

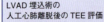

LVAD 埋込術の
人工心肺離脱後の TEE 評価
- 遺残空気の除去
- 右室サイズと機能
- 左室内容量の減少
- 大動脈弁開放
- 大動脈弁逆流
- 三尖弁逆流
- PFO の再評価
- カニューレの位置
- 装置の機能と血流

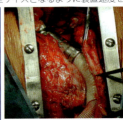

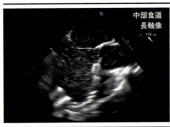

中部食道長軸像

装置内の遺残空気の除去
- 人工心肺下に LVAD を開始する．
- 左室内，上行大動脈内及び送血カニューレ縫着部の近位側に空気は存在する．
- 空気が右冠動脈内へ流入すると，右室機能がさらに悪化する．
- 継続的に空気を認める場合，縫合不全やカニューレの位置異常を疑う．

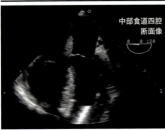

中部食道四腔断面像

左室内容量の減少
- 左室腔が小さくなる．
- 拍動流型の装置では，左室内容量はほぼ空になる．
- 定常流型の装置では，左室内容量はある程度減少する．
- 心室中隔の位置を観察する．
- 吸引による弊害
  - ポンプ内の陰圧
  - 内腔が消失し，左室心筋が左室カニューレを部分的に閉塞させる
  - 容量負荷と，ポンプ流量を低下させることにより対処する．

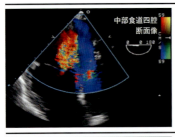

中部食道四腔断面像

右室機能
- 中隔の位置は右室機能の評価に重要である．
  - 左に突出：右室が過度に減圧されている．
  - 右に突出：左室の減圧が不十分である．
  - 中間位：右室が有効に機能するのに最も適切な位置である．
- 右室機能は，
  - 前負荷の上昇により悪化する．
  - 後負荷の低下により改善する．
- 三尖弁逆流は変動しやすい．
- 右室収縮期圧から右室機能を推定する．

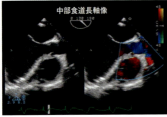

中部食道長軸像

大動脈弁機能
- 大動脈弁は三心拍ごとに間欠的に開放する．
  - 装置の流速を調節して弁が開放するようにする．
  - 大動脈弁が開放していないと硬化のリスクとなる．
- 大動脈弁逆流を評価する．
  - 間欠的あるいは連続性の逆流血流
  - カラー M モードを用いて持続時間を測定
- 大動脈弁逆流の重症度評価を行う．
  - 縮流部幅を測定
  - PHT 法と大動脈内逆行性血流波形は評価には用いない．

左室補助装置（LVAD）のカニューレ内の血流評価

左室心尖部カニューレ
- 装置への流入カニューレ，患者からの流出カニューレ
- 心室中隔及び左室壁から離れて位置し，先端が僧帽弁の方向を向いていることを，直交する二断面像を用いて観察する．
- カラー：一方向性の層流血流が観察される．
- スペクトルドプラ（パルスドプラまたは連続波ドプラ）
  - 拍動流：不連続波形，流速<2.3m/s
  - 定常流：血流はベースラインまで戻らない（矢印），流速 1.0-2.0m/s
  - HeartWare®では電磁干渉のためにカラードプラでの適切な評価が妨げられ，スペクトルドプラの波形は判別不能である．

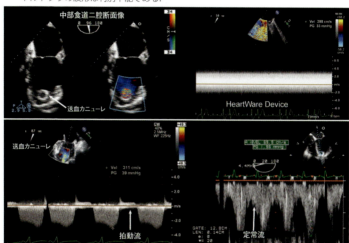

大動脈カニューレ
- 装置からの流出カニューレ，患者への流入カニューレ
- TEEプローブを後退させ，走査角を調整し，上行大動脈の前側方に位置することを確認する．
- カラー：一方向性の乱流血流が観察される．
  - 大動脈弁逆流の有無を評価する．

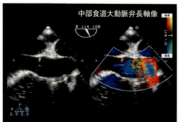

スペクトルドプラ
（パルスドプラまたは連続波ドプラ）
- 拍動流
  - 不連続波形，流速<2.1m/s
  - 心電図と非同期である．
- 定常流
  - 血流がベースラインまで戻らない（矢印），流速 1.0-2.0m/s
  - 拍動流パターン波形は自己の左室収縮によるものであり，心電図に一致する．

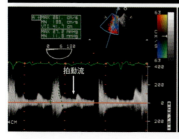
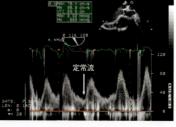

左室補助装置（LVAD）の合併症

VAD の合併症
- 装置の低拍出状態
  1. 循環血液量減少（右室, 左室の虚脱）
  2. 右心不全（右室拡大, 機能低下, 三尖弁逆流）
  3. 心タンポナーデ
  4. 脱血カニューレの閉塞
  5. 装置の機能不全
  6. 送血カニューレの閉塞
- 装置の高拍出状態
  - 敗血症
  - 大動脈弁逆流
- 血栓
- 低酸素血症

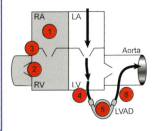

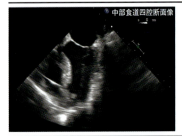

吸引による弊害
- 心筋がカニューレに吸い込まれることで以下の状態が起こる.
  - 低血圧, 不整脈
  - VAD の流量低下
  - 回路のチャタリング
- 以下の原因によって引き起こされる.
  - 循環血液量減少
  - 右心不全
  - 心タンポナーデ
- 左室内腔の虚脱, 心室中隔の左方偏位
- 治療：VAD の流量を低下させ, 原因に対処する.

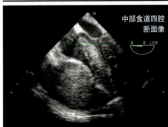

心タンポナーデ
- 局所あるいは全周性の心嚢液貯留
- 心腔の圧排：右房, 右室（図）
- LVAD への血液流入が障害され, 低流量となる.
- LVAD 埋込患者は術後に抗凝固療法が必要で, 出血傾向になるため, 心タンポナーデは早期にも晩期にもよく問題になる.
- 心嚢ドレナージもしくは外科的血腫除去を必要とする.

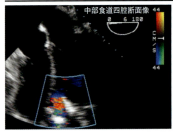

脱血カニューレの閉塞
- 閉塞の原因
  - カニューレの位置異常（図のように左室壁方向へ向く）
  - 循環血液量減少によるカニューレ周囲の心腔虚脱
  - カニューレの血栓閉塞
- ドプラ
  - カラー：乱流血流
  - スペクトル：流速>2.3m/s
- 閉塞により流量が低下する.

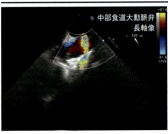

送血カニューレの閉塞
- 閉塞の原因
  - カニューレの位置異常
  - カニューレの屈曲
  - カニューレの血栓閉塞
- ドプラ
  - カラー：乱流血流
  - スペクトル：流速>2.3m/s
- 閉塞により流量が低下する.

左室補助装置（LVAD）の合併症

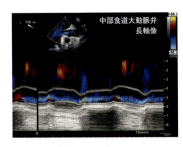

大動脈弁逆流
- 持続的な高い大動脈圧
- 連続的あるいは間欠的な大動脈弁逆流
  - カラーMモードで持続時間を評価する．
- 再循環によりLVAD内が充満と虚脱を繰り返し，LVAD流量が増加する．
- 重症度を定量化することは難しい．
  - 縮流部幅を測定する．
  - PHT法や大動脈内逆行性血流波形は評価に用いない．
- 管理は困難である．後負荷を軽減し，大動脈弁置換を考慮する．

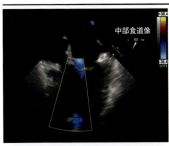

装置内血栓
- 1~4%の患者に認められる．
- 危険因子：心房細動，左室内血栓，抗凝固薬の投与量不足，ポンプ流量の低下
- 溶血や心不全が見られる場合は血栓を疑う．
- 装置のパワーが上昇する．
- 図に示すように，ナイキスト限界が低いにもかかわらず，カラードプラで層流の流入血流が観察される．
- 装置の機能を評価するためにRAMP負荷試験を行う．
- 装置の交換が必要になる場合もある．

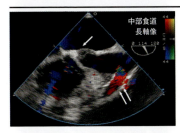

弁血栓
- 血栓は血流が停滞した領域で形成される．
- 大動脈弁が閉鎖したままでいると，血栓形成（矢印）と弁機能不全のリスクとなる．
- VADの送血カニューレ（二重矢印）から上行大動脈内への血流は，間欠的な大動脈弁の開放・閉鎖と同様に血栓形成の予防となりうる．
- 全身性塞栓のリスクとなる．

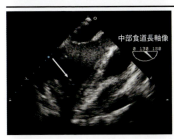

カニューレ内血栓
- カニューレの先端やカニューレ内にも血栓が形成される可能性がある．
- カニューレへの流入血流が閉塞する可能性がある．
- 閉塞により装置の流量が低下する．
- 小さな血栓が左室カニューレの先端に付着している（矢印）．
- 血栓形成の予防に，通常抗凝固療法が必要である．

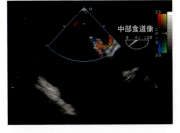

低酸素血症
- 残存心内シャントの存在：PFO, ASD, VSDなど
- 心内圧の変化によって顕在化する．
- 生理食塩液を用いたコントラストエコー法による診断
- ポンプの流量の変更により一時的に状態が改善することもある．
- 経皮的カテーテル欠損孔閉鎖術を必要とするかもしれない．図に示すのは経皮的カテーテル欠損孔閉鎖術後の残存シャントで，デバイス上に内皮が形成されて最終的には消失した．

右室補助装置（RVAD）

右室補助装置（RVAD）あるいは両心室補助人工心臓（BiVAD）
- 両心不全の際は BiVAD の適応となる：
  - 定常流システム：CentriMag®
  - 拍動流システム：Berlin Heart EXCOR®, Thoratec® PVAD™
- これら補助装置は患者の体外に留置される：
  - Extracorporeal：CentriMag®
  - Paracorporeal：Berlin Heart EXCOR®, Thoratec® PVAD™
- BiVAD は 2 つの装置と送脱血カニューレで構成されている：
  - 右心系：脱血（右室，右房）→送血（肺動脈）
  - 左心系：脱血（左室，左房）→送血（大動脈）
- RVAD の脱血カニューレ：右房または右室
- RVAD の送血カニューレ：肺動脈
  - 流速 1.0–2.0m/s
  - 不連続あるいは連続性の血流である．
- 装置からの血流は最大 9.9L/分まで供給できる．

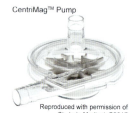

CentriMag™ Pump

Reproduced with permission of St. Jude Medical, ©2017

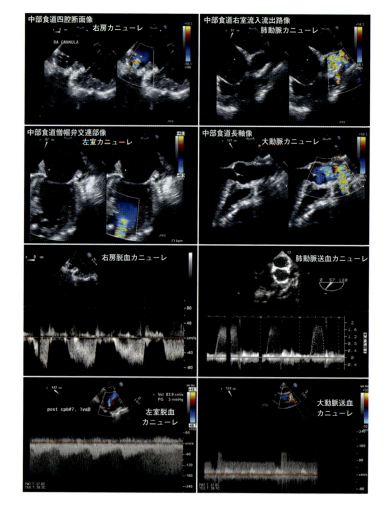

経皮的心室補助装置（pVAD）

経皮的心室補助装置（pVAD）
- pVAD は，一時的（5-14 日）に，部分的あるいは完全な循環補助に用いられる．
- これらの装置は大腿動脈を通して挿入され，酸素化された血液を左心系から全身に再循環させる．
- 心原性ショック，左室負荷の軽減，循環補助が適応である．

TandemHeart® pVAD（CardiacAssist, Pittsburg, PA）
- 定常流システムの体外設置型の pVAD で，3 つの部分から成り立っており，左室負荷を軽減する．
- 酸素化された血液を左房から脱血し，大腿動脈に返血する（流量 3-5L/min）．
- 21Fr の大腿静脈カニューレを右房に挿入し，X 線もしくは TEE ガイド下に心房中隔を通して左房へ挿入する．このカニューレは脱血管として，体外にある遠心ポンプに接続される．
- 右大腿動脈から大動脈分岐部へと挿入された 15-17Fr のカテーテルがポンプからの送血管となる．

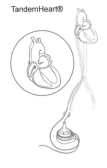
TandemHeart®

Impella®（Abiomed, Danvers, MA）
- 様々な程度に左室負荷を減少させることができるこのカテーテルは，超小型軸流ポンプを搭載する．左室流出路から酸素化された血液を脱血し，ポンプを用いてカテーテルの遠位部のポートから上行大動脈へ送血する．
- カテーテルサイズにより 2.5-5.0L/min の左室補助が得られる．
- 大腿動脈から逆行性にカテーテルを挿入し，大動脈弁を超えた位置に留置する．
- カテーテルの正しい位置：
  - 脱血ポートが大動脈弁から 3-4cm の左室流出路内
  - 送血ポートがバルサルバ洞から 1.5-2cm 遠位
- TEE を用いてカテーテルの位置決めを行う．
- Impella RP®は，下大静脈にカテーテルを留置して脱血し，肺動脈へ送血することにより右室を補助する（流量 4.0L/分）．

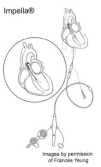
Impella®

Images by permission of Frances Yeung

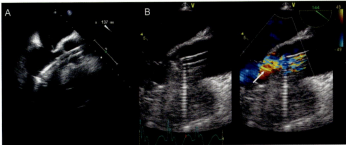

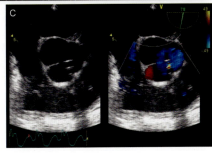

（A）中部食道長軸像で，Impella® カテーテルが大動脈弁を通過して留置されているのが描出されているが，左室内にカテーテルが深く入りすぎている．（B）中部食道大動脈弁長軸像のカラードプラで，カテーテルの遠位部から脱血される連続血流（矢印）と上行大動脈に送血される連続血流が描出されている．（C）中部食道大動脈弁短軸像のカラードプラで，大動脈弁の中央に Impella® カテーテルが位置しているのが描出されている．

体外生命維持装置（ECLS）

体外生命維持装置（ECLS）
- 換気と循環の補助を行い，機能不全の肺，心臓，またはその両方を補助する発展中の医療分野である．
- ECLSには通常，中心または末梢循環における経皮カニューレの位置決めが必要であり，様々な装置が使用されている．
- 心エコー法は，ECLSの適応，実施，合併症の検出，及び離脱の評価に有用である．

体外膜型人工肺（VV-ECMO）
- この装置は換気補助を行い，酸素化された血液は自己の心臓によって駆出される．
- 経皮的に，またはカットダウンでカニューレを挿入することが多く，長いカニューレを中枢側に位置させる．
- 静脈血を適切に脱血するためには，大静脈心房接合部を超えた右房内の最適なポジションにカニューレを位置させることが必要である．カニューレの位置異常により構造物が損傷されることがある．
  - 深すぎる：三尖弁・心房中隔損傷
  - 浅すぎる：下大静脈損傷
- リサーキュレーションを避けるために，送血管と脱血管との間に適切な距離が必要である．

体外膜型人工肺（VA-ECMO）
- この装置は，循環と換気補助を行い，自身の心臓と肺機能に依存しない．
- VA-ECMOでは，脱血するための静脈カニューレと，酸素化された血液を送血するための動脈カニューレを挿入する．
- 末梢からの静脈カニューレは大腿静脈から挿入し，下大静脈と右房の接合部に留置する．動脈カニューレは大腿動脈から挿入し，腸骨動脈に留置する．
- 中枢側で行う場合は，人工心肺の送脱血管と同様に，右房内へ静脈カニューレを，上行大動脈内へ動脈カニューレを挿入する．

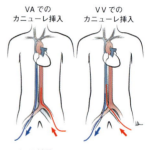

ECMO循環
ポンプ → 人工肺 → 熱交換器

VV-ECMO			VA-ECMO	
呼吸不全			心不全及び呼吸不全	
1つもしくは2つの静脈にカニューレ挿入			静脈と動脈にカニューレ挿入	
	脱血	送血	脱血	送血
大腿-心房	大腿静脈（下大静脈/右房接合部）	内頸静脈（上大静脈/右房接合部）	大腿静脈	大腿動脈
大腿-大腿	大腿静脈（下大静脈中部）	大腿静脈（右房）	右房	大動脈
内頸静脈	内頸静脈（上大静脈，下大静脈）	内頸静脈（右房）		

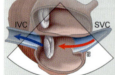
大腿-心房カニュレーション

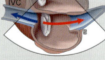
大腿-大腿カニュレーション

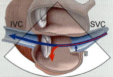
内頸静脈カニュレーション

ECLSのTEE評価項目		
挿入前	挿入後	離脱
左室径，機能 右室径，機能 三尖弁逆流 PFO，ASD 下大静脈と上大静脈の径 粥腫 キアリネットワーク	カニューレの位置 心嚢液 大動脈解離 心室径 左室の膨満 血栓 大動脈弁の開放	左室径，機能 LVEF＞20% 僧帽弁輪 組織ドプラS'波＞6cm/s 大動脈のVTI＞10cm 右室径，機能 大動脈弁の機能 三尖弁逆流，右室収縮期圧

出典：Doufle G, et al. Critical Care 2015；19：326.

体外生命維持装置（ECLS）の TEE

静脈カニュレーション

ECLS の経皮的静脈カニューレは大腿静脈もしくは内頸静脈から挿入され，血流を閉塞しない位置に留置される．

（A）中部食道上下大静脈像で，内頸静脈から挿入された VV-ECMO の送血カニューレが上大静脈から右房に向かっているのが描出されている．（B, C）中部食道上下大静脈像〔カラーなし（B）・あり（C）〕で，大腿静脈から挿入された脱血カニューレが下大静脈と右房の接合部に位置しているのが描出されている．

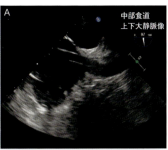

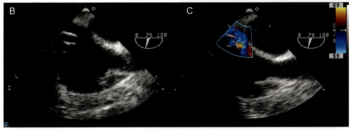

Avalon Elite® カテーテル（Maquet, Rastatt, Germany）

- 両大静脈（下大静脈，上大静脈）から脱血し，酸素化された血液を右房に返血するダブルルーメンカニューレである．
- 右内頸静脈から経皮的に挿入し，右房に留置する．
- 先端部を右房と下大静脈の接合部に位置させる．
- カテーテルの送血孔（赤矢印）が心房中隔方向ではなく，三尖弁方向へ向くようにする（中部食道上下大静脈像）．
- 1本のカニューレで VV-ECMO が確立され，リサーキュレーションは最小限で，有効な血流が得られる．

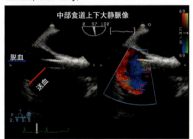

Novalung® iLA Membrane Ventilator（XENIOUS AG, Germany）

- 主として二酸化炭素を除去するために設計された体外式換気補助装置である．
- 脱血された血液は，人工肺を通過して返血される．
- 大腿動脈・静脈カニュレーションで行う．
- 中枢側へのカニューレ挿入（肺動脈から左房）により，原発性肺高血圧症患者の肺移植への橋渡し治療として，圧負荷軽減とガス交換を行うことができる．

（A）中部食道右室流入流出路像のカラードプラで，主肺動脈に留置されたカニューレ（矢印）が描出されている．（B）中部食道修正上下大静脈像のカラードプラで，右上肺静脈から左房へ留置された脱血カニューレが描出されている．

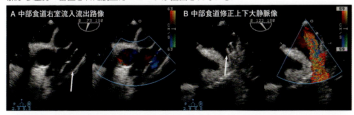

同所性心臓移植

- 難治性心不全に対するゴールドスタンダードとなる外科的処置である．
- 自己心臓の摘出とドナー心臓の移植を行うが，2種類の方法がある（p.301 参照）．
- 人工心肺前の TEE の用途は以下に限られる．
  - 肺血管抵抗の推測
- 肺血管抵抗＝（三尖弁逆流最大速度/右室流出路 VTI）×10＋0.16
- TEE は，早期の移植心機能や潜在する合併症の診断を評価するのに最適であり，必要により機械的補助の導入を行う際の手助けとなる．
- 両心不全は，移植心の機能不全や早期拒絶反応の徴候である．

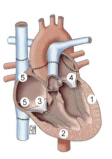

心臓移植の人工心肺前 TEE 所見	心臓移植の人工心肺離脱後 TEE 所見
心室拡大 　心筋の菲薄化（＜6mm） 　もやもやエコー，血栓 大静脈の径 PLSVC の有無 三尖弁逆流 　肺動脈収縮期圧・肺血管抵抗の推定 VAD の摘出（LVAD, BiVAD） 心嚢液貯留 ペースメーカーワイヤ	遺残空気の除去 ① ② 両心室機能の評価 　びまん性壁運動異常 　局所壁運動異常 ③ 三尖弁逆流（肺動脈収縮期圧の評価）， 僧帽弁逆流，吻合部の評価 ④ 左房，肺静脈 ⑤ 上大静脈 ⑥ 下大静脈 PFO の評価

吻合部

- 上下大静脈吻合は注意深く観察することが必要で，上大静脈と下大静脈の径を測定し，カラードプラで層流血流であることを確認する．上下大静脈の流速を評価するための適切なスペクトルドプラのアライメントを得ることは困難である．乱流血流が存在する場合，執刀医に知らせるべきである．上大静脈の閉塞が疑われれば，臨床的症状と照らし合わせ，外科的修復が必要になることもある．下大静脈の狭窄は術後のステント留置で対処できる場合がある．
- 左房吻合部：僧帽弁と肺静脈を通過した血流が左室へ適切に充満しているかを確認
- 大動脈，肺動脈の吻合部が問題になることはほとんどない．

（A）中部食道四腔断面像で，左房吻合部狭窄により僧帽弁上に乱流血流が生じ，左室充満が制限されているのが描出されている．（B）中部食道上下大静脈像で，下大静脈（矢印）と上大静脈（二重矢印）の乱流血流が描出されている（下大静脈の方は術後にステント留置が必要となった）．

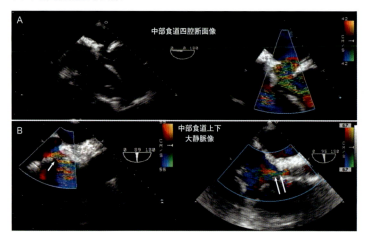

心臓移植の合併症

心臓移植の方法

心房吻合法（Lower-Shumway）
レシピエントの右房及び左房の一部，そして肺静脈（図中：青）を残し，ドナーの右房と左房（図中：赤）に吻合する．

大静脈吻合法（Wythenshawe）
レシピエントの右房を取り除き，ドナー（図中：赤）とレシピエント（図中：青）の上大静脈，下大静脈，左房を吻合する．

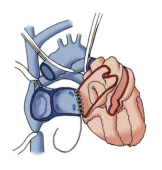
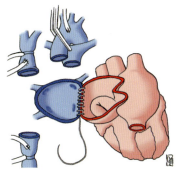

右室機能

- ドナーの右室機能は，様々な理由（心筋機能不全，循環血液量過多，長い虚血時間，既存の肺高血圧，拒絶反応）で心臓移植後に低下することがある．
- 右心不全の所見を右に記す．
- 右室機能の低下は予後と相関がある．
- 右室機能を悪化させる過剰な輸液を避ける．

右心不全の徴候
右室拡大
壁運動異常
心室中隔の左方への突出
TAPSEの減少
高度三尖弁逆流
（高い右室収縮期圧）
右室自由壁のストレイン低下

（A）中部食道四腔断面像で，右室が拡大して心室中隔が左室側に突出しているのが描出されている．
（B）中部食道右室流入流出路像のカラードプラ（ナイキスト限界59cm/s）で高度三尖弁逆流の層流血流が描出されており，重度の右心不全を示唆する．

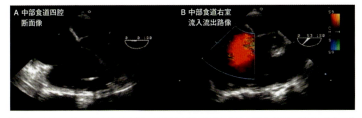

A 中部食道四腔断面像　　B 中部食道右室流入流出路像

心嚢液貯留，心タンポナーデ

- 凝固障害がもともと存在し，縫合線が新しく複数できるため，心臓移植後の出血は一般的な合併症といえる．
- 溜まった血液は，被包化され，心腔またはその付近の構造物を圧排する．
- 心タンポナーデの診断のために，房室弁通過血流の呼吸性変動を評価する．

中部食道四腔断面像で，左房に流入する左上肺静脈（矢印）が圧排されているのが描出されている．これは心膜斜洞に貯留した血液が左房を圧排しているからである．

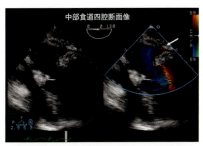

中部食道四腔断面像

13
心筋症

拡張型心筋症……………………………………………… 304
拘束型心筋症（RCM)………………………………… 305
不整脈原性右室異形成（ARVD)…………………… 306
緻密化障害心筋症………………………………………… 307
たこつぼ心筋症…………………………………………… 308
心筋炎，S字状中隔……………………………………… 309
肥大型心筋症の概要……………………………………310, 311
閉塞性肥大型心筋症（HOCM）の TEE 所見………312, 313

- 心筋症は，冠動脈疾患・高血圧・弁膜症・先天性心疾患とは無関係に，構造的かつ機能的に異常な心筋が機能不全を起こす心筋疾患である．家族性（遺伝子変異）の場合も非家族性の場合もある．
- 解剖学的，生理学的，遺伝学的にまとめようと試みられているが，世界的に合意された分類法はない．ここでは簡易化されたヨーロッパの分類を示す．
- 各心筋症の原因は様々である．
- エコーにより心室機能（収縮能，拡張能），壁厚，そして心腔サイズを評価することで，各心筋症を容易に診断することができる．
- 他の診断方法として，心内膜心筋生検や
- 心臓カテーテル検査がある．

心筋症の種類
拡張型（DCM）
拘束型（RCM）
肥大型（HCM）
不整脈原性右室異形成
分類不能：
たこつぼ
左室緻密化障害
出典：Eur Heart J 2008；29：270-6.

拡張型心筋症（DCM）

- DCM は，異常な負荷状態（高血圧，弁膜症）や冠動脈疾患なしに，左室の拡張や収縮不全を示す状態と定義される．
- DCM は最も多い心筋症で（60%，5-8/10,000），複数の原因があり，不幸にも高い死亡率（2 年で 50%，5 年で 75%）となっている．
- DCM では心室が拡大し，収縮不全と拡張不全のどちらかまたは両方が存在する．心筋が薄くなり収縮力が減少するため，心拍出量が減少して拡張末期圧と拡張末期容量が増加する．弁輪拡大のために弁機能不全（僧帽弁逆流/三尖弁逆流）が起こる．左房圧上昇により肺高血圧を来す．左室拡張末期径 > 4 cm/m^2 と右室機能は重要な予後予測因子である．
- エコーで DCM の診断はできるだろうが，原因の特定は難しい．定期的にエコーを実施することは，病状の進行のフォローと治療方針の決定に有用である．

DCM の病因
特発性
家族性
心筋炎：
感染/中毒/免疫異常
川崎病
好酸球増多症
ウィルス感染持続
薬剤性
妊娠
内分泌性
栄養失調（チアミン）
アルコール

DCM の TEE 所見
断層像
心腔径
拡張末期径，球状形態
菲薄化した心筋
EF 減少（< 45%）
心筋重量↑（偏心性心肥大）
左室心尖部血栓，もやもやエコー
ドプラ
弁逆流（僧帽弁逆流，三尖弁逆流）
肺動脈圧（三尖弁逆流ジェットから右室収縮期圧を推定）
左室拡張期充満（僧帽弁流入血流＋肺静脈血流）
早期弛緩能低下
偽正常化
大動脈駆出血流速度の低下

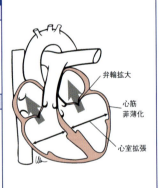

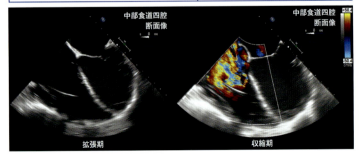

拘束型心筋症（RCM）

拘束型心筋症（RCM）

- RCMは最も稀な心筋症である．心室は硬く，収縮能は正常だが拡張能は低下しており，拘束性の病態となる．拡張期及び収縮期容量は正常または減少しており（一心室，または両心室），心室壁厚が正常なのが特徴である．心筋の肥大ではなく，浸潤による偽性肥大により心室壁が厚く見えるかもしれない．
- 左室だけの病変であれば拡張期充満の低下（左室拡張末期圧↑）から肺うっ血を来し，右室も侵されると右心不全（浮腫，腹水）を来す．
- RCMは特発性，家族性，または様々な全身疾患や心内膜病変（線維症，弾性線維症，血栓症）から発症する可能性がある．右室，左室，またはその両方の流入路の線維性心内膜病変は，房室弁の機能不全を引き起こす．それぞれの病因に関連した特異的なエコー所見がある．

RCM の病因
家族性
アミロイド
強皮症
カルチノイド心疾患
転移性癌
放射線
薬剤性（アントラサイクリン）
心内膜心筋線維症
好酸球増加症
特発性
染色体異常
薬物：セロトニン
　　　メチセルギド
　　　エルゴタミン

アミロイドーシス RCMの病因で最多 アミロイド沈着	● エコー輝度の高い浸潤（斑点状エコー） ● 肥厚した心臓（壁＋弁） ● 心房壁（＋心房中隔）と右室への浸潤，心房内血栓
サルコイドーシス 肉芽腫 浸潤	● 限局性菲薄化＋左室拡張，通常心基部の近く． ● 心室中隔が侵され刺激伝導系に病変が及ぶと心ブロックを，乳頭筋が侵されると僧帽弁逆流を起こす．
ヘモクロマトーシス 鉄沈着	● 早期には心室壁が肥厚する（弁は侵されない）． ● 晩期になると特異的な所見なし，DCMに類似
カルチノイド症候群 セロトニン沈着	● 右心系が侵され，左心系は稀 ● 弁＋右房/右室壁への浸潤 ● 三尖弁と肺動脈弁が肥厚し，引きつれて，高度の逆流を起こす．
好酸球増加症候群	● 左室機能は良好だが左室内血栓ができる． ● 晩期には僧帽弁と三尖弁の弁下組織病変による逆流と狭窄

RCM の TEE 所見

- 拡張せず，肥厚した左室壁と右室壁
- 正常収縮能
- 拡張不全：拘束性パターン
  収縮性心膜炎：（組織ドプラ）E'>8 cm/s
  RCM：（組織ドプラ）E'<8 cm/s
- 両心房拡大（左房径＞60 mm は独立危険因子）
- 肺動脈圧↑（三尖弁逆流，奇異性中隔運動）
- ドプラ：三尖弁逆流（肺動脈圧↑）
  　　　　肺静脈血流
  　　　　僧帽弁流入血流

拘束性パターンの拡張不全
僧帽弁流入血流
　E/A>2
　DT<150 ms
　短い A 波持続時間
肺静脈血流
　D 波<30 cm/s
　S/D≪1
　Ar>35 ms
　Ar/僧帽弁流入血流 A 波>0.6

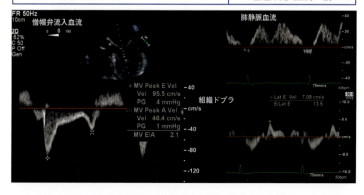

不整脈原性右室心筋症（ARVC）または 異形成（ARVD）

- ARVD は，右室心筋が進行性に脂肪組織や線維組織と置き換わることからつけられた組織学的診断名である．右室の前壁漏斗部（流出路），心尖部，下壁（流入路）に異形成を起こし，三角地帯に限局することが多い．常染色体優性の遺伝子変異に関連があり稀な疾患であるが，心臓突然死の原因となる．左室にも病変が及ぶ可能性がある．
- エコーによる ARVD の診断は，心筋内の脂肪組織の評価ができないため，感度は高いが特異度は高くない．ARVD のエコー所見は表の通りである．ARVD の診断には心電図，エコー，心臓 MRI/CT，そして血管造影による総合的評価が必要である．
- 初期の 1994 年の AVRD の診断基準は 2010 年に更新されている．

> **ARVD の TEE 所見**
> 右室と右房の拡大
> 右室流出路（RVOT）単独の拡大（>30 mm）
> 下壁基部の壁運動低下/奇異性運動
> 限局性右室瘤
> 高輝度のモデーターバンド

不整脈原性右室異形成（ARVD）

大基準	小基準
右室機能不全	
・重度の右室拡大＋右室 EF↓，左室機能不全は伴わないか軽度である↓ ・限局性右室瘤 ・高度の限局性右室拡大	・軽度の右室全体の拡大±右室 EF↓，左室は正常 ・軽度の限局性右室拡大 ・局所的な右室の壁運動低下
出典：McKenna WJ, et al. Br Heart J. 1994；71：215-8.	
・局所的右室壁運動消失，奇異性壁運動，瘤 ・以下のうち一つ（拡張末期）： 　傍胸骨長軸像での RVOT 径≧32mm，RVOT 径/BSA≧19 mm/m^2 　傍胸骨短軸像での RVOT 径≧36mm，RVOT 径/BSA≧21 mm/m^2 　右室 FAC≦33%	・局所的右室壁運動消失，奇異性壁運動 ・以下のうち一つ（拡張末期）： 　傍胸骨長軸像での RVOT 径 29-31mm，RVOT 径/BSA16-18mm/m^2 　傍胸骨短軸像での RVOT 径 32-35mm，RVOT 径/BSA 18-21 mm/m^2 　右室 FAC 34-40%
出典：Marcus FI, et al. Circulation 2010；121：1533-41.	
心内膜心筋生検による心筋の線維脂肪組織置換診断	
心電図	
・V$_1$-V$_3$ におけるイプシロン波 ・V$_1$-V$_3$ における限局性 QRS 延長（>110 ms）	・右脚ブロックなしで V$_2$ と V$_3$ で T 波陰転 ・加算平均心電図における心室遅延電位 ・左脚ブロックの心室頻拍 ・心室性期外収縮頻発（>1000/24h）
・剖検または手術による家族性疾患の証明	・ARVD の家族歴 ・35 歳未満での心臓突然死の家族歴

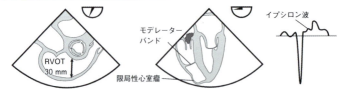

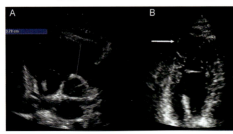

（A）TTE の右室流入流出路像で，拡大した RVOT（>30 mm）が描出されている．（B）TTE の右室を中心にした心尖部四腔断面像で，心尖部瘤（矢印）と発達したモデーターバンドが描出されている．これらは ARVD の所見に合致する．

緻密化障害心筋症

左室緻密化障害 (LVNC)

- 左室緻密化障害は発達した肉柱と深い肉柱間の陥凹（間隙）を特徴とし，心尖部も侵される．心外膜層は薄く，心筋と心内膜層は厚い．
- 左室緻密化障害はしばしば家族性で，先天性の心筋症と考えられる．孤立性発症することもあるし，先天性心疾患（エプスタイン奇形や複雑チアノーゼ性心疾患）や神経筋疾患に合併することもある．
- 診断はエコー，心臓 MRI や左室造影で行われる．左室緻密化障害には二種類のエコーによる診断基準（Chin と Jenni）が用いられており，肉柱間の陥凹の深さを計測する．Jenni の診断基準では，左室壁は心外膜と連続した外側の緻密化層と内側の緻密化障害層の二層から成るとされている．

> **左室緻密化障害の TEE 評価**
> 肉柱と陥凹
> 中部と心尖部のセグメント
> カラードプラ
> 左室機能

- 左室緻密化障害のその他の TEE 所見：
  - 多数の過度に目立つ肉柱と深い肉柱間の陥凹
  - 左室中部（特に下壁と側壁）と心尖部セグメント
  - 肉柱間の陥凹に左室内の血液が流れる（カラードプラ）
  - 左室収縮能は保たれている，または全体的あるいは局所的な左室及び右室の機能不全がある．

Chin の診断基準

左室緻密化障害では X/Y 比≦0.5
X＝心外膜表面から肉柱間陥凹の底まで
Y＝心外膜表面から肉柱の先端まで

Jenni の診断基準

左室短軸像で最も壁が厚い部位での収縮末期における緻密化障害層 (NC) と緻密化層 (C) の厚さを計測する．NC/C 比＞2 で左室緻密化障害

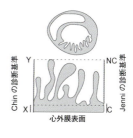

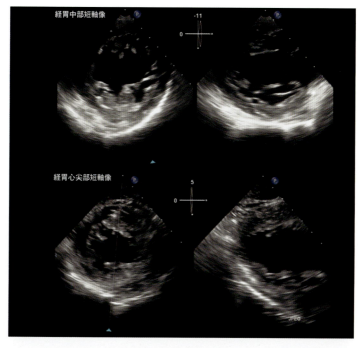

たこつぼ心筋症

- 一過性左室心尖部膨張，ブロークン・ハート・シンドローム，またはストレス心筋症とも呼ばれ，左室心尖部と左室中部，またはそのどちらか一方の一過性（可逆性）の局所収縮不全を呈するが造影で冠動脈病変がないのが特徴である．
- 患者は以下の所見を呈する．
  - 狭心症様胸痛の突然の発症
  - 広範な心電図変化（T波陰転化，ST上昇）
  - 軽度の心筋逸脱酵素の上昇
- ストレスが原因となり，急性の脳血管障害に併発することがある．
- 左室機能は通常数日から数週間で正常化し，再発は稀である．治療は対症療法となる．
- 正式な診断基準が提唱されているが，一般的には支持されていない：
  - 左室壁運動異常部位は単一主要冠動脈の支配領域では説明がつかない．
  - 発症24時間以内に冠動脈造影で狭窄なし（50%未満の狭窄）．
  - 新規の心電図変化（一過性のST上昇と広範囲のT波陰転化，またはそのどちらか一方），またはトロポニンの上昇

> **たこつぼ心筋症のTEE所見**
> - 心尖部と中部，またはそのどちらか一方の左室奇異性運動
> - 収縮期に心基部下壁の収縮が正常で心尖部が膨張しているために，たこの罠（たこつぼ）のように見える．
> - 亜型として以下を含む：
>   - 逆たこつぼ心筋症：心基部が膨張し心尖部が過収縮
>   - 右室にも病変が及んでいる場合は，左室不全がより高度で胸水が認められる．

（A, B）たこつぼ心筋症患者の拡張期と収縮期におけるTTEの心尖部四腔断面像．（A）造影剤なし，（B）造影剤あり．収縮期に心基部が正常に収縮し，心尖部が膨張していることに注目

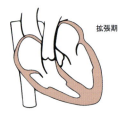
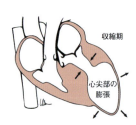

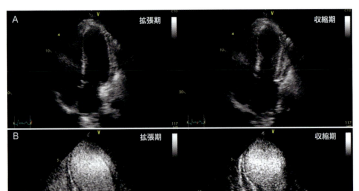

心筋炎，S 字状中隔

心筋炎
- 心筋炎は心筋が炎症を起こしている状態である．最も多い原因はウイルス感染であるが，細菌感染，薬物，中毒，自己免疫疾患でも起こりうる．
- 診断のゴールドスタンダードは生検である．MRI も有用である．エコーでは特異的な所見はないが，予後評価に重要である．
- 心筋炎は，全身性疾患後の発症時期に関連して，劇症型（1–2 日），急性（数日から数週），そして慢性（数週から数ヶ月）に分類される．多くの患者は心不全と収縮機能不全を呈するが，収縮能が保たれていることもある．
- 劇症型心筋炎は心筋の炎症過程であり，ウイルス感染の前駆症状の直後に重症心不全を突然発症することを特徴とする．重症度は低いが DCM になることが多い非劇症型の過程とは区別される．
- リンパ球浸潤と心筋壊死による心筋浮腫のために，左室壁が肥厚する．
- 劇症型心筋炎では左室内腔は正常または小さく，左室壁は肥厚して"偽求心性肥大"となる．劇症型以外では，多くの場合左室内径が拡大し，心筋は菲薄化する．
- 経時的にエコー検査を行うことで左室壁厚と内腔サイズの改善や悪化を評価することができる．

S 字状中隔
- 上行大動脈と心室中隔の配列不良で，高齢者に多い．
- 心基部中隔の心筋肥大と混同してはいけない（HCM，p.310 参照）．
- 心室中隔と上行大動脈の角度の異常によって形成され，中隔が S 字状になり左室流出路へと突き出て特徴的な形になっている．
- 動的な左室流出路狭窄を起こすことはほとんどない．
- 高血圧患者ではより顕著になる．下壁–後壁の心筋梗塞後には，心室中隔が左室流出路へさらに突出することがある．
- 良性の状態であり，治療は必要ない．
- Aortoseptal（AS）角は心室中隔に沿ったラインと大動脈基部長軸の成す角度である．AS 角が小さいと S 字状中隔のようにカドがある状態になる．
  - 正常角度＞125°
  - 角度減少　100–110°

(A) 中部食道長軸像で，上行大動脈と心室中隔の正常な関係（鈍な AS 角）が描出されている．
(B) 非対称性中隔肥大で中隔壁厚 2.0 cm の患者．AS 角は（A）の患者と同様に正常である．
(C) AS 角が減少し左室流出路へ S 字状中隔が突出している患者．左室流出路径は減少しているが，左室流出路狭窄はない．

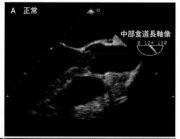

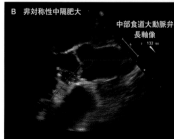

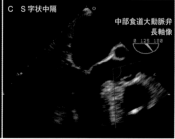

病態生理

- 肥大型心筋症（HCM）は，異常心筋が左室肥大を引き起こす遺伝性疾患である．様々な浸透率の常染色体優性遺伝疾患で，異常心筋を生み出すβミオシン重鎖の異常と関連している．発生率は500人に1人である．
- 対称性または非対称性の左室肥大があり，左室血流（左室流出路または左室腔中部）の閉塞，拡張能異常，僧帽弁逆流を伴う．収縮能は正常以上であることが多いが，病後期には低下する．

> **HCMの病態**
> 肥厚した左室壁
> 左室血流閉塞
> 拡張不全
> SAM，僧帽弁逆流

肥大

- 様々な肥大パターンがある：
  A. 逆湾曲中隔HCMでは，中部中隔が左室腔側へ著明に突出し，三日月型の心腔に見える．SAMが起こる可能性がある．
  B. S字状中隔HCMでは，心室中隔が左室腔側へ凹となり，心基部中隔の顕著な突出が見られ，卵型の心腔となる．SAMが起こる可能性がある．
  C. 中立中隔HCMでは，左室腔への顕著な凹凸のない真っ直ぐな中隔が見られる．SAMが起こる可能性がある．
  D. 心室中部HCMでは，心室中部レベルで顕著な心筋肥大が見られる．SAMは起こらないが，心腔中部で閉塞が見られる．
  E. 心尖部HCMは心尖部に顕著な心筋肥大が見られる．

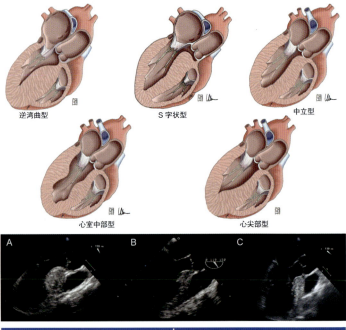

逆湾曲型　S字状型　中立型
心室中部型　心尖部型

非対称性肥大	対称性肥大
家族性 高齢者でのS字状中隔 アイゼンメンジャー症候群 中隔肉腫 側壁梗塞を伴った左室肥大 肺高血圧＋右室肥大 高血圧 血液透析	高血圧 大動脈弁狭窄 浸潤（アミロイドーシス，グリコーゲン，サルコイドーシス） 内分泌代謝疾患（クッシング病，糖尿病） 腎臓疾患 スポーツ心，肥満 先天性疾患（ファブリー病，ヌーナン症候群，フリードライヒ運動失調）

肥大型心筋症の概要

閉塞

- 左室肥大があるにもかかわらず，左室内の血流は安静時には非閉塞性，不安定（または誘発される），または閉塞性であったりと様々である．
- 血流の閉塞は様々なレベルで起こりうる：左室流出路，心室中部，または心尖部で，安静時もしくは誘発時に起こりうる．安静時または誘発後に左室流出路の圧較差を臨床的に評価する．
- 正常な心臓では，左室流出路は心室中隔と僧帽弁前尖で構成される．HCMでは，肥厚した中隔が大動脈弁下の左室流出路へ突出して狭窄を来し，乱流血流と，動的で後期にピークをもつ（短剣様の）収縮期の高速のドプラ波形を示す．

> **SAMの鑑別**
> 閉塞性肥大型心筋症（HOCM）
> 左室肥大で大動脈弁置換術後
> 僧帽弁形成術後
> 右室機能不全

左室閉塞悪化	左室閉塞改善
前負荷↓：バルサルバ手技，硝酸アミル 収縮力↑：心室性期外収縮後，強心薬 後負荷↓：硝酸アミル	前負荷↑：輸液 収縮力↓：βブロッカー 後負荷↑：フェニレフリン

僧帽弁前尖収縮期前方運動（SAM）

収縮早期 　　　収縮中期

僧帽弁逆流（MR）

- 中隔肥大の患者では左室流出路が狭窄し，乳頭筋が前方に偏位していて，僧帽弁尖が長くなっている．収縮早期に僧帽弁前尖の弁腹が後尖先端と接合する．僧帽弁前尖の先端は収縮中期の血流のベンチュリー効果により左室流出路へと引き込まれる；これを僧帽弁前尖収縮期前方運動（SAM）と呼ぶ．
- 偏位した僧帽弁前尖により僧帽弁の接合が悪くなり，収縮中期から後期にかけて，後方に向かう偏心性の僧帽弁逆流が見られる．
- 僧帽弁逆流の重症度は左室流出路狭窄の度合いに関連する．

拡張不全（DD）

- 左室壁が肥厚し，弛緩能低下パターンから拘束性パターンまで様々なグレードの拡張不全になりうる．
- 拘束性パターンでは予後不良である．
- 閉塞性肥大型心筋症（HOCM）では，拡張不全の評価に優れた単一のドプラ指標はない．

臨床

- 患者は通常症状がないが，左室流出路狭窄（失神，突然死），心筋虚血（狭心症），そして拡張不全（肺うっ血と息切れ）を起こすと症状がでる．
- 手術は経大動脈弁アプローチによる中隔心筋切除術で，右冠尖の下から乳頭筋まで心室中隔を平行に切除する．

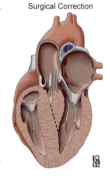

Surgical Correction

HOCMの手術適応	合併症	%
● SAMによる流出路狭窄 ● 安静時または誘発時における最大較差>50 mmHg ● 内科的治療に抵抗性の症状（狭心症，心不全，失神）	心房性不整脈 心室性不整脈 心ブロック 左室破裂 VSD	26 7 10 1 0.6

閉塞性肥大型心筋症（HOCM）のTEE所見

人工心肺前のTEE所見
断層像
- 左室壁厚確認
  - 対称性か非対称性か，中隔壁と側壁
  - 中隔壁厚：自由壁厚比＞1.3：1
  - 壁厚＞15 mmで異常
- 僧帽弁の評価：
  - 僧帽弁自体の病変がない．
  - SAM
- 大動脈弁尖の粗動運動と収縮中期閉鎖
- 異常な乳頭筋の僧帽弁尖への直接付着，10％の患者で見られる．
- 左房径＞40 mmもしくは中部食道四腔断面像で左房面積＞20 cm²
- 左室と右室の収縮能は正常か過収縮
- 中隔サイズの計測は中部食道大動脈弁長軸像で拡張末期（大動脈弁と僧帽弁が共に閉鎖している像）に行う．目的は外科医に心筋切除の大きさを知らせることである．
  - 心室中隔が垂直に，そして大動脈弁が対称に見えるように描出する．
  - 心室中隔のエコー輝度の高い部分は僧帽弁が中隔に接触する部位である（線維性心室中隔）．
- 収縮期に左室流出路径を計測
- 僧帽弁前尖の長さを計測
  - 中部食道大動脈弁長軸像で計測（次頁参照）
  - 35 mmより大きい場合は縫縮を検討
- 心室中隔と上行大動脈の間の角度AS角
  - HOCM：鈍角＞125°
  - S字状中隔：鋭角100-110°

カラードプラ
- 左室流出路の乱流血流（ナイキスト限界50-60 cm/s）
- 左室中部の乱流血流
- 僧帽弁逆流
  - 後方へ向かう偏心性ジェット
  - 中心性ジェットは他の僧帽弁病変を示唆する．
  - 偏心性ジェットのため定量評価が困難

スペクトルドプラ
- パルスドプラでの最大圧較差（左室中部，LVOT）
- 連続波ドプラでの左室流出路の最大圧較差と平均圧較差
  - 収縮後期にピークをもつ波形（短剣様）
  - 安静時の最大圧較差＞30 mmHgなら重大である．
  - 心室性期外収縮後または硝酸アミル投与後に圧較差↑
- 左室拡張不全は弛緩能低下パターンから拘束性パターンまで様々で，以下の指標で評価する：
  - 僧帽弁流入血流：E＞A
  - 肺静脈血流：S＜D
  - 組織ドプラ：E'＜8 cm/s, E/e'

> **心筋切除術前のTEE検査**
> - 中隔サイズの計測
> - 大動脈弁尖の粗動運動
> - 僧帽弁の形態
> - SAM
> - 僧帽弁逆流
> - 左室流出路の最大圧較差
> - 左房サイズ
> - 左室機能（収縮能，拡張能）

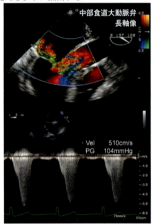

> **HOCMの計測項目（拡張末期）**
> (A) 右冠尖から最大壁厚部までの距離
> (B) 最大中隔壁厚
> (C) 右冠尖から遠位狭窄部までの距離
> (D) 遠位狭窄部
> (E) 右冠尖から中隔接触部位までの距離

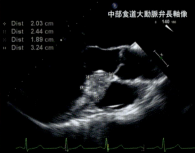

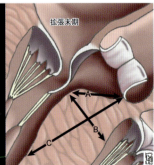

閉塞性肥大型心筋症（HOCM）の TEE 所見

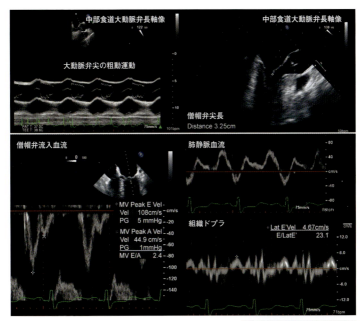

人工心肺離脱後の TEE 所見
断層像
- 残存中隔壁厚の計測
- SAM と残存僧帽弁逆流
  （適切な心室充満＋血圧下で）
- 左室/右室収縮能（冠動脈前下行枝心筋架橋）

カラードプラ
- LVOT 内の収縮期層流血流
- 軽微な僧帽弁逆流，または僧帽弁疾患自体による逆流
- 拡張期に左室へ流入する冠動脈中隔穿通枝の血流
- 心室中隔欠損の有無（心室中隔＜3 mm），収縮期の高速の左右短絡血流

スペクトルドプラ
- 連続波ドプラによる左室流出路最大圧較差（安静時，心室性期外収縮後）
- 心室中部閉塞
- 拡張能

> **心筋切除術後の TEE 所見**
> - 中隔壁厚
> - 左室流出路径
> - 残存 SAM
> - 残存僧帽弁逆流
> - 左室流出路の最大圧較差
> - VSD がないか確認
> - 大動脈弁逆流

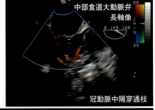

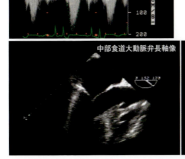

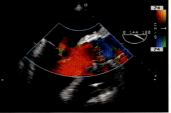

14
心　膜

心膜の解剖……………………………………………………… 316
心膜の生理……………………………………………… 317
心膜の TEE 画像………………………………………………318, 319
心嚢液…………………………………………………………320, 321
心タンポナーデ………………………………………………322, 323
収縮性心膜炎…………………………………………………324, 325
心膜疾患………………………………………………………326, 327

心膜の解剖

- 正常心膜は血管のない袋状組織で内側の漿膜性心膜と外側の線維性心膜から成る．漿膜性心膜は，(a) 線維性心膜と癒着している外側の壁側心膜と，(b) 心表面で折り返している内側の臓側心膜で構成される．
- 臓側心膜と漿膜性壁側心膜との間のスペースが心膜腔である．正常では 15–50 ml の透明な心膜液が心囊内に存在し，心膜面での摩擦を低下させている．

心膜洞

- 大血管の心臓への出入口部で壁側と臓側心膜はつながっている．2 つの盲端嚢がある：小さな心膜横洞と大きな心膜斜洞である．
- 心膜斜洞（oblique sinus）は左房背面に存在しているので，左房後壁は実際には心膜腔から切り離されている．仰臥位の患者では左房や左室の背面の心囊液は簡単に描出できる．
- 心膜横洞（transverse sinus）では大血管を包む 2 つの心膜が連結する．大動脈と肺動脈が前上方の心膜に，上下大静脈と肺静脈が後方の心膜に包まれている．
- 前上方の腔の心囊液を大動脈解離による内膜フラップと間違えやすいため，注意が必要である．

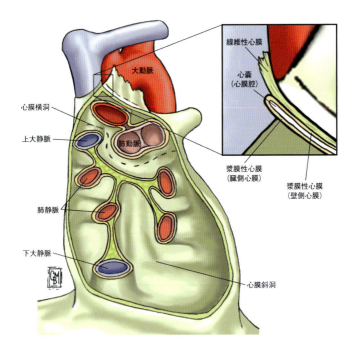

心膜の生理

生理

- 心膜には様々な機能がある.
  - 胸郭内で心臓を固定する.
  - 周囲の構造物から心臓を保護する.
  - 心房心室の過剰な拡張を防ぐ.
  - 拡張期の心室機能を統合する.
  - 心膜液は潤滑油として働く.

> **心膜の機能**
> 胸郭内での動きを抑える.
> 流入血液量を制限する.
> 心室の相互依存関係
> 保護
> 潤滑油としての役割

- 自発呼吸でも人工呼吸でも胸腔内圧が直接心嚢内圧に伝わることで, 心臓への血液流入量が変化する.
  - 自発呼吸の吸気時は, 胸腔内圧が低下するため右心に血液が充満し, 心室中隔が偏位して左室の1回拍出量が減少する.
  - 自発呼吸の呼気時は, 胸腔内圧が上昇するため右心容量が減少し, 心室中隔の偏位が戻って左室への血液流入や1回拍出量が増加する.
- これらの変化は弁流入のスペクトラルドプラ解析に反映されている.
  - 自発呼吸と陽圧換気では異なった流入パターンが見られ, 病状の進行と共に増幅される.
  - 正常心では換気によるドプラシグナルの変化は, 10%以内である.

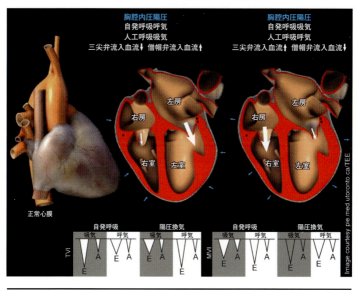

心膜の病態

- 心膜の病態としては, 心嚢液貯留や心膜の肥厚がある.
- 心膜腫瘍は稀で, 良性が多いが, 悪性（中皮腫）もある.
- 先天性心膜欠損は稀である.
  - 30%は, 先天性心疾患と関連している.
  - 欠損には, 完全欠損と部分欠損がある.
    80%は, 左心系に見られる.
    完全欠損では, 症状は認められない.
    左心系の部分欠損は危険である.
  - 心臓の過収縮が特徴的なエコー所見である.
    心臓が左に偏位し, 右室が拡大して見える.
    左室後壁の過剰な運動のために心室中隔が前方に偏位し, 収縮期に奇異性心室中隔運動が起きる.
- 心膜嚢胞は, 右房辺縁に, 様々な大きさの限局性で球状のエコー透過性領域として描出されることが多い.

> **心膜の病態**
> 心膜炎
> 心嚢液貯留
> 肥厚
> 収縮性心膜炎
> 嚢胞
> 腫瘍
> 先天性欠損

心膜のTEE

- 正常心膜は心臓表面を覆っており，心エコーでは心外膜と区別できない．
- 心膜は心臓を包んでいるので，中部食道像（四腔断面像，二腔断面像，長軸像），経胃像（短軸像，長軸像）などの複数のTEE断面像で描出することができる．
- 心エコーが心膜の病態を診断するための第一選択の検査法である．CTやMRIも有用な画像診断法の一つである．
- 正常でも心膜横洞では収縮期のみに少量の心嚢液（50 ml）が描出される．心周期全般にわたって心膜が心表面から離れていたら，50 ml以上の心嚢液貯留があることを意味する．
- TEEにより，肥厚した心膜を正確に測定できる．
- TEEにより，様々な心臓手技のガイドや評価ができる．
- 中部食道四腔断面像で，少量の全周性の心嚢液貯留が，心臓を囲む黒いエコー透過性領域として収縮期に描出されている．貯留液は左房の後ろにも存在する．

> **TEEの適応**
> 心膜開窓術
> 心膜切除術
> 心嚢穿刺

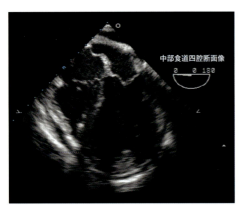
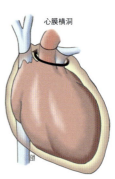

心外膜脂肪パッド

- 心外膜脂肪パッドは心エコーで見ると血液と同様のエコー輝度である．通常は房室間溝や心室間溝に沿って，右室前面（右室流出路，自由壁）を覆っている．心外膜脂肪には冠動脈，リンパ管，神経組織が含まれる．
- 心外膜脂肪は下層の心筋よりも輝度が高く，心臓と共に動く．
- 心外膜脂肪は少量の血性心嚢液と区別しにくく，特に心臓手術の術後は難しい．
- 心外膜脂肪を含まないように右室壁の厚さを測定するには，中部食道像ではなく経胃像が最適である．

（A）中部食道四腔断面像で見られる，右室の心外膜脂肪パッド（矢印）と，（B）右室周囲の血液と凝血塊（矢印）を含んだ少量の血性心嚢液との比較

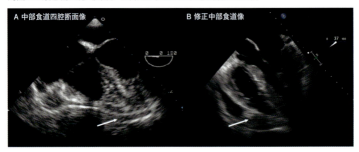

心膜のTEE画像

心膜の肥厚
- 5 mm以上を心膜肥厚とする．
- 複数の画像で心膜のエコー輝度が高い時は，石灰化している可能性がある．
- 心膜の肥厚がある場合には収縮性心膜炎を考える．

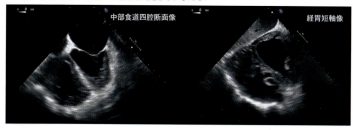

心膜洞
心膜横洞
- 心膜横洞は大血管の間のスペースで，中部食道大動脈弁短軸像，大動脈弁長軸像，右室流入流出路像で簡単に描出される．
- (A) 中部食道右室流入流出路像で心膜横洞にある左心耳（LAA）と少量の心嚢液（矢印）が認められる．肺動脈と左房の間のスペースである．
- (B, C) 中部食道大動脈弁長軸像及び上行大動脈長軸像で，心膜横洞が上行大動脈と右肺動脈のレベルで描出されている．このスペースに血栓（B矢印）や液体貯留（C矢印）が認められることがある．

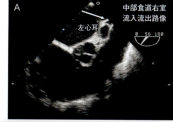

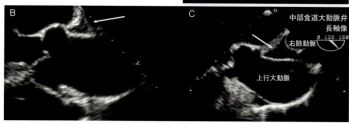

心膜斜洞
- 心膜斜洞は左房背側に位置する．
- 心膜斜洞は中部食道大動脈弁長軸像で左房の背側に描出できる．
- 人工心肺からの離脱直前には液体貯留が認められることが多い．

(A) 修正中部食道像で心膜斜洞内の血液貯留（矢印）が描出されている．(B) 中部食道長軸像で左房背側の心膜斜洞の心嚢液貯留（矢印）が描出されている．

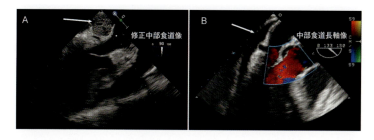

心嚢液

- 漿膜性心膜から過剰産生される液体や血液によって臓側層と壁側層が分離されて心嚢液が貯留する。
- 貯留液の種類：浸出性（漿液性），滲出性（細胞），心嚢蓄膿（膿），心嚢血腫（血液）
- 病因には様々な原因が挙げられる（右表）．
- 部位（全周性，局所性）
  - 全周性液体貯留は心臓全体を包み込んでいる．
  - 局所性液体貯留は単一心腔の周囲に限局しており，心臓手術後，炎症，転移性疾患で見られる．

病因
炎症性
感染性
腫瘍性
心筋梗塞後
外傷性
術後

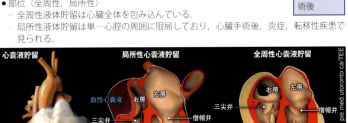

心嚢液貯留の TEE 画像

- 臓側心膜と壁側心膜間のエコーフリースペース
  - 少量の液体貯留は収縮期に描出されることがある．
  - 心臓前面の液体貯留は中部食道像で，後方の液体貯留は経胃像で観察する．
  - 心膜境界面を同定するためにエコーゲインを下げる（心膜は強い超音波反射体である）．
  - 心臓前面に単独で観察されるエコーフリースペースは心外膜脂肪パッドの場合がある．
  - フィブリン析出を伴うものは長期間にわたるものや転移性のものを示唆する．
  - 血腫は心筋と同程度のエコー輝度である．
- 心嚢液サイズを直線的に測定することにより，容量を半定量評価できる．
- 左胸水（PE）は中部食道下行大動脈短軸像で下行大動脈前のエコーフリースペースとして簡単に描出される．心嚢液貯留は下行大動脈の前面に広がるが，左胸水は後側方へと広がる．

重症度	幅（mm）	容量（ml）	部位
少量	＜ 5	＜ 200	後壁の背面
中等量	5-20	200-500	側面から心尖部への広がり
多量	＞ 20	＞ 500	全周性

臨床的意義

- 循環動態への影響は，液体貯留の速度と量で決定される．
  - ゆっくり貯留する心嚢液は心嚢圧をほとんど上昇させないので多量になる可能性がある．
  - 少量でも急速に貯留すると心嚢圧は著しく上昇しうる．
- 心膜内での心臓の振動のため心電図で電気的交互脈が見られる．
- エコーガイド下の心嚢液ドレナージは有用である（心嚢穿刺）．
(A) 心嚢液内の穿刺針（矢印）を描出することは難しい．(B) 攪拌生理食塩液注入（コントラストエコー法，二重矢印）は針の位置同定に役立つ．

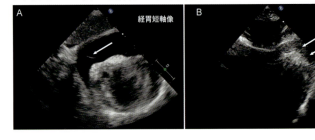

心嚢液

（A，B）僧帽弁の機械弁置換術の術後1週間の患者で，大量の心嚢液貯留が，経胃中部短軸像では後方に（A），中部食道四腔断面像では側方に（B）描出されている．（C）別の患者での左室周囲のフィブリン析出を認める中等度の全周性心嚢液貯留．（D）心臓手術後の患者で，右房を圧迫して右室への血液流入を妨げる局所性の心嚢液貯留（血腫）を認める．この患者では血腫除去のために外科的処置を必要とした．

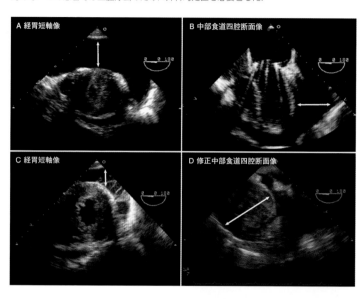

心嚢液を胸水や腹水などの他の液体貯留と鑑別することは重要である．（A）下行大動脈短軸像で左胸水と心嚢液貯留を認める患者．胸水は大動脈に直に接しており，心嚢液は心臓に接している．（B，C）経胃中部短軸像で腹水を認める2人の患者．（B）矢印は肝臓周囲の少量の腹水を示し，心臓周囲にごく少量の心嚢液も認める．（C）収縮性心膜炎のこの患者では肝臓周囲の腹水（矢印）とエコー輝度の高い心膜を認めるが心嚢液はない．

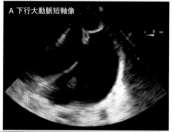

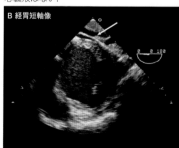

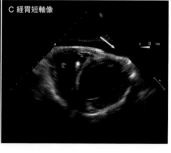

心タンポナーデ

- 心タンポナーデは臨床診断名であり，TEE が除外診断に有用である．
- 心タンポナーデの診断を支持する臨床所見を表に示す．

> **心タンポナーデの臨床症状**
> 低血圧
> 頻脈
> 低心拍出量
> 　アシドーシス
> 　尿量減少
> 中心静脈圧上昇
> 奇脈

- 心嚢圧が心腔内圧を超えて心臓への血液充満を阻害するようになると心タンポナーデの循環動態となる．充満圧が上昇し全ての心腔で拡張期圧が同じになる．
- 心腔内圧が最低になる時，すなわち心房では収縮期に心室では拡張期に，心腔が圧迫される．
- 吸気と呼気での動脈圧が 10 mmHg 以上変動する場合を奇脈という．
  - 吸気時に静脈還流が上昇し，右室への血液充満が増えて心室中隔が左に偏位して左室の 1 回拍出量が減少した結果である．
  - 鑑別診断：心タンポナーデ，肺塞栓，心原性ショック，緊張性気胸，上大静脈閉塞

TEE での診断

- 心嚢液貯留
  - 中等量から多量，局所性などサイズは様々である．
  - 心臓手術後で心膜がきつく閉じられて心臓を圧迫していると心嚢液貯留のない"乾性心タンポナーデ"も起こりうる．

> **心タンポナーデの TEE 画像**
> 心嚢液貯留
> 右房の収縮期虚脱
> 右室の拡張期虚脱
> 三尖弁/僧帽弁流入血流の呼吸性変動
> 下大静脈の怒張

- 心腔虚脱
  - 収縮期の右房自由壁の虚脱は初期に見られる徴候で，持続期間が収縮期の 3 分の 1 以上なら，感度（＞94％）/ 特異度（＞100％）である．
  - 拡張期の右室自由壁の虚脱は，感度は低い（＞60％）が，特異度は高い（＞85-100％）．
  - 局所性の心嚢液貯留がなければ，左房や左室の虚脱は起こらない．
- 拡張期血液充満の呼吸性変動
  - 自発呼吸での血流変動は人工呼吸下とは逆になる．
  - 心室（僧帽弁流入血流，三尖弁流入血流）や心房（肺静脈血流，肝静脈血流）のスペクトルドプラは，心タンポナーデでは変動が大きくなる．肝静脈血流の途絶は，心停止が差し迫っていることを意味する．

心タンポナーデのドプラフロー				
		心室充満		心房充満	
		MVI	TVI	PVF	HVF
SP	I	↓ ＜25％	↑ ＞40％	↓ S,D	↑ S,D
	E	↑	↓	↑ S,D	↓ S,D
PPV	I	↑ ＞40％	↓ ＜25％	↑ S,D	↓ S,D
	E	↓	↑	↓ S,D	↑ S,D

PPV：陽圧換気，SP：自発呼吸，I：吸気，E：呼気，MVI：僧帽弁流入血流，TVI：三尖弁流入血流，PVF：肺静脈血流，HVF：肝静脈血流，S：収縮期，D：拡張期

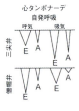

- 下大静脈の怒張（2.0 cm 以上の拡張）
  - 心タンポナーデの循環動態の指標として，自発呼吸の吸気時に 50％ 以下に虚脱する所見は，感度は高い（97％）が特異度は低い（40％）．
- 拡張能障害
  - 左室拡張末期圧の上昇による拘束型流入パターン
  - IVRT の延長，DT ＜160 ms，僧帽弁流入血流早期波（E 波）最大速度の増加，E/A 比 ＞2，肺静脈血流 A 波の増高（＞30 ms）
  - 心筋機能は障害されていないので僧帽弁輪 E'波は正常である．

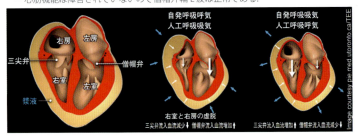

心タンポナーデ

（A）中部食道四腔断面像で，大きな心外血腫が右房と三尖弁を圧迫しているのが描出されている．（B）中部食道四腔断面像で，全周性の多量の心嚢液が描出されている．（C）右房を囲む心嚢液，その右房が収縮期に虚脱しているのが M モード（矢印）（D）でよくわかる．（E）心臓手術後に抗凝固療法を受けている患者の多量の全周性心嚢液貯留が経胃短軸像で描出されている．右室も左室も小さい．（F）人工呼吸中の患者で下大静脈が拡張しているが有意な呼吸性変動を伴わない．さらなる所見として，（G）僧帽弁流入血流の 40% 以上の呼吸性変動と，（H）著明な A 波を伴う肝静脈血流の呼吸性変動がある．

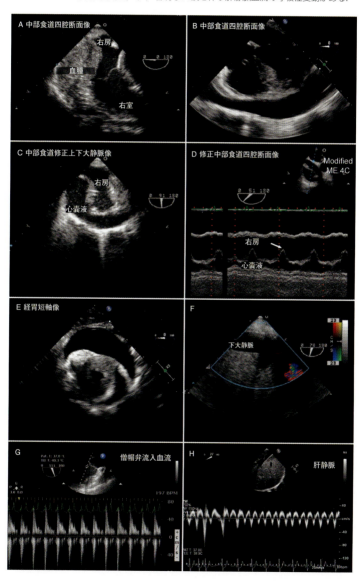

収縮性心膜炎

収縮性心膜炎
- 肥厚した臓側と壁側の心膜層が癒合して拡張期の心室血液流入を阻害する．拡張早期の血液流入は短縮し，心室が充満すると拡張期圧が上昇するので流入は突然止まる．
- 病因：特発性，放射線治療，外傷性，心臓手術後，結核性，腎不全
- 心膜肥厚＞4 mm で，臓側心膜及び壁側心膜が癒合するが心嚢液貯留はない．
- 手術は胸骨切開を伴い，人工心肺非使用下で行われる．循環動態の変動を小さくするために，右室より先に左室で臓側心膜の切開（cross-hatching）を行う．

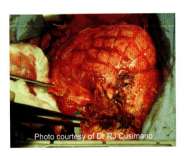
Photo courtesy of Dr RJ Cusimano

収縮性心膜炎のエコー所見

断層像

- 左室の大きさ及び機能は正常である．
  - 両心房は正常もしくは拡張している．
  - 組織ドプラ（TDI）による僧帽弁輪速度は正常または上昇している．
  - 心膜石灰化のため経胃像は描出困難である．
- 心膜肥厚（＞4 mm）
- 吸気時の拡張早期の右室方向への心室中隔の急激な動き（中隔の跳ね返り）．
- 拡張期の後壁のフラットパターン
- 下大静脈，肝静脈の拡大，腹水

スペクトルドプラ：自発呼吸下の呼吸性変動

僧帽弁流入血流	吸気：E 波減少＞25%，拡張早期の血液流入増加（E 波 ≫ A 波）
肺静脈	呼気：収縮期 S 波の減弱（S 波＜D 波），顕著な A 波
三尖弁流入血流	吸気：E 波増高＞40-50%
肝静脈	呼気：顕著な A 波，D 波の減弱または陰性

出典：Klein AL, et al. J Am Soc Echocardiogr 2013；26：965-1012.

収縮性心膜炎

（A）中部食道四腔断面像と，（B）経胃短軸像で，収縮性心膜炎の患者で主に右房と右室を覆っているエコー輝度の高い心膜が描出されている．左室は大きさ，機能共に正常であるが，左房と右房は拡張している．心嚢液はない．（C）下大静脈が 2.26 cm に拡大しているのが経胃肝静脈像でわかる．（D）患者は心不全で多量の左胸水がある．三尖弁流入血流（E）と僧帽弁流入血流（F）が呼吸性変動を示している．（G）スペクトルドプラで流入血流は拘束性パターンであり，左室機能は温存されている（組織ドプラによる僧帽弁速度 S'波より）僧帽弁流入血流は A 波より大きな E 波を示す（E ≫ A）．肺静脈のドプラフローは顕著な A 波を示し，人工呼吸をしている患者では呼気時に S 波＞D 波となる．

収縮性心膜炎　　325

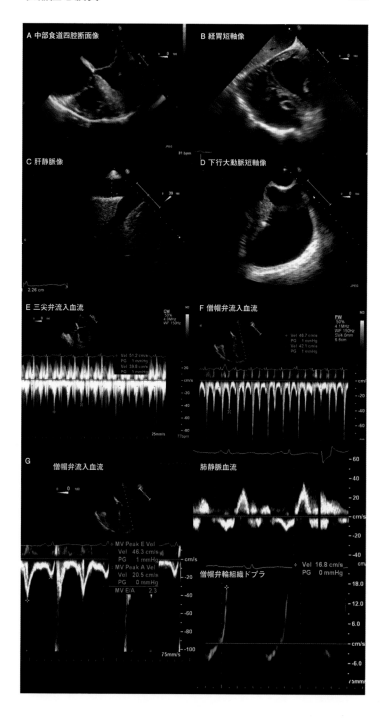

心膜疾患

特徴	タンポナーデ	収縮性	拘束性
断層像所見	心嚢液 心腔虚脱	心膜の肥厚	心室の肥厚 心房の拡張
呼吸性変動	+	+	−
拡張能障害	なし/弛緩障害	拘束性	弛緩障害/拘束性
下大静脈の怒張	+	±	−

- 心エコーや他の画像検査法が，収縮性心膜炎，RCM，心タンポナーデの評価に用いられる．
- 臨床所見や特徴的なエコー所見から，心膜疾患である収縮性心膜炎と心筋異常である RCM を鑑別できる．これらの疾患ではそれぞれ異なる機序により左室拡張末期圧が上昇して左室血液充満が障害される．
- 最も信頼できる鑑別診断法は組織ドプラ法で，RCM では低下し，収縮性心膜炎では正常である．
- 心膜疾患のもう一つの特徴はドプラフローの呼吸性変動である．
  - 呼吸性変動は自発呼吸か陽圧換気かで反対になる．
  - 呼吸性変動は正常な循環血液量の時にのみ見られ，血液量減少や過剰な時には見られない．
  - 20% の収縮性心膜炎の患者では，収縮性と拘束性の疾患が混在していたり左房圧が非常に高いために，呼吸性変動は見られない．

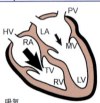

吸気

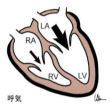

呼気

心タンポナーデ	収縮性心膜炎	拘束型心筋症 (RCM)
\multicolumn{3}{c}{病因}		
特発性，感染性，尿毒症 腫瘍性，炎症性，放射線治療，外傷，心筋梗塞，手術	特発性，手術，慢性心膜炎 放射線治療，感染	アミロイドーシス，サルコイドーシス，糖尿病，ヘモクロマトーシス，心内膜心筋線維症
\multicolumn{3}{c}{臨床所見}		
心拍出量低下，血圧低下 頸静脈圧上昇 奇脈	頸静脈圧上昇 かすかな心音 腹水，浮腫 心膜ノック音	倦怠感 呼吸困難 狭心症
\multicolumn{3}{c}{診断}		
心エコー 心嚢穿刺 心電図：電気的交互脈	CT や MRI 透視診断法 左心及び右心カテーテル	心内膜心筋生検
\multicolumn{3}{c}{圧}		
右房圧上昇 右室圧と左室圧が同圧 肺動脈圧は正常	右房圧上昇 右室圧と左室圧が同圧 肺動脈圧上昇 (35-40 mmHg) 肺動脈圧>1/3 右室最高圧	右房圧上昇 右室圧>左室圧 肺動脈圧上昇 (> 60 mmHg) 肺動脈圧<1/3 右室最高圧
\multicolumn{3}{c}{心エコー}		
中等量から多量の PE 右房の収縮期虚脱 右室の拡張期虚脱 右室容量>左室容量 下大静脈の怒張，虚脱は認めない	心膜肥厚（心嚢液はない） 左室サイズや機能は正常 右房左房の拡大 PW の拡張期フラットパターン 中隔の跳ね返り 下大静脈と HV の拡張 PV の早期開放	LVH（求心性），RVH 正常な収縮機能 拡張期血液流入の障害 心嚢液貯留 左房右房の拡大 MR/TR±

HV：肝静脈，LVH：左室肥大，MR：僧帽弁逆流，PV：肺動脈弁，PW：後壁，RVH：右室肥大，TR：三尖弁逆流

心膜疾患

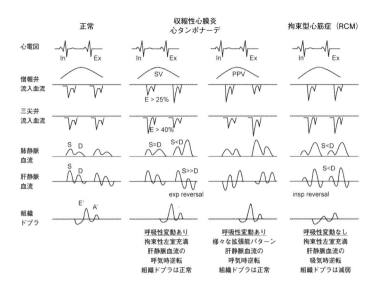

中部食道四腔断面像で，正常像（A）と比較して様々な病状と関連する断層像所見を描出できる．基本的な評価は，心腔の大きさ，心筋の肥厚，心嚢液貯留の有無である．（B）収縮性心膜炎では小さな心室と拡大した心房を取り巻くエコー輝度の高い心膜が描出され，心嚢液はない．（C）経胸壁心尖部四腔断面像でアミロイドーシスによるエコー輝度の高い肥厚した心筋が描出される．心室の大きさは正常であるが心房は拡大して，右房周辺に少量の心嚢液を認める．（D）正常サイズの心房心室と共に大量の心嚢液を認める．ドプラ検査では心タンポナーデに矛盾しなかった．

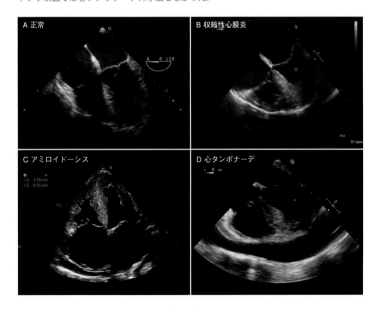

参考文献

1. TEE 標準断面像

- Hahn R, et al. Guidelines for Performing a Comprehensive Transesophageal Echocardiographic Examination: Recommendations from the ASE and the SCA. J Am Soc Echocardiogr 2013; 26: 921–64.
- Flachskampf FA, et al. Guideline from the Working Group: Recommendations for Performing Transesophageal Echocardiography. Eur J Echocardiograph 2001; 2: 8–21.
- Shanewise JS, et al. ASE/SCA Guidelines for performing a comprehensive intraoperative multiplane transesophageal echocardiography examination. Anesth Analg 1999; 89: 870–84.

2. ドプラと血行動態

- Quinones MA, et al. Recommendations for quantification of Doppler echocardiography: a report from the Doppler Quantification Task Force of the Nomenclature and Standards Committee of the American Society of Echocardiography. J Am Soc Echocardiogr 2002; 15: 167–84.
- Skubas N. Intraoperative Doppler tissue imaging is a valuable addition to cardiac anesthesiologists' armamentarium: a core review. Anesth Analg 2009; 108: 48–66.

3. 左室

- Cerqueira M, et al. Standardized myocardial segmentation and nomenclature for tomographic imaging of the heart: a statement for healthcare professionals from the Cardiac Imaging Committee of the Council on Clinical Cardiology of the American Heart Association. Circulation 2002; 105: 539–42.
- Hu K, et al. Methods for Assessment of Left Ventricular Systolic Function in Technically Difficult Patients with Poor Imaging Quality. J Am Soc Echocardiogr 2013; 26: 105–13.
- Lang RM, et al. Recommendations for Cardiac Chamber Quantification by Echocardiography in Adults: An Update from the American Society of Echocardiography and the European Association of Cardiovascular Imaging. J Am Soc Echocardiogr 2015; 28: 1–39.
- Lang RM, et al. Recommendations for chamber quantification: a report from the American Society of Echocardiography's Guidelines and Standards Committee and the Chamber Quantification Writing Group, developed in conjunction with the European Association of Echocardiography, a branch of the European Society of Cardiology. J Am Soc Echocardiogr. 2005; 18: 1440–63.
- Mor-Avi V, et al. Current and Evolving Echocardiographic Techniques for the Quantitative Evaluation of Cardiac Mechanics: ASE/EAE Consensus Statement on Methodology and Indications Endorsed by the Japanese Society of Echocardiography. J Am Soc Echocardiogr 2011; 24: 277–313.
- Schiller NB, et al. Recommendations for quantitation of the left ventricle by two-dimensional echocardiography. American Society of Echocardiography Committee on Standards, Subcommittee on Quantitation of Two-Dimensional Echocardiograms. J Am Soc Echocardiogr 1989; 2: 358–87.

4. 右室

- Haddad F, et al. The right ventricle in cardiac surgery, a perioperative perspective: I. Anatomy, physiology, and assessment. Anesth Analg 2009; 108: 407–21.
- Horton KD, et al. Assessment of the Right Ventricle by Echocardiography: A Primer for Cardiac Sonographers. J Am Soc Echocardiogr 2009; 22: 776–92.
- Rudski LG, et al. Guidelines for the echocardiographic assessment of the right heart in adults: a report from the American Society of Echocardiography endorsed by the European Association of Echocardiography, a registered branch of the European Society of Cardiology, and the Canadian Society of Echocardiography. J Am Soc Echocardiogr 2010; 7: 685–713.
- Silverton N. Speckle Tracking Strain of the Right Ventricle: An Emerging Tool for Intraoperative Echocardiography. Anesth Analg 2017; 125: 1475–8.

5. 冠動脈疾患

- Agricola E, et al. Ischemic mitral regurgitation: mechanisms and echocardiographic classification. Eur J Echocardiogr 2008; 9: 207–21.
- Ender L, et al. Visualization of the Circumflex Artery in the Perioperative Setting with Transesophageal Echocardiography. Anesth Analg 2012; 115: 23–6.
- Hauser M. Congenital Anomalies of The Coronary Arteries. Heart 2005; 91: 1240–5.
- Rallidis LS, et al. Right Ventricular Involvement in Coronary Artery Disease: Role of Echocardiography for Diagnosis and Prognosis. J Am Soc Echocardiogr 2014; 27: 223–9.

6. 拡張能学

- Denault A, et al. Left and right ventricular diastolic dysfunction as predictors of difficult separation from cardiopulmonary bypass. Can J Anesth 2006; 53: 1020–9.
- Matyal R, et al. Perioperative assessment of diastolic dysfunction. Anesth Analg 2011; 113: 449–72.
- Nagueh SF, et al. Recommendations for the Evaluation of Left Ventricular Diastolic Function by Echocardiography: An Update from the American Society of Echocardiography and the European Association of Cardiovascular Imaging 2016. J Am Soc Echocardiogr 2016; 29: 277–314.
- Nagueh SF, et al. Recommendations for the evaluation of left ventricular diastolic function by

echocardiography. J Am Soc Echocardiogr 2009; 2: 107-33.
- Rudski LG, et al. Guidelines for the echocardiographic assessment of the right heart in adults: a report from the American Society of Echocardiography endorsed by the European Association of Echocardiography, a registered branch of the European Society of Cardiology, and the Canadian Society of Echocardiography. J Am Soc Echocardiogr 2010; 7: 685-713.

7. 自己弁

- Anyanwu A and Adams D. Etiologic classification of degenerative mitral valve disease: Barlow's disease and fibroelastic deficiency. Semin Thorac Cardiovasc Surg 2007; 19: 90-6.
- Baumgartner H, et al. Echocardiographic assessment of valve stenosis: EAE/ASE recommendations for clinical practice. J Am Soc Echocardiogr 2009; 22: 1-23.
- Baumgartner H, et al. Recommendations on the Echocardiographic Assessment of Aortic Valve Stenosis: A Focused Update from the European Association of Cardiovascular Imaging and the American Society of Echocardiography. J Am Soc Echocardiogr 2017; 30: 372-92.
- Cohen GI. Reference values for normal adult transesophageal echocardiographic measurements. J Am Soc Echocardiogr 1995; 8: 221-30.
- Eriksson MJ, et al. Mitral annular disjunction in advanced myxomatous mitral valve disease: echocardiographic detection and surgical correction. J Am Soc Echocardiogr 2005; 18: 1014-22.
- Ho SY. Structure and anatomy of the aortic root. Eur J Echocard 2009; 10: i3-10.
- Lancellotti P, et al. Recommendations for the echocardiographic assessment of native valvular regurgitation: an executive summary from the European Association of Cardiovascular Imaging. Eur Heart J Cardiovasc Imag 2013; 14: 611-44.
- Nishimura RA, et al. 2014 AHA/ACC Guideline for the Management of Patients With Valvular Heart Disease: executive summary: a report of the American College of Cardiology/American Heart Association Task Force on Practice Guidelines. JACC 2104; 63(22): e57-188.
- Omran AS, et al. Intraoperative transesophageal echocardiography accurately predicts mitral valve anatomy and suitability for repair. J Am Soc Echocardiogr 2002; 15: 950-7.
- Wilkins G. Percutaneous balloon dilatation of the mitral valve: an analysis of echocardiographic variables related to outcome and the mechanism of dilatation. Br Heart J 1988; 60: 299-308.
- Zoghbi W, et al. Recommendations for evaluation of the severity of native valvular regurgitation with two-dimensional and Doppler echocardiography. J Am Soc Echocardiogr 2003; 16: 777-802.
- Zoghbi W, et al. Recommendations for noninvasive evaluation native valvular regurgitation. J Am Soc Echocardiogr 2017; 30: 303-71.

8. 人工弁, 経カテーテル人工弁留置, 弁形成術

- Cohen GI, et al. Color Doppler and two-dimensional echocardiographic determination of the mechanism of aortic regurgitation with surgical correlation. J Am Soc Echocardiogr 1996; 9: 508-15.
- El Khoury G, et al. Functional classification of aortic root/valve abnormalities and their correlation with etiologies and surgical procedures. Curr Opinion Cardiol 2005; 20: 115-21.
- Foster GP, et al. Accurate localization of mitral regurgitant defects using multiplane transesophageal echocardiography. Ann Thoracic Surg 1998; 65: 1025-31.
- Hahn R, et al. Recommendations for Comprehensive Intraprocedural Echocardiographic Imaging During TAVR. J Am Coll Cardiol Img 2015; 8: 261-87.
- Klein AA, et al. Controversies and Complications in the Perioperative Management of Transcatheter Aortic Valve Replacement. Anesth Analg 2014; 119: 784-98.
- Mahmood F and Maytal R. A Quantitative Approach to the Intraoperative Echocardiographic Assessment of the Mitral Valve for Repair. Anesth Analg 2015; 121: 34-58.
- Maslow A. Mitral Valve Repair: An Echocardiographic Review: Part 1. J Cardiothorac Vasc Anesth 2015; 29: 156-77.
- Van Dyck MJ, et al. Transesophageal echocardiographic evaluation during aortic valve repair surgery. Anesth Analg 2010; 111(1): 59-70.
- Zoghbi W, et al. Recommendations for evaluation of prosthetic valves with echocardiography and Doppler ultrasound: a report From the ASE Guidelines and Standards Committee and the Task Force on Prosthetic Valves, developed in conjunction with the ACC Cardiovascular Imaging Committee, Cardiac Imaging Committee of the AHA, the European Association of Echocardiography, a registered branch of the ESC, the Japanese Society of Echocardiography and the Canadian Society of Echocardiography, endorsed by the ACC Foundation, AHA, European Association of Echocardiography, a registered branch of the ESC, the Japanese Society of Echocardiography, and Canadian Society of Echocardiography. J Am Soc Echocardiogr 2009; 22: 975-1014.

9. 大動脈

- Evangelista A, et al. Echocardiography in aortic diseases: EAE recommendations for clinical practice. Eur J Echocardiogr 2010; 11(8): 645-58.
- Glas K, et al. Guidelines for the performance of a comprehensive intraoperative epiaortic ultrasonographic examination: recommendations of the American Society of Echocardiography and the Society of Cardiovascular Anesthesiologists; endorsed by the Society of Thoracic Surgeons. J Am Soc Echocardiogr 2007; 11: 1227-35.
- Goldstein S, et al. Multimodality Imaging of Diseases of the Thoracic Aorta in Adults: From the American Society of Echocardiography and the European Association of Cardiovascular Imaging Endorsed by the Society of Cardiovascular Computed Tomography. J Am Soc Echocardiogr 2015; 28: 119-82.
- Katz ES, et al. Protruding aortic atheromas predict stroke in elderly patients undergoing cardiopulmonary bypass: experience with intraoperative transesophageal echocardiography. J Am Coll Cardiol 1992; 20

(1): 70-7.
- Orihashi K, et al. Aortic arch branches are no longer a blind zone for transesophageal echocardiography: a new eye for aortic surgeons. J Thor Card Surg 2000; 120: 460-72.

10. 先天性心疾患

- Ayres NA, et al. Indications and guidelines for performance of transesophageal echocardiography in the patient with pediatric acquired or congenital heart disease: report from the task force of the Pediatric Council of the American Society of Echocardiography. J Am Soc Echocardiogr 2005; 18: 91-8. 25.
- Cohen MS, et al. Multimodality Imaging Guidelines of Patients with Transposition of the Great Arteries: A Report from the American Society of Echocardiography Developed in Collaboration with the Society for Cardiovascular Magnetic Resonance and the Society of Cardiovascular Computed Tomography. J Am Soc Echocardiogr 2016; 29: 571-621.
- Russell IA, et al. Congenital heart disease in the adult: a review with internet-accessible transesophageal echocardiographic images. Anesth Analg 2006; 102: 694-723.
- Shiina A, et al. Two-dimensional echocardiographic-surgical correlation in Ebstein's anomaly: preoperative determination of patients requiring tricuspid valve plication vs replacement. Circulation 1983; 68: 534-44.
- Silvestry FE, et al. Guidelines for the Echocardiographic Assessment of Atrial Septal Defect and Patent Foramen Ovale: From the ASE and Society for Cardiac Angiography and Interventions. J Am Soc Echocardiogr 2015; 28: 910-58.
- Vegas A and Miller-Hance WC. (2015) Chapter 12: Transesophageal Echocardiography in Congenital Heart Disease, in Anesthesia for Congenital Heart Disease (eds) D. B. Andropoulos, S. Stayer, E. B. Mossad and W. C. Miller-Hance, John Wiley & Sons.

11. 変異体，人工物，アーチファクト，腫瘍，心内膜炎

- Baddour L, et al. Infective endocarditis: diagnosis, antimicrobial therapy, and management of complications: a statement for healthcare professionals from the Committee on Rheumatic Fever, Endocarditis, and Kawasaki Disease, Council on Cardiovascular Disease in the Young, and the Councils on Clinical Cardiology, Stroke, and Cardiovascular Surgery and Anesthesia, American Heart Association: endorsed by the Infectious Diseases Society of America. Circulation 2005; 111: e394-434.
- Durack DT, et al. New criteria for diagnosis of infective endocarditis: utilization of specific echocardiographic findings. Duke Endocarditis Service. Am J Med 1994; 96: 200-9.
- Goyal SK, et al. Persistent left superior vena cava: a case report and review of literature. Cardiovasc Ultrasound 2008; 6: 50.
- Habib G, et al. Recommendations for the practice of echocardiography in infective endocarditis. Eur Heart J 2010; 11: 202-19.
- Konstantinides S, et al. 2014 ESC Guidelines on the diagnosis and management of acute pulmonary embolism. Eur Heart J 2014; 35: 3033-69.
- Le HT, et al. Imaging Artifacts in Echocardiography. Anesth Analg 2016; 122: 633-46.
- Tazelaar HD, et al. Pathology of surgically excised primary cardiac tumors. Mayo Clin Proceed 1992; 67: 957-65.
- Wilson W, et al. Prevention of infective endocarditis: guidelines from the American Heart Association: a guideline from the American Heart Association Rheumatic Fever, Endocarditis, and Kawasaki Disease Committee, Council on Cardiovascular Disease in the Young, and the Council on Clinical Cardiology, Council on Cardiovascular Surgery and Anesthesia, and the Quality of Care and Outcomes Research Interdisciplinary Working Group. Circulation 2007; 116: 1736-54.

12. 機械的循環補助，心臓移植

- Chumnanvej S, et al. Perioperative echocardiographic examination for ventricular assist device implantation. Anesth Analg 2007; 106: 583-401.
- Douflé G, et al. Echocardiography for adult patients supported with extracorporeal membrane oxygenation. Critical Care 2015; 19: 326.
- Mizuguchi KA, et al. Transesophageal Echocardiography Imaging of the Total Artificial Heart. Anesth Analg 2013; 117: 780-4.
- Platts DG, et al. The Role of Echocardiography in the Management of Patients Supported by Extracorporeal Membrane Oxygenation. J Am Soc Echocardiogr 2012; 25: 131-41.
- Stainback RF, et al. Echocardiography in the Management of Patients with Left Ventricular Assist Devices: Recommendations from the American Society of Echocardiography. J Am Soc Echocardiogr 2015; 28: 853-909.

13. 心筋症

- Elliot P, et al. Classification of the cardiomyopathies: a position statement from the European society of cardiology working group on myocardial and pericardial diseases. Eur Heart J 2008; 29: 270-6.
- Jenni R, et al. Echocardiographic and pathoanatomical characteristics of isolated left ventricular non-compaction: a step towards classification as a distinct cardiomyopathy. Heart 2001; 86: 666-71.
- Marcus FI, et al. Diagnosis of Arrhythmogenic Right Ventricular Cardiomyopathy/Dysplasia: Proposed Modification of the Task Force Criteria. Circulation 2010; 121: 1533-41.
- McKenna WJ, et al. , on behalf of the Task Force of the working group myocardial and pericardial disease of the European Society of Cardiology and of the Scientific Council on Cardiomyopathies of the International Society and Federation of Cardiology. Diagnosis of arrhythmogenic right ventricular dysplasia cardiomyopathy. Br Heart J 1994; 71: 215-8.

- Nageuh S, et al. American Society of Echocardiography Clinical Recommendations for Multimodality Cardiovascular Imaging of Patients with Hypertrophic Cardiomyopathy. J Am Soc Echocardiogr 2011; 24: 473–98.
- Hensley N, et al. Hypertrophic Cardiomyopathy: A Review. Anesth Analg 2015; 120: 554–69.
- Sherrid MV and Arabadjian M. Echocardiography to Individualize Treatment for Hypertrophic Cardiomyopathy. Prog Cardiovasc Dis 2012; 54: 461–76.
- Wood MJ and Picard MH. Utility of Echocardiography in The Evaluation Of Individuals With Cardiomyopathy. Heart 2004; 90: 707–12.

14. 心膜

- Adler Y, et al. 2015 ESC Guidelines for the diagnosis and management of pericardial diseases: The Task Force for the Diagnosis and Management of Pericardial Diseases of the European Society of Cardiology (ESC). Endorsed by: The European Association for Cardio-Thoracic Surgery (EACTS). Eur Heart J 2015; 2921–64.
- Dal-Bianco JP, et al. Role of Echocardiography in the Diagnosis of Constrictive Pericarditis. J Am Soc Echocardiogr 2009; 22: 24–33.
- Klein A, et al. American Society of Echocardiography Clinical Recommendations for Multimodality Cardiovascular Imaging of Patients with Pericardial Disease. Endorsed by the Society of Cardiovascular Magnetic Resonance and Society of Cardiovascular Computed Tomography. J Am Soc Echocardiogr 2013; 26: 965–1012.
- Maisch B, et al. ESC Guidelines: Guidelines on the Diagnosis and Management of Pericardial Diseases Full Text. Eur Heart J 2004; 25: 587–610.
- Yared K, et al. Multimodality Imaging of Pericardial Diseases. J Am Coll Cardiol Img 2010; 3: 650–60.

索　引

あ

アイゼンメンジャー化 …………………… 254
圧半減時間 ……………………………… 48, 57
アミロイドーシス ……………………… 305
アランチウス結節 …………………… 130, 261

い

一次孔型心房中隔欠損 ………………… 230
一次腱索 ………………………………… 146
一次性僧帽弁逆流 ………………… 150, 153
一次中隔 ………………………………… 224

う

ウォールフィルタ ……………………… 44
右室拡大 ………………………………… 91
右室拡張末期容積 ……………………… 90
右室機能 ………………………………… 86
右室駆出分画率 ………………………… 86
右室収縮期圧 …………………………… 56
右室収縮機能 …………………………… 92
右室自由壁 ……………………………… 97
右室ストレイン ………………………… 97
右室の解剖 ……………………………… 86
右室肥大 ………………………………… 91
右室補助装置 …………………………… 296
右室容積 ………………………………… 96
右線維三角 ……………………………… 146
右房化右室 ……………………………… 250

え

エイリアシング ………………………… 43
エッジシャドーイング ………………… 268
エプスタイン奇形 ………… 164, 250, 251
エレファントトランク ………………… 265
遠位大動脈弓 …………………………… 50
遠心性肥大 ……………………………… 70
エンハンスメント ……………………… 268

お

横紋筋肉腫 ………………………… 270, 273
折り返し現象 …………………………… 43
折り返し速度 …………………………… 59
音響陰影 ………………………………… 268

か

回旋枝 …………………………………… 100
拡張型心筋症 …………………………… 304
拡張期ドーミング ……………………… 158
下行大動脈 ……………………………… 50
下行大動脈短軸像 …………………… 3, 32
下行大動脈長軸像 …………………… 3, 33
仮性腱索 ………………………………… 261

仮性動脈瘤 ……………………………… 284
仮性瘤 …………………………………… 112
カラースケール ………………………… 42
カラー組織ドプラ ……………………… 54
カラーマップ …………………………… 42
カルチノイド …………………………… 167
カルチノイド症候群 …………………… 305
簡易ベルヌーイ式 ……………………… 140
肝静脈血流 ………………………… 51, 127
冠静脈洞 ………………………… 9, 49, 163
冠静脈洞心房中隔欠損 ………………… 233
冠静脈洞像 ……………………………… 37
感染性心内膜炎 ………………………… 280
完全大血管転位 …………………… 242, 243
完全置換型人工心臓 …………………… 289
冠動脈 …………………………………… 48

き

キアリネットワーク …………………… 260
奇異性壁運動 …………………………… 103
機械弁 …………………………………… 174
偽腔 ……………………………………… 214
器質的僧帽弁逆流 ……………………… 153
偽正常化 ………………………………… 118
気絶心筋 ………………………………… 103
機能的僧帽弁逆流 ……………………… 153
逆流ジェット …………………………… 59
逆流率 …………………………… 60, 145
求心性肥大 ……………………………… 70
求心性リモデリング …………………… 70
急速流入期 ……………………………… 116
共通房室弁 ……………………………… 231
局所壁運動異常 ………………………… 103
虚血性僧帽弁逆流 ……………………… 108
近位部等流速表面法 …………………… 58
近距離クラッタ ………………………… 269

く

矩形切除 ………………………………… 193
櫛状筋 …………………………………… 260
駆出時間 …………………………… 73, 95
駆出分画率 ………………………… 74, 93
屈折 ……………………………… 267, 268
クマジン稜 ……………………………… 260
グレースケール ………………………… 44
グレーティングローブ ………………… 268
クロストーク（交差干渉）アーチファクト
………………………………………… 46

け

経胃右室心基部像 …………………… 2, 25
経胃右室流入流出路像 ……………… 2, 26

経胃右室流入路像 ·················· 2, 29
経胃下大静脈長軸像 ··················· 31
経胃上下大静脈像 ····················· 36
経胃心基部短軸像 ·················· 2, 22
経胃心尖部短軸像 ·················· 2, 24
経胃中部短軸像 ···················· 2, 23
経胃長軸像 ························ 2, 30
経胃二腔断面像 ···················· 2, 28
傾斜ディスク弁 ············· 174, 175, 177
劇症型心筋炎 ······················· 309
血管肉腫 ····················· 270, 273
血流加速 ··························· 43
減衰勾配 ··························· 57
減衰時間 ··························· 57
ケージ型ボール弁 ················ 174, 175

こ

コアンダ効果 ···················· 152, 154
後交連 ···························· 146
好酸球増加症候群 ···················· 305
拘束型心筋症 ······················· 305
拘束性 ···························· 118
後内側乳頭筋 ···················· 100, 146
コメットテイル ······················ 267
ゴースティング ······················ 267

さ

最大圧立ち上がり速度 ·················· 72
サイドローブ ······················· 268
左室 ····························· 64
左室拡張末期圧 ······················ 56
左室拡張末期容積 ···················· 90
左室球形度指数 ····················· 106
左室径 ··························· 68
左室重量 ·························· 70
左室緻密化障害 ····················· 307
左室長 ··························· 68
左室壁厚 ·························· 70
左室リモデリング ···················· 70
左室流出路 ························· 50
左室流出路径 ······················ 57
左室流出路断面積 ···················· 57
左心耳 ························ 9, 50
左心耳内血栓 ··················· 159, 276
左線維三角 ························ 146
左房圧 ··························· 56
サルコイドーシス ···················· 305
三次腱索 ·························· 146
三心房心 ·························· 253
三尖弁逆流 ·················· 48, 56, 164
三尖弁狭窄 ··················· 48, 166
三尖弁流入血流 ····················· 126
三尖弁輪収縮期移動距離 ················ 94
三尖弁輪速度 ······················ 94
三尖弁輪組織ドプラ ··················· 126

し

時間速度積分値 ····················· 60
弛緩能低下 ························ 118

自己弁温存大動脈基部置換術 ··········· 196
支持腱索 ·························· 146
脂肪腫 ······················ 270, 272
脂肪腫様肥厚 ······················ 224
脂肪肉腫 ·························· 273
収縮性心膜炎 ··················· 125, 324
修正大血管転位 ····················· 252
修正ベルヌーイ式 ···················· 140
縮流部 ························ 59, 144
縮流部幅 ······················ 109, 151
瞬時流速 ·························· 59
上行大動脈 ···················· 12, 50
上大静脈 ·························· 14
上部食道大動脈弓短軸像 ··············· 3, 35
上部食道大動脈弓長軸像 ··············· 3, 34
上部食道右肺静脈像 ·················· 3, 19
上部食道左肺静脈像 ··················· 20
静脈洞型心房中隔欠損 ················· 232
心外膜 ··························· 64
心外膜下脂肪組織 ··················· 261
心基部下側壁 ··················· 65, 100
心基部下壁 ···················· 65, 100
心基部下壁中隔 ·················· 65, 100
心基部前側壁 ··················· 65, 100
心基部前壁 ···················· 65, 100
心基部前壁中隔 ·················· 65, 100
心筋 ···························· 64
心筋円周短縮速度 ···················· 73
心筋架橋 ·························· 102
真腔 ···························· 214
人工腱索 ·························· 192
人工弁–患者不適合 ·················· 179
心室大血管結合 ····················· 222
心室中隔欠損 ······················ 234
心室中隔穿孔 ······················ 111
心室補助装置 ······················ 288
真性瘤 ··························· 112
心尖部 ······················ 65, 100
心尖部下壁 ···················· 65, 100
心尖部前壁 ···················· 65, 100
心尖部側壁 ···················· 65, 100
心尖部中隔 ···················· 65, 100
心臓位 ······················ 222, 223
心臓移植 ·························· 300
心タンポナーデ ············ 301, 322, 323
心内膜 ··························· 64
心囊液 ··························· 320
心破裂 ··························· 110
深部経胃五腔断面像 ················· 2, 27
心房位 ······················ 222, 223
心房収縮期 ························ 116
心房心室結合 ······················ 222
心房中隔欠損 ······················ 226
心房中隔の脂肪腫様肥厚 ··········· 260, 261
心房中隔瘤 ························ 224
心房吻合法 ························ 301
心膜横洞 ······················ 316, 319
心膜斜洞 ······················ 316, 319

す

ステンレス生体弁 179
ストレイン 80, 97, 104, 105
ストレインレート 54, 80, 82, 97, 104
スペクトル組織ドプラ 54
スペクトルドプラ 44
スペクトルの広がり 46

せ

静止期 116
生体弁 174
生理的逆流 176
線維腫 270, 273
線維性骨格 146
線維弾性腫 272
線維弾性変性 157
線維肉腫 270, 273
前外側乳頭筋 100, 146
前交連 146
先天性冠動脈瘻 102

そ

掃引速度 44
臓側心膜 316
相対壁厚 70
総動脈幹 255
僧帽弁逆流 48, 56, 150
僧帽弁狭窄 48, 58, 158
僧帽弁位 176
僧帽弁形成術 192
僧帽弁口面積 58
僧帽弁前尖収縮期前方運動 150, 311
僧帽弁装置 146
僧帽弁流入血流 118
僧帽弁輪運動速度 73
僧帽弁輪収縮期移動距離 79
僧帽弁輪組織ドプラ 119
組織ドプラ 54
組織ドプライメージング 80

た

大静脈吻合法 301
大動脈アテローム 205
大動脈一尖弁 137
大動脈解離 201, 212
大動脈四尖弁 137
大動脈縮窄 136
大動脈穿通性潰瘍 201, 207
大動脈二尖弁 136
大動脈壁内血腫 207
大動脈弁位 176
大動脈弁逆流 49, 56, 57, 142
大動脈弁狭窄 49, 138
大動脈弁形成術 194
大動脈弁口面積 57, 140
たこつぼ心筋症 308
多重反射 267
ダブルエンベロープ法 57, 141

た

短縮率 72
単心室症 247
短絡率 61

ち

中心性ジェット 59
中皮腫 270
中部下側壁 65, 100
中部下壁 65, 100
中部下壁中隔 65, 100
中部食道右室流入流出路像 3, 16
中部食道五腔断面像 2, 6
中部食道左心耳像 3, 21, 36
中部食道三尖弁像 37
中部食道四腔断面像 2, 7
中部食道修正上下大静脈三尖弁像 3, 17
中部食道上下大静脈像 3, 18
中部食道上行大動脈短軸像 3, 13
中部食道上行大動脈長軸像 3, 12
中部食道僧帽弁交連部像 2, 8
中部食道大動脈弁短軸像 3, 15
中部食道大動脈弁長軸像 3, 11
中部食道長軸像 2, 10
中部食道二腔断面像 2, 9
中部食道右肺静脈像 3, 14
中部前側壁 65, 100
中部前壁 65, 100
中部前壁中隔 65, 100
長軸方向収縮期最大グローバルストレイン
97

て

ディスク法 75
テザリング 55, 108
テベシウス弁 37, 260
電気干渉 269
伝搬速度 120

と

動脈管開存 254
冬眠心筋 103
等容性弛緩期 116
等容性弛緩時間 73, 95
等容性収縮時間 73, 95
ドブタミン負荷心エコー法 141
ドプラゲイン 44
ドプラ効果 44
ドプラ偏移 44
ドプラ方程式 44
ドロップアウト 269

な

ナイキスト限界 42
内膜亀裂 213, 214
内膜フラップ 213, 214

に

肉腫 273
二次腱索 146

二次孔型心房中隔欠損 …………………… 228
二次性僧帽弁逆流 ………………… 150, 153
二次中隔 …………………………………… 224
乳頭筋 ……………………………… 100, 146
乳頭筋断裂 ………………………………… 110
乳頭状線維弾性腫 ………………………… 270
二葉弁 …………………………… 174, 175, 176

ね

粘液腫 ………………………………… 270, 271

は

肺血栓内膜摘除術 ………………………… 279
肺静脈血流 ………………………… 52, 120
肺動脈拡張期圧 …………………………… 56
肺動脈収縮期圧 …………………………… 56
肺動脈断面積 ……………………………… 61
肺動脈の VTI ……………………………… 61
肺動脈閉鎖 ………………………………… 240
肺動脈弁逆流 …………………… 49, 56, 170
肺動脈弁狭窄 …………………………… 49, 171
バルサルバ洞 ……………………………… 130
バルサルバ洞動脈瘤 ……………………… 210
パルスドプラ …………………………… 45, 54
半月弁結節 ………………………………… 130

ひ

肥大型心筋症 ……………………………… 310
左下肺静脈 ………………………………… 53
左冠動脈 …………………………………… 100
左冠動脈肺動脈起始症 …………………… 102
左上大静脈遺残 …………………………… 262
左上肺静脈 ………………………………… 53
左前下行枝 ………………………………… 100

ふ

ファロー四徴症 ………………… 238, 239
フォンタン手術 ………………… 248, 249
不整脈原性右室異形成 …………………… 306
不整脈原性右室心筋症 …………………… 306
プラニメトリ法 …………………… 60, 140
ブランド・ホワイト・ガーランド症候群
　……………………………………… 102
分界稜 ……………………………………… 260

へ

平滑筋肉腫 ………………………………… 273
平均圧較差 ………………………………… 48
閉塞性肥大型心筋症 ……………………… 312
壁運動消失 ………………………………… 103
壁運動スコア指数 ………………………… 103
壁運動低下 ………………………………… 103
壁応力 ……………………………………… 70
壁側心膜 …………………………………… 316
壁内血腫 …………………………………… 201
ヘモクロマトーシス ……………………… 305
ベルヌーイ式 …………………… 44, 56, 140
弁口面積 …………………………………… 48
弁周囲逆流 ………………………… 184, 185

偏心性ジェット …………………………… 59
ベースライン ……………………………… 44
ベースラインシフト ……………………… 59

ほ

房室中隔欠損 ……………………………… 231
ホッケースティックサイン …………… 158

ま

慢性血栓塞栓性肺高血圧症 …………… 279

み

右（側）大動脈弓 ………………………… 201
右下肺静脈 ………………………………… 53
右冠動脈 …………………………………… 100
右上肺静脈 …………………………… 14, 53
右肺動脈 …………………………………… 12
ミラーイメージアーチファクト ……… 46
ミラーイメージ …………………………… 267

む

無名静脈 …………………………………… 35

め

面積駆出率 ………………………………… 72
面積変化率 ………………………………… 93

も

モデレーターバンド ……… 86, 160, 261, 306

ゆ

有効逆流弁口面積 …………… 59, 109, 145
疣贅 ………………………………………… 281
ユースタキウス弁 ………………………… 260

ら

ラステリ手術 …………………… 240, 241
卵円孔開存 ………………………………… 226
ランブル疣贅 ……………………………… 261

り

両心室補助人工心臓 ……………………… 296
両大血管右室起始 ………………………… 246
リングダウン ……………………………… 267

れ

レンジ不確定性 …………………… 45, 268
連続の式 …………………………………… 57
連続波ドプラ ……………………………… 45

A

Alfieri 法 …………………………………… 193
Area-Length 法 …………………………… 74
ARVC ……………………………………… 306
ARVD ……………………………………… 306
ASD ………………………………………… 226
AVSD ……………………………………… 231
A 波 ………………………………………… 51

B

Barlow 病 ································· 156
BART ····································· 42
billowing ······························ 152
BiVAD ·································· 296

C

Carney's complex ·················· 271
Carpentier の分類 ·················· 147
Cone 手術 ···························· 250

D

DCM ··································· 304
DORV ································· 246
dP/dt ··························· 72, 92, 93
Duke 臨床診断基準 ················· 280
Duran の分類 ······················· 147
D 波 ····································· 51

E

e' ····································· 122
Eccentricity Index ·················· 87
EF ······························· 74, 92, 93
EI ····································· 87
EROA ····························· 59, 145
ET ······························· 73, 95

F

FAC ····························· 72, 92, 93
flail ································· 152
FS ····································· 72

G

GLPSS ························· 83, 92, 97

H

HCM ·································· 310
HOCM ································· 312

I

IABP カテーテル ···················· 265
ICT ····································· 73
intramural hematoma ················ 207
IRT ····································· 73
IVA ····································· 92
IVCT ··································· 95
IVRT ··································· 95

L

L 波 ··································· 118

M

MAPSE ································· 79
MitraClip® ···························· 191
MOD ··································· 75
Modified Simpson 法 ················· 75
Modified Teicholz 法 ················· 74
MPI ······························· 73, 95

P

Mustard 手術 ························· 244
MVA ···································· 48
Myocardial Performance Index ······ 73, 92

P

PDA ··································· 254
penetrating aortic ulcer ·············· 207
PFO ··································· 226
PHT ····································· 48
PHT 法 ································· 58
PISA 法 ································· 58
PLSVC ································· 262
PPM ··································· 179
prolapse ······························ 152

Q

Qp ····································· 61
Qs ····································· 61
Quinones 法 ·························· 74

R

RCM ··································· 305
Reg V ································· 60
Reimplantation 法 ··················· 196
Remodeling 法 ······················ 196
Right Index of Myocardial Performance
··································· 95
RIMP ······························· 92, 95
RVAD ·································· 296
RVEF ···························· 86, 93, 96

S

S' ······························· 73, 92, 94
SAM ····················· 150, 192, 311, 312
Spectral Broadening ·················· 46
SR ····································· 80
STE ····································· 80
ST ジャンクション（STJ）········· 130, 131
Surgeon's View ·················· 148, 157
S 字状中隔 ··························· 309
S 波 ····································· 51

T

TAH ··································· 289
TAPSE ······························· 92, 94
TAVI ··································· 186
TCO ··································· 95
TDI ································· 54, 80
Tei index ···························· 73, 95
Teicholz 法 ···························· 74
tenting ······························ 108
Tissue Mitral Annular Displacement ····· 79
TMAD ································· 79
transannular patch ··················· 238

V

VA-ECMO ····························· 298
VAD ··································· 288
Valve in Valve ······················· 190

Vcf ··································· 73
vena contracta ················· 59, 144
Vp ··································· 120
VTI ··································· 49
VV-ECMO ···························· 298
V 波 ·································· 51

W

washing jet ················· 175, 176, 184

記号・数字

ε ···································· 80
2D スペックルトラッキング法 ··········· 80
3D Direct Volumetric Analysis ··········· 76
3D TEE ······························ 96
3D-Guided Biplanes ····················· 76
3D ガイド下多断面解析 ·················· 76
3D モデル容積直接解析 ·················· 76

経食道心エコーハンドブック—2D TEE—（改訂第2版）〈検印省略〉

2019 年 9 月 15 日　第 2 版第 1 刷発行

定価（本体 12,500 円＋税）

監　訳　溝　部　俊　樹
発行者　今　井　　良
発行所　克誠堂出版株式会社

〒113-0033　東京都文京区本郷 3-23-5-202
電話（03）3811-0995　振替 00180-0-196804
URL　http://www.kokuseido.co.jp

ISBN 978-4-7719-0525-2 C3047 ￥12500E　　印刷 シナノパブリッシングプレス

・本書は Springer の許可を得て翻訳したものである。
・本書の複製権・翻訳権・上映権・譲渡権・公衆送信権（送信可能化権を含む）は克誠堂出版株式会社が保有します。
・本書を無断で複製する行為（複写，スキャン，デジタルデータ化など）は，「私的使用のための複製」など著作権法上の限られた例外を除き禁じられています。大学，病院，診療所，企業などにおいて，業務上使用する目的（診療，研究活動を含む）で上記の行為を行うことは，その使用範囲が内部的であっても，私的使用には該当せず，違法です。また私的使用に該当する場合であっても，代行業者等の第三者に依頼して上記の行為を行うことは違法となります。
・ JCOPY 〈（社）出版者著作権管理機構　委託出版物〉
本書の無断複写は著作権法上での例外を除き禁じられています。複写される場合は，そのつど事前に（社）出版者著作権管理機構（電話 03-5244-5088，Fax 03-5244-5089，e-mail：info@jcopy.or.jp）の許諾を得てください。